现代外科疾病诊疗与研究

杨加磊 等 主编

吉林科学技术出版社

图书在版编目（CIP）数据

现代外科疾病诊疗与研究 / 杨加磊等主编 . -- 长春：
吉林科学技术出版社，2024.3
ISBN 978-7-5744-1107-4

Ⅰ. ①现 … Ⅱ. ①杨 … Ⅲ. ①外科—疾病—诊疗—研
究Ⅳ . ① R6

中国国家版本馆 CIP 数据核字 (2024) 第 061075 号

现代外科疾病诊疗与研究

主　　编　杨加磊　　等
出 版 人　宛　霞
责任编辑　练闽琼
封面设计　刘　雨
制　　版　刘　雨
幅面尺寸　185mm×260mm
开　　本　16
字　　数　313 千字
印　　张　14.5
印　　数　1~1500 册
版　　次　2024 年 3 月第 1 版
印　　次　2024 年 12 月第 1 次印刷

出　　版　吉林科学技术出版社
发　　行　吉林科学技术出版社
地　　址　长春市福祉大路5788 号出版大厦A 座
邮　　编　130118
发行部电话/传真　　0431–81629529 81629530 81629531
　　　　　　　　　　81629532 81629533 81629534
储运部电话　　0431–86059116
编辑部电话　　0431–81629510
印　　刷　廊坊市印艺阁数字科技有限公司

书　　号　ISBN 978-7-5744-1107-4
定　　价　87.00元

前　言

外科是一门实践性很强的专业，要求临床医生既要有坚实的理论基础、正确规范的诊疗行为，又要有熟的操作技巧。但外科又是一个风险性较大的专业，规范的诊疗行为将会大大减少和避免临床工作中的诊治失误，进而更好地提高人们的健康水平和生存质量。为此，我们在博览权威性专著的基础上，认真总结众多专家多年来的丰富经验和临床实践编写了《现代外科疾病诊疗与研究》。

本书全面地介绍了外科疾病的诊断方法和治疗技术，主要包括神经外科疾病、耳鼻喉疾病、胸外科疾病、心脏外科疾病、胃外科疾病、泌尿外科疾病和创面手术管理，对外科各种疾病从病因、临床表现、诊断及治疗等各个方面进行了比较全面的、系统的论述，特别是在各种疾病的治疗方面，对外科手术治疗的适应证、禁忌证、手术操作等进行了客观的阐述。

本书在编写过程中，借鉴了诸多外科相关临床书籍与资料文献，在此表示衷心的感谢。由于本编委会人员均身负外科临床治疗工作，故编写时间仓促，难免有错误及不足之处，悬请广大读者见谅，并给予批评指正，以更好地总结经验，以起到共同进步、提高外科医务人员诊疗水平的目的。

目　录

第一章　神经外科疾病

第一节　颅内动脉瘤

颅内动脉瘤是脑动脉的局限性异常扩大，以囊性动脉瘤最为常见，其他还有梭形动脉瘤、夹层动脉瘤、假性动脉瘤等。囊性动脉瘤，也称浆果样动脉瘤，通常位于颅内大动脉的分叉处，尤以脑底动脉环 (Willis 环) 多见，即血管壁受血流动力学冲击力最大的部位。梭形动脉瘤则在椎基底动脉系统更常见。颅内动脉瘤是引起自发性蛛网膜下腔出血 (SAH) 最常见的原因，约占 85%。

一、诊断

(一) 临床表现

1. 破裂出血症状

破裂出血症状是颅内动脉瘤最常见的临床表现。动脉瘤破裂可引起蛛网膜下腔出血、脑内出血、脑室出血或硬脑膜下腔出血等。其中，蛛网膜下腔出血最为常见。典型症状和体征有剧烈头痛、呕吐，甚至昏迷等。当有脑室内出血时通常预后较差，而脑室大小是影响预后的重要因素之一。

(1) SAH 症状：突发剧烈头痛是最常见的症状，见于 97% 的患者。通常伴呕吐、意识障碍甚至呼吸骤停、晕厥、颈部及腰部疼痛 (脑膜刺激征) 及畏光。如果有意识丧失，患者可能很快恢复神志。可伴发局灶性颅神经功能障碍，如动眼神经麻痹而导致复视和 (或) 上睑下垂，出血随脑脊液沿蛛网膜下腔向下流动，刺激腰神经根引起腰背部疼痛。然而警示性头痛可能发生于无 SAH 或由于动脉瘤增大或局限于动脉瘤壁的出血。警示性头痛通常突然发生，程度严重，在 1 天之内消失。

(2) SAH 体征：①脑膜刺激征：颈强直 (特别是屈曲时) 常发生于出血后 6～24 小时，患者 Kerning 征阳性 (大腿屈曲 90°，同时膝关节弯曲，然后伸直膝关节，阳性表现为腘肌疼痛)，或 Brudzinski 征阳性 (屈曲患者颈部，阳性表现为不自主髋膝部屈曲)。②高血压。③局灶性神经功能丧失，如动眼神经麻痹、偏瘫等。④迟钝或昏迷；在 SAH 后可因下述原因导致昏迷，包括颅内压升高、脑实质内出血损伤脑组织 (同样导致颅内压升高)、急性脑积水、弥漫性缺血 (可能继发于颅内压升高或血管痉挛)、抽搐等。⑤眼底出血：伴随 SAH 发生的眼底出血可以有三种形式，可以单独或不同组合形式出现。A. 透明膜下 (视网膜前) 出血：眼底观察可见视神经盘旁边有明亮的红色出血，使视网膜静脉模糊不清，死亡率高。B. 视网膜 (内) 出血：可以发生于中央凹周围。C. 玻璃体内出血 (Terson 氏综合征或 Terson 综合征)：通常为双侧，也可以发生于包括 AVM 破裂等别的原因所致的颅内压增高。眼底可见玻璃体浑浊，初次检查常遗漏。通常在初次检查时即可表现，但 SAH 后迟发性者也可发生，可能伴随再出血。有玻璃体内出血的患者死亡率高于无玻璃体出血的患者。大部分患者在 6 ～ 12 个月内可自发消除，对于视力无望恢复或想要更快地改善视力的患者，可以考虑玻璃体置换术。

(3) 脑血管痉挛分为早期和迟发性血管痉挛。早期血管痉挛，发生于出血数小时之内，也称即刻脑血管痉挛，多因机械性反应性因素引起，表现为出现后意识障碍、出血量不大但呼吸突然停止、四肢瘫痪或截瘫。迟发性脑血管痉挛发生于 SAH 的 4 ～ 5 天以后，也称为 "迟发性缺血性神经功能缺失 (DIND)"，或 "症状性血管痉挛"。是 SAH 后病情加重的原因之一。临床特征表现为精神混乱或意识障碍加深，伴局灶性神经功能缺损 (语言或运动)。症状通常缓慢发生，包括头痛加重，昏睡，脑膜刺激征和局灶性神经体征，可出现以下临床综合征。

大脑前动脉综合征：额叶症状为主，可表现为意识丧失，握持 / 吸吮反射，尿失禁，嗜睡，迟缓，精神错乱，低语等。双侧大脑前动脉分布区梗死通常由于大脑前动脉瘤破裂后血管痉挛引起。

大脑中动脉综合征：表现为偏瘫、单瘫、失语 (或非优势半球失认) 等。

"迟发性血管痉挛" 这一诊断是在排除其他原因的基础上建立的，单凭临床较难确诊，可行 TCD 或 TCI 检查，协助诊断；必要时可行 3D-CTA 和 DSA 明确诊断。

2. 非出血症状

(1) 占位效应：①巨大动脉瘤可压迫周围脑组织产生偏瘫和颅神经障碍。②颅神经障碍，主要有动眼神经麻痹：表现为眼球外斜，瞳孔散大，对光反射缺失，多由颈内动脉 - 后交通动脉瘤扩张引起，偶可见于基底动脉顶端动脉瘤；视觉丧失原因有：眼动脉瘤压迫视神经，眼动脉、前交通或基底动脉顶端动脉瘤压迫视交叉，以及面部疼痛综合征 (海绵窦内或床突上动脉瘤压迫眼神经及上颌神经，分布区可能类似三叉神经痛)。

(2) 内分泌紊乱鞍内或鞍上动脉瘤压迫垂体及垂体柄所致。

(3) 小梗死或短暂的缺血包括一过性黑矇、同向偏盲等。

(4) 癫痫发作术中可能会发现相邻区域的脑软化。目前尚没有资料说明这一组患者出血的风险增加。

(5) 非出血性头痛大多数病例治疗后缓解。①急性：头痛较重，主要原因是动脉瘤扩大、血栓形成或瘤内出血等。②超过两周：大约半数为单侧 (部位多为眶后或眶周)，原因可能由于动脉瘤壁上的硬脑膜受刺激所致。另一半为弥漫性或双侧，可能由于颅内压升高所致。

(6) 偶然发现无症状，由于其他原因而做血管造影、CT 或 MRI 发现。

3. 伴随疾病

可能伴有颅内动脉瘤的疾病包括以下几种。

(1) 常染色体显性遗传多囊肾。

(2) 纤维肌肉发育不良 (FMD)。

(3) 动静脉畸形 (AVM) 和 moyamoya 病。

(4) 结缔组织病：Ehlers-Danlos IV 型 (胶原蛋白 III 型缺乏)，Marfan's 综合征。

(5) 其他多个家族成员有颅内动脉瘤的患者。

(6) 主动脉缩窄。

(7) Osler-Weber- Rendu 综合征。

(8) 动脉粥样硬化。

(9) 细菌性心内膜炎等。

据国际合作组对动脉瘤研究数据分析表明，如果意识清醒，Hunt-Hess Ⅰ 和 Ⅱ 级有相同的结局，轻偏瘫和 (或) 失语对死亡率没有影响。由于缺乏描述症状严重程度的项目，如头痛、颈强直、主要神经功能缺失等，它使用 Glasgow 昏迷评分 (GCS) 来评估意识状态水平，用主要局灶性神经功能缺失的有无来区分 2 和 3 级。

(三) 辅助检查

包括 SAH 和脑动脉瘤两个方面的评估诊断。

1. 头颅 CT

头颅 CT 主要用于 SAH 的诊断，为首选检查，也可对脑动脉瘤的某些方面作初步评估。如果 SAH 后 48 小时内进行 CT 扫描，超过 95％ 的 SAH 患者可确诊 SAH。出血表现为蛛网膜下腔内高密度 (白色)。通过颅脑 CT 扫描还可评定以下方面。

(1) 脑室大小：21％动脉瘤破裂患者立即发生脑积水。

(2) 血肿，有占位效应的脑内血肿或大量硬脑膜下血肿。

(3) 梗死。

(4) 脑池和脑沟中出血量：血管痉挛的重要预后因素。

(5) 合并多发动脉瘤时，CT 可以初步估计出哪个动脉瘤是出血的责任动脉瘤。

(6) 大部分患者可以通过颅脑 CT 初步预测动脉瘤的位置。①出血主要在脑室内：特别是第四和第三脑室，提示低位后颅窝来源如小脑后下动脉瘤或椎动脉瘤；②出血主要在前纵裂有时额叶底部有小血肿并破入脑室者提示前交通动脉瘤；③出血主要在鞍上池符合颈内动脉后交通动脉瘤；④出血主要在侧裂池提示为大脑中动脉瘤 CTA，尤其是 3D-CTA 对诊断脑动脉瘤有较大参考价值，在急诊情况下可作为首选。

2. 腰椎穿刺

腰椎穿刺 SAH 是最敏感的检查方法，但目前已不常用。假阳性也可发生，如穿刺损伤。脑脊液检验阳性表现包括以下几方面。

(1) 开放压力升高。

(2) 性状：①无血凝块的血性液体，连续几管不变清。②脑脊液：黄色变，通常经过 1～2 天出现 (偶尔见于 6 小时)。如果液体血性非常浓，需要离心沉淀并观察上清液黄变，分光光度计较肉眼观察更精确。

(3) 细胞计数　RBC 计数通常大于 100000/mm³，比较第 1 管与最后 1 管 RBC 计数 (不应该有差别)。

(4) 蛋白质：由于血分解产物而升高。

(5) 糖类：正常或减少 (RBC 可以代谢部分糖)。

注意：降低脑脊液压力有可能由于增加跨壁压力而促使再出血。所以建议仅用于 CT 不能证实而临床高度怀疑的病例放出少量脑脊液 (几毫升) 即可，同时应用较细的腰椎穿刺针。

3. 数字减影脑血管造影

数字减影脑血管造影是诊断颅内动脉瘤的"金标准"，大部分患者可显示出动脉瘤的部位、大小、形态、有无多发动脉瘤，仅少数患者归于"不明原因 SAH"。另外，脑血管造影还可以显示是否存在血管痉挛及其程度。

脑血管造影的一般原则：

(1) 首先检查高度怀疑的血管，以防患者病情改变，而不得不停止操作。

(2) 即使动脉瘤已经显现，建议继续完成全脑血管 4 根血管 (双侧颈内动脉和双侧椎动脉) 造影，以确诊有无多发动脉瘤并且评价侧支循环状况。

(3) 如确诊有动脉瘤或者怀疑有动脉瘤，应摄取更多的位像以帮助判断和描述动脉瘤颈的指向。

(4) 如果未发现动脉瘤，在确定血管造影阴性之前，建议以下两点。①使双侧小脑后下动脉起始部显影：1%～2% 动脉瘤发生在 PICA 起始部。如果有足够的血流返流到对侧椎动脉，通过一侧椎动脉注射双侧 PICA 通常可以显影，偶尔除了观察对侧 PICA 的返流外，还需要观察对侧椎动脉情况。②颈内动脉交叉造影，了解脑内前后交通动脉及侧支循环情况，即在照汤氏位相时，可通过一侧颈内动脉注入造影剂，压迫对侧颈内动脉，使造影剂通过前交通动脉使对侧颈内动脉显影；在照侧位相时，通过一侧椎动脉注入造影剂，压迫任一侧颈内动脉，使颈内动脉系统显影。

4. MRI

最初 24～48 小时不敏感 (正铁血红蛋白含量少)，尤其是薄层出血。约 4～7 天后敏感性提高 (对于亚急性到远期 SAH，10～20 天以上，效果极佳)。对于确定多发动脉瘤中的出血来源有一定帮助，并可发现以前陈旧出血的迹象。MRA 作为无创检查对诊断脑动脉瘤有一定参考价值，可作为辅助诊断方法之一。

二、治疗原则

颅内动脉瘤的治疗关键是病因治疗，即针对颅内动脉瘤的手术或血管内栓塞的病因治疗，治病必求其本，而其次为 SAH 及其并发症的对症治疗。动脉瘤的治疗取决于患者的身体状况、动脉瘤的大小及其解剖位置、外科医师的手术处理能力及手术室的设备水平等。对于大多破裂的动脉瘤而言，最佳的治疗是手术夹闭动脉瘤颈或行血管内栓塞动脉瘤腔，使之排除于循环外而不闭塞正常血管，从而阻止动脉瘤再出血和增大。对症治疗可以概括为"三降"（降血压、降颅压、降温）、"两抗"（抗脑血管痉挛、抗感染）、"一引流"（脑池或脑室外引流或腰池引流）。

（一）病因治疗

病因治疗包括直接手术夹闭动脉瘤颈与血管内栓塞动脉瘤腔。

1. 动脉瘤手术治疗的时机

颅内动脉瘤手术依据手术时间可分为："早期手术"（SAH 后 6 ～ 96 小时）和"晚期手术"（SAH 后 10 ～ 14 天及以上）。在 SAH 后的 4 ～ 10 天（血管痉挛期）手术效果较差，不如早期或晚期手术效果好。

早期手术：

(1) 患者一般情况良好。

(2) SAH 后形成大的血肿有占位效应。

(3) 动脉瘤早期再出血，尤其多次再出血者。

(4) 急性再出血的征兆：如后交通动脉瘤引起动眼神经麻痹，重复血管造影可见动脉瘤有增大趋势。

(5) 临床高度怀疑 SAH 为动脉瘤破裂而全脑血管造影阴性的患者，为防止其再次出血而危及患者生命时，在征得患者家属同意后也可进行开颅探查，寻找并处理动脉瘤。

晚期手术：

(1) 患者一般性情况差。

(2) CT 可见明显脑水肿。

(3) 伴有迟发性血管痉挛。

(4) 基底动脉分叉或中段动脉瘤，巨大动脉瘤等由于瘤体较大或位置困难使动脉瘤显露和夹闭困难者。

2. 手术适应证

对无明显手术禁忌证的患者（并征得患者同意的情况下）均可开颅手术。

3. 术前准备

(1) 对于因蛛网膜下腔出血急诊入院的患者，应及时向家属交待患者在住院期间随时可能因动脉瘤再次破裂出血而死亡的危险性。

(2) 患者绝对卧床，有条件在 ICU 观察；监测神志、血压、脉搏、呼吸等生命体征；给予镇静（如安定等）、止血、脱水、激素（如甲泼尼龙或地塞米松）、通便（果导，番泻叶）等对症治疗；同时预防性给予抗癫痫药物，并保持有效血药浓度；钙离子拮抗剂（如

尼莫地平等); 应用降压药物控制高血压等。

(3) 注意: 抗纤溶治疗 (如 6- 氨基己酸) 虽可降低再出血, 但有可能增加动脉血管痉挛、脑梗死和脑积水的发生率; 腰椎穿刺可能增加动脉瘤破裂的危险, 临床应慎用。

4. 手术方式

(1) 夹闭 (切除) 术开颅手术中利用动脉瘤夹直接夹闭动脉瘤的颈部, 使其与脑循环隔离, 可以阻止动脉瘤的再出血和增大, 同时保留载瘤动脉的通畅, 是最为理想的治疗方法。对于有占位效应的动脉瘤在夹闭成功后, 应尽可能切除瘤体以缓解占位效应。

(2) 包裹或加固动脉瘤对于无法夹闭的脑动脉瘤 (如基底动脉主干的梭形动脉瘤, 有明显的分支起自瘤底, 或瘤颈部分在海绵窦内), 可以考虑使用一定的材料加固动脉瘤壁, 尽可能地阻止动脉瘤再出血的发生。目前临床常用的加固材料是自体肌肉, 其他还包括棉花或棉布, 可塑性树脂或其他多聚物, Teflon 和纤维蛋白胶等。

(3) 孤立术通过手术 (结扎或用动脉瘤夹闭塞) 或结合球囊栓塞的方法有效阻断动脉瘤的近端和远端动脉, 使其孤立。

(4) 近端结扎 是指夹闭或结扎动脉瘤的输入动脉, 是一种间接的手术方法。分急性和慢性结扎两种。可能增加血栓栓塞和对侧动脉瘤形成的危险。仅作为直接手术的一种替代方法。

5. 术中及术后处理

(1) 开颅前 30 分钟应用抗生素、激素和抗癫痫药物。手术后当日注意控制血压。防止脑血管痉挛及脑梗死, 可应用罂粟碱、尼莫地平、低分子右旋糖酐及复方丹参等药物, 一般用药 7 ~ 10 天。

(2) 术后 5 ~ 7 天有条件者均应复查脑血管造影, 确定动脉瘤夹闭情况。

(3) 出院医嘱一般出院休息 3 个月后门诊复查。手术前有癫痫发作的患者, 术后服用抗癫痫药, 监测血药浓度来指导用药。无癫痫发作 6 ~ 12 个月后, 可逐渐减 (停) 药。

(二) 血管内栓塞治疗动脉瘤

通过微导管技术将一定的栓塞材料放置在颅内动脉瘤腔内, 达到闭塞动脉瘤的目的。

1. 主要方法

(1) 各种类型的可脱性弹簧圈: 通过向动脉瘤腔内放置电解、水解可脱性铂金弹簧圈, 闭塞动脉瘤囊腔, 从而达到闭塞动脉瘤和防止动脉瘤破裂 (或再破裂) 出血的目的。对于宽颈动脉瘤可采用支架＋弹簧圈, 或球囊辅助技术 (R-T 技术) 来达到闭塞动脉瘤的目的。

(2) 球囊: 通过导管将球囊送入载瘤动脉来闭塞载瘤动脉, 来孤立动脉瘤, 使其血栓形成而达到治疗目的。

(3) 非黏附性液体栓塞剂: 适用于颈内动脉虹吸部巨大动脉瘤的治疗。

(4) 带膜支架：适用于眼动脉起点近端颈内动脉动脉瘤。

2. 适应证

一般而言，前后循环，尤其是后循环任何部位的动脉瘤均是血管内治疗的适应证，但对巨大动脉瘤，其完全闭塞率较低。尤其适用于手术夹闭困难或夹闭失败的动脉瘤、老年患者或身体状况不能很好耐受手术者、宽颈的动脉瘤，复杂动脉瘤 (如后循环动脉瘤，梭形动脉瘤和巨大动脉瘤等)、夹层动脉瘤及假性动脉瘤。

3. 并发症包括

术中动脉瘤破裂出血；材料脱落导致远端栓塞；血管痉挛；血栓形成；动脉瘤闭塞不全，术后动脉瘤可能再生、增大和再出血等。

(三) SAH 的治疗

1. 一般性治疗

(1) 卧床休息，床头抬高 15°，减少外界刺激，限制探视，禁止噪音。

(2) 神志和生命体征 (包括心律) 监测。

(3) 24 小时尿量监测；留置尿管的指征包括① Hunt-Hess 分级Ⅲ级和Ⅲ级以上 (除外情况好的Ⅲ级患者)；②可能有脑性耗盐 (CSW) 或抗利尿激素分泌不当 (SIADH) 患者；③血流动力学不稳定患者。

(4) 昏迷或呼吸道不通畅的患者 (如哮喘) 应进行气管内插管或气管切开；同时监测血气分析，必要时给予呼吸机辅助通气。

(5) 饮食：如果准备早期手术应禁食水；如果不考虑早期手术，对于清醒患者建议清淡饮食，而伴有意识障碍者早期可禁食，后期给予静脉营养或鼻饲饮食。

(6) 预防深静脉血栓和肺梗死，可给予弹力袜等。

(7) 补液。

(8) 吸氧。

(9) 血压和容量控制：应进行动脉压监测，必须避免血压过高以减少再出血的危险。但低血压会加重缺血，也应该避免。理想的血压控制水平仍存在争议。必须考虑到患者的基础血压水平，袖带测量收缩压 120 ～ 150mmHg 可作为临床的一个指导标准。应用血管扩张剂降低血压时理论上可以增加未夹闭动脉瘤破裂的危险。对于不安全 (未夹闭) 的动脉瘤，轻度扩容和血液稀释及略微升高血压有助于防止或减少血管痉挛及脑性耗盐。对于夹闭的动脉瘤，可应用积极的扩容和提高血流动力的治疗 ("3H" 治疗)。

2. 药物治疗

(1) 预防性应用抗癫痫药物。

(2) 镇静，如应用苯巴比妥 30 ～ 60mg 口服或苯巴比妥 100mg 肌注射 6h，同时亦可帮助降低高血压，并且预防癫痫。

(3) 止痛药同样帮助降血压及镇静。

(4) 通便药物。

(5) 止吐药。

(6) H$_2$ 受体阻滞剂，如雷尼替丁，减少应激性溃疡的危险。

3. 脑血管痉挛的预防和治疗

关键是首先行病因治疗后，尽快采取"一引流"，来放出 SAH，这是防治脑血管痉挛的根本，"防重于治"，在此基础上采用下列措施。

(1) 血管痉挛的预防：①输液可通过改善低血容量和贫血来预防或减轻血管痉挛的发生；②早期手术可以通过消除再出血的危险而允许安全使用高动力疗法，同时清除血块使痉挛发生率降低，从而有助于血管痉挛的治疗。

(2) 血管痉挛的治疗选择有以下几方面。

1) 钙通道阻滞剂：属于扩血管药物，主要是平滑肌松弛剂。钙通道阻滞剂可阻滞钙离子流入从而降低平滑肌和心肌的收缩，但是不影响骨骼肌。所以理论上可缓解引起血管痉挛的异常血管平滑肌收缩。同时，钙通道阻滞剂在神经保护方面比预防血管痉挛方面更有益；副作用包括系统性低血压，肾衰竭和肺水肿等。

2) 高动力疗法：间接性动脉舒张治疗，同时，血管内血液流变学的改善可增加缺血区的灌注。高动力疗法即"3H"治疗，包括：高血容量、高血压和血液稀释，又称"诱发性动脉高压"。在痉挛之后实施该疗法可降低脑血管痉挛的致残率。但对于未夹闭的破裂动脉瘤是危险的。此法在临床应用不多，具体方法包括以下几种。①扩容：目标是维持正常或轻度高血容量；静脉输液主要是晶体液，通常用等张液 (如生理盐水)；红细胞压积 (Hct) < 40% 时补血 (全血或成分红细胞)；胶体液 (如血浆或 5% 白蛋白) 维持 40%Hct，若 Hct > 40%，则使用晶体液；20% 甘露醇每小时 0.25gm/kg 静脉点滴可改善微循环的血流变特性，但应避免利尿后的低血容量。②升压药：逆转缺血症状须使收缩压达到 SBP100 ～ 220mmHg，通常对于动脉瘤已夹闭且无潜在缺血性心脏病的患者是安全的。③心动过缓 (迷走神经反射) 治疗用阿托品 1mg 肌注，每 3 ～ 4 小时 1 次，保持脉搏 80 ～ 120 次 / 分，或通过肺动脉导管安装起搏器提高心率。④补液性利尿：用白蛋白平衡尿出量。利尿作用可被抗利尿激素所对抗，注意可能引起低钠血症的加重。⑤氟氢可的松，2mg/d，或脱氧可的松 20mg/d，分次给药。高动力疗法的并发症包括：①颅内并发症，可能加重脑水肿和颅内压增高；可在缺血区造成出血性梗死；②颅外并发症，包括肺水肿，再出血，稀释性低钠血症，心梗等。

3) 直接机械性动脉扩张：微导管球囊血管成形术，仅适用于局限性脑血管痉挛。

4) 血管致痉因子的清除：包括手术中清除血凝块，经腰椎穿刺或持续脑室引流或术后脑池引流血性脑脊液等。

4. SAH 后脑积水的处理

SAH 后脑积水可分为急性和慢性脑积水两种。急性脑积水通常是由于血凝块阻塞脑脊液循环通路而导致的梗阻性脑积水。慢性脑积水通常发生在 SAH 后期阶段，可能由于血液分解产物对蛛网膜颗粒的毒性作用而发生，通常为交通性脑积水。

(1) 脑室内外引流 (脑室造口引流术)：适用于急性 SAH 后脑积水，或严重的脑室内出血，以及 Hunt-Hess III 级以上的患者。通过外引流装置可以测量颅内压并同时引流血性脑脊液，进而可能改善患者的症状，但同时也可能增加未行病因治疗的动脉瘤再出血危险。当进行脑室穿刺引流术时建议保持颅内压在 15 ～ 25mmHg 范围内，避免压力迅速下降 (除非绝对必要) 以减少脑室外引流诱发动脉瘤再出血的危险。如果颅内压升高，可用甘露醇及连续腰椎穿刺来治疗。连续腰椎穿刺可作为脑室外引流的替代方法，但应谨慎地降低颅压，防止诱发颅内动脉瘤破裂的危险。

(2) 脑脊液分流术：常用脑室 - 腹腔分流术，主要适用于 SAH 后的慢性脑积水。如颅内动脉瘤术后存在症状性脑积水可采用此方法。

第二节　脑动静脉畸形

脑动静脉畸形 (AVM) 是脑血管畸形中的一个主要类型，其形成是由于胚胎期脑原始动脉及静脉并行，紧密相连，中间隔以两层血管内皮细胞。如两者之间发生瘘道，血液就直接从动脉流入静脉，形成血流短路，而引起脑血流动力学改变。显微镜下畸形组织呈一大堆较成熟的大小不等的血管结构，其间夹杂有硬化的脑组织。

一、诊断

(一) 临床表现

1. 头痛

多数患者主要症状为长期头痛，常为偏头痛样，但部位并不固定而且与病变的定位无关。当畸形出血时，头痛加剧，且伴有呕吐。

2. 癫痫

约 1/3 以上的患者以癫痫发作起病，多呈限局性抽搐。该症状有一定定位意义。确诊年龄越小，越容易出现癫痫症状。癫痫发生风险统计：10 ～ 19 岁占 44%；20 ～ 29 岁占 31%，30 ～ 60 岁占 6%。偶然发现或表现为神经功能缺损的患者多无癫痫发作。

3. 出血

2/3 以上的患者可突发脑内血肿、蛛网膜下腔出血、脑室内出血和硬脑膜下出血等。常因体力活动、情绪激动等因素诱发，亦可无任何原因。表现为突发剧烈头痛、呕吐、意识障碍和脑膜刺激征。出血的高峰期为 15 ～ 20 岁，每次出血的死亡率为 10%，病残率为 30% ～ 50%。小的动静脉畸形常比大的更易发生出血。

4. 局限性神经功能障碍及智力减退

由于脑盗血现象病变远端和邻近脑组织缺血，对侧肢体可出现进行性肌力减弱，并发生萎缩。在儿童期发病，当病变大而累及脑组织广泛者可导致智力减退。

5. 颅内杂音

当畸形体积大、部位表浅，特别是伴有脑膜脑动静脉畸形时可听到。

6. 占位效应

比如小脑桥脑角 (CPA) 的 AVMs 引起的三叉神经痛。

7. 儿童动静脉畸形

如大型中线部位的动静脉畸形并引流入增大的大脑大静脉 (Galen 静脉，即 "Galen 静脉动脉瘤样畸形")。还可伴有：①脑积水合并大头畸形，多由于增大的 Galen 静脉压迫中脑导水管所致；②心功能衰竭伴随心脏肥大；③前额静脉突起，多因静脉压增加所致。

（二）辅助检查

1. 神经影像学检查

(1) 脑血管造影：是确诊本病的主要手段。可表现为：①畸形血管团；②扩张的供应动脉；③扩张的引流静脉；④可伴有动静脉瘘；⑤可伴有动脉瘤与静脉瘤。

并非所有的 AVM 均可在血管造影上显影 (如隐匿性血管畸形)。

(2) 头颅 CT、3D-CTA、MRI 及 MRA：对了解有无出血、病变定位及病变与周围脑组织的关系有很大帮助。在 MRI 上可表现为：①在 T_1WI 和 T_2WI 上的流空现象；②供应动脉；③引流静脉；④在部分翻转角 (flip-angle) 上有强度增加 (与钙化的信号缺失相鉴别)。

如果 MRI 上病变周围有明显的水肿，可能是肿瘤出血；病变周围有一完整的低信号圈的存在 (含铁血黄素的缘故)，则提示是 AVM 而不是肿瘤。

(3) 脑电图：可表现为局限性慢波、棘－慢综合波等。

二、治疗

（一）治疗方法选择

1. 手术切除

根治性治疗方法，大多数的 AVM 需手术治疗。对于中、小型 AVM，显微手术治疗的风险较小，所以是首选的治疗方法。对于大型和巨大型 AVM，多主张采用血管内栓塞再手术的联合治疗方案。

2. 血管内治疗

其治愈率日渐提高，对于大型与巨大型 AVM 常先采用血管内栓塞，使其血流变慢，体积变小后再手术，或立体定向放射治疗。在病变未完全消除或闭塞前，患者随时有再出血的危险。

3. 立体定向放射治疗 (γ 刀，X 刀)

立体定向放射治疗适用于小的病灶 (小于或等于 2.5 ～ 3cm) 及深部 AVM，或手术与栓塞后对残余的 AVM 进行治疗。一般放射性治疗需要 1 ～ 2 年起效。在病变未完全消除或闭塞前，患者随时有再出血的危险。

4. 联合治疗

即上述三种方法中任意两种方法或三种方法联合应用，适用于大或巨大深部的 AVM。

(二) 手术适应证

(1) 单侧大脑半球血管畸形。

(2) 反复出血的血管畸形。

(3) 有顽固性癫痫或顽固性头痛。

(4) 后颅窝血管畸形。

(5) 栓塞后未完全闭塞的血管畸形。

(6) 局限性神经功能障碍进行性发展。

(7) 无明显手术禁忌证者。

(三) 手术前处理

(1) 一般处理，避免过度用力及情绪激动，保持大便通畅。

(2) 控制癫痫。

(3) 预防动静脉畸形破裂出血。

(4) 向家属交代病情及可能出现的危险，交代目前该病的治疗方法，手术治疗的危险，手术中可能出现的情况，手术后可能出现的合并症和后遗症，以及对患者生活和工作的影响。

(四) 手术后处理

(1) 对于巨大脑血管畸形手术后注意控制血压，防止正常灌注压突破综合征 (NPPB) 的发生。

(2) 手术后 5 ～ 7 天可复查脑血管造影，了解治疗结果，有无畸形血管团残留。

(3) 出院医嘱，一般休息 3 个月后门诊复查，必要时随时就诊。

(4) 抗癫痫药物：① 手术前无癫痫发作的患者，术后仍应预防性服用抗癫痫药 3 ～ 6 个月，然后在 3 ～ 4 个月内逐渐减量至停药。②手术前有癫痫发作的，或手术后出现癫痫发作的患者，至少术后用药 6 ～ 12 个月，如无癫痫发作可在 3 ～ 4 个月内逐渐减量至停药，必要时监测血药浓度来指导用药。

第三节　烟雾病

烟雾病病因不明，以儿童发病多见。其病理解剖基础表现为颈内动脉末端或其分支大脑前、中动脉起始段进行性狭窄或闭塞，伴大脑基底异常纤细底新生血管网形成，以及广泛的颅内动脉之间和颅内外动脉之间形成的血管吻合为特征的脑血管病。

一、诊断

(一) 临床表现

1. 青少年型

青少年型缺血症状常见，包括短暂性脑缺血发作 (TIA)、可逆性缺血性神经功能缺损 (RINDs)，严重可出现脑梗死。可因用力或过度换气 (如吹奏乐器，哭喊) 而诱发。一般在 10 岁左右病理变化明显，之后逐渐稳定。典型的临床表现有交替性肢体偏瘫。也可表现为癫痫发作，感觉障碍、智力迟钝和头痛。

2. 成年型

成年型出血更常见。可表现为中风样发作、癫痫发作和不自主动作等。多由于脆弱的颅底烟雾状血管或伴发的微小动脉瘤破裂产生。出血部位为基底节、丘脑或脑室的出血或有蛛网膜下腔出血 (SAH)。

(二) 辅助检查

1. 影像学检查

全脑血管造影在不同时期有不同的表现。

(1) 全脑血管造影 (DSA) 确诊本病的主要检查方法。

(2) SPECT 或 PET 可了解全脑缺血程度。

(3) 头颅 CT 和 MRI 约 40% 有缺血症状的患者 CT 表现正常。低密度区常局限于皮质及皮质下 (与动脉硬化性疾病或急性婴儿偏瘫不同，后者低密度区多在底节区)，倾向于多发及双侧，特别是大脑后动脉供血区的病变 (因其侧枝循环差)，多见于儿童。

(4) 脑电图 (EEG) 在成人多无特异性。在少儿病例中休息时可见高电压慢波，主要在枕叶和额叶。过度换气可产生一种单相慢波 (delta- 爆发) 并在过度换气 20 ～ 60 秒后恢复正常。在一半以上的病例中，在此之后会出现一个与前一个慢波相延续的二相慢波 (称为 "重组")，它比前一个慢波更不规则并更慢，通常在 10 分钟内恢复正常。

2. 试验室检查

(1) 血免疫球蛋白。

(2) 脑脊液 bFGF。

3. 颈内动脉超声

颈内动脉超声可了解颈内动脉的狭窄程度及血流速度。

二、治疗

目前尚无能够有效地减少成人烟雾病的出血发生率的药物或外科治疗手段。对于有缺血症状的患者可考虑应用可的松、阿司匹林、血管扩张剂和抗凝剂等。

（一）非手术治疗

1. 脑室内出血

(1) 患者如意识不清，及时行脑室穿刺外引流。

(2) 进行止血（6-氨基乙酸等）、脱水等对症治疗。

2. 脑梗死的治疗

主要是扩张血管和其他对症治疗。

（二）手术治疗

1. 手术适应证

脑缺血临床症状明显，可以考虑手术治疗。

2. 治疗方法

尚无疗效肯定的方法，下述方法可供选择。

(1) 脑－颞浅动脉贴敷术、脑－颞肌贴敷术、脑－硬脑膜动脉贴敷术（EDAS）、大网膜颅内移植术等。

(2) 颞浅动脉与大脑中动脉吻合术。

(3) 对于 ECT 检查有双额缺血的患者，可行双额钻孔，蛛网膜剥脱术。

(4) 双侧颈内动脉外膜剥脱术。

3. 术后处理

贴敷术及血管吻合术的患者术后应用血管扩张药物。

（三）出院医嘱

出院后须门诊长期随诊复查。6 个月及 12 个月后复查脑血管造影或 ECT。出院后继续应用扩张血管及神经营养药物。

第四节　海绵状血管畸形

海绵状血管畸形也称海绵状血管瘤，是一种边界清楚的良性血管性错构瘤。它由形状不规则、厚薄不一的窦状血管性腔道组成。占中枢神经系统血管畸形的 5%～13%，尸解中占 0.02% ～ 0.13%。多位于脑内，但不包含神经实质、大的供血动脉或大的引流静脉。大多数位于幕上，10% ～ 23% 位于后颅窝，多见于桥脑。通常直径约 1 ～ 5cm。半数多发，可有出血、钙化或栓塞。偶见于脊髓。可分为两型：散发型和遗传型。后者的遗传方式是孟德尔常染色体显性方式，并有多种表现型。

一、诊断

（一）临床表现

1. 癫痫发作

癫痫发作约占 60%。

2. 进行神经功能缺损

进行神经功能缺损约占 50%。

3. 出血

出血约占 20%，通常为脑实质内出血。此类病灶倾向于反复发作的少量出血，极少出现灾难性大出血。

（二）辅助检查

脑内海绵状血管畸形的诊断主要依靠脑 CT 和 MRI。DSA 检查通常为阴性。

1. 颅脑 CT

颅脑 CT 可清楚显示病变的出血和钙化。可能遗漏很多小的病灶。

2. 脑 MRI

脑 MRI 对于本病的诊断具有特异性，在 T_1 和 T_2 加权像上病变呈类圆形混杂信号，MRI 的 T_2 加权像是最敏感的，可见病变周边被一低信号环完全或不完全地包绕（含铁血黄素沉积环）。若发现同样特点的多发病灶或患者存在家族史，则强烈支持该诊断。

有一个以上家庭成员有海绵状血管畸形的患者的第一级亲属，应做增强 CT 或 MRI 检查及适当的遗传咨询。

二、治疗

脑海绵状血管畸形的治疗方法主要分为保守治疗和手术治疗。

1. 保守治疗

一般来讲，对于无症状、较小及位置表浅的海绵状血管畸形，可采取 CT 和 MR 随访下保守治疗，包括药物控制癫痫发作等。

2. 手术治疗

手术切除病变是根本的治疗方法，它的治疗指征仍没有统一。无框架立体定向导航下的微创手术治疗是目前手术治疗脑海绵状血管畸形的最佳选择。对于非功能区的表浅病变，如果病灶反复出血而逐渐增大或癫痫反复发作而药物控制不满意，可采取手术治疗。位于功能区和脑深部（如脑干）的病变，若术前已有神经功能障碍，可考虑手术治疗。未出血或偶然发现的病变，应根据病变的部位和大小权衡手术治疗是否会带来新的并发症或功能缺陷，然后再决定是否手术。放射治疗（包括立体定向放射外科）对本病的效果仍存在争议，目前多数意见认为本病对放射治疗不敏感。

第五节　颈动脉－海绵窦瘘

颈动脉－海绵窦瘘是常见的动静脉瘘之一，可分为外伤性和自发性两种。外科手术治疗效果不满意，血管内栓塞技术是目前的首选的治疗方法。

1. 外伤性

外伤性（包括医源性）：占颅脑外伤患者的 0.2%。也可见于经皮三叉神经根切断术。

2. 自发性

颈内动脉与海绵窦间直接沟通的高流量分流，常由于海绵窦内颈内动脉动脉瘤的破裂。

一、诊断

（一）临床表现

其典型表现为单或双侧搏动性突眼、颅内杂音和球睑结膜充血水肿外翻、眼球运动障碍三联征，有时伴眼眶、眶后疼痛、视力下降、复视等，SAH 少见。

（二）影像学检查

1. 颅脑 CT

颅脑 CT 对 TCCF 帮助较大，可发现突眼和相关外伤表现，如：颅骨／颅底骨折、颅面部损伤、颅眶损伤、血肿、脑挫伤等；注射对比剂后可见眼静脉增粗，海绵窦增强等。

2. 脑 MRI

脑 MRI 增强后可见引流静脉走行。

3. 脑血管造影

脑血管造影最为主要的检查方法。可借以显示瘘和脑循环的信息，为诊断和治疗提供参考。

(1) 瘘口，大小、部位、单双侧等。

(2) 脑循环状况，颈内动脉破裂、侧支循环吻合、是否伴有假性动脉瘤、脑盗血等。

(3) 瘘的引流静脉及其走行。

二、治疗

（一）一般治疗

力争达到"闭塞瘘口、保持颈内动脉通畅、改变脑部循环、消除眼部症状"的最佳目的。目前国内外均选用血管内栓塞治疗，栓塞材料均首选可脱性球囊。

(二) 经动脉可脱性球囊栓塞术

用球囊闭塞海绵窦腔及瘘口，80%可达到既闭塞瘘，又保持颈内动脉通畅，而将瘘治愈。仅 20%需要同时闭塞颈内动脉治疗瘘。

第六节　颈动脉粥样硬化

动脉粥样硬化是颈动脉狭窄或闭塞的主要原因。作为主要的脑供血动脉，颈动脉狭窄或闭塞可引起缺血性脑卒中，严重者还可导致死亡。颈动脉狭窄到一定程度便需要手术治疗切除硬化斑块，或行直接置入，抵抗狭窄的血管，恢复动脉血流。

一、诊断

(一) 临床表现

动脉粥样硬化斑块可造成动脉管腔狭窄及脑动脉栓塞，从而引起脑缺血表现。根据脑缺血后脑损害的程度，其临床表现可分为两类，一类是由于轻度或短暂的供血不足引起暂时性神经功能缺失，但无明显脑梗死存在，临床上表现为短暂性脑缺血发作 (TIA)，另一类缺血程度较重，持续时间较长，造成脑梗死，临床上表现为可逆性缺血性功能缺失 (RIND)、进行性卒中 (PS) 和完全性卒中 (CS)。

1. 颈动脉系统 TIA

病变对侧肢体常出现突然发作的麻木、感觉减退和感觉异常、上肢和 (或) 下肢无力、面肌麻痹 (中枢性) 或单眼突发黑矇。如病变在优势半球常伴有语言障碍。症状在 24 小时内完全消失。

2. 脑梗死

(1) 可逆性缺血性神经功能缺失：发病似卒中，出现神经功能障碍较轻，24 小时以后逐渐恢复，一般在 1 ~ 3 周内功能完全恢复，脑内可有小范围的梗死灶。

(2) 进行性卒中：卒中症状逐渐发展，常于 6 小时至数日内达高峰，脑内有梗死灶存在，脑血管造影常显示颈内动脉或大脑中动脉闭塞。

(3) 完全性卒中：卒中症状发展迅速，在发病后数分钟至 1 小时内达高峰，并且稳定而持续地存在，其症状和体征随闭塞动脉的不同而异。

(二) 辅助检查

颈动脉狭窄或闭塞的诊断主要依靠颈部超声波检查、CTA、MRA、高分辨率 MRI 和 DSA。后者属于创伤性检查，但仍是目前确定颈动脉狭窄的主要检查方法。通过辅助检查可以了解颈动脉狭窄的部位、程度及侧支循环的代偿情况。

二、治疗

（一）保守治疗

保守治疗包括扩血管、改善脑血流和脑代谢的药物治疗等。

（二）外科手术治疗

颈动脉内膜剥脱术 (CEA) 是目前有效的治疗方法。

1. CEA 的手术指征

手术指征仍未统一，公认的主要有以下几点。

(1) 颈内动脉颅外段严重狭窄。①对于症状性狭窄患者 (TIA 或卒中)，目前认为当狭窄大于 50% 时，CEA 的疗效肯定；②对无症状患者来讲，当狭窄大于 60% 或动脉粥样硬化斑块不稳定时建议手术治疗。

(2) 狭窄部位在下颌角以下，手术可及者。

(3) 完全闭塞 24 小时以内，也可考虑手术，闭塞超过 24 ～ 48 小时，已发生脑软化者，不宜手术。

2. CEA 麻醉

CEA 麻醉可分为全身麻醉和局部麻醉两种。

(1) 全身麻醉：其优点包括：①全程气道控制和动脉二氧化碳浓度控制；②巴比妥类药物提供脑保护；③术中低温技术等。

其缺点包括：①术中脑灌注监测：包括 TCD、近红外分光镜、脑电图和体感诱发电位等技术的敏感性和特异性均较差，以致缺乏准确的参数来决定分流技术的实施与否；②异氟烷潜在的"偷盗"现象；脑保护所需要的高浓度异氟烷以及术后恶心、呕吐等；③心血管系统的反应也较常见，如麻醉诱导的交感反应、气管插管、手术切口及拔管等均可导致冠脉循环和脑循环的损害。

(2) 局部麻醉：其优点包括：①术中脑灌注监测敏感性高；②分流使用率减少；③心血管系统并发症减少；④ ICU 和住院天数减少；⑤费用少；⑥对于 COPD 患者可避免插管；⑦避免"盲目"升高血压对心脏的有害作用等。

其缺点包括：①各种局麻技术的并发症；②急诊术中气道控制差；③心肌缺血的发生率高；④术中对患者与医师间的相互合作及交流能力要求较高。

（三）颈动脉扩张支架成形术 (carotid stenting，CAS)

近年来，关于颈动脉支架的临床应用日渐增多，其创伤小且疗效肯定，可达到手术不能到达的部位，如颈内动脉颅底段及虹吸部，其技术已越来越成熟，除支架的种类增多和新的支架不断问世外，还研制出了防止颈动脉斑块脱落而导致脑栓塞的保护伞。但大规模的前瞻性研究正在进行中，远期疗效有待进一步研究。

第七节 高血压脑出血

一、流行病学

每年每 10 万人中大约有 12 ~ 15 人发病。最新的统计资料显示脑内出血发病率是蛛网膜下腔出血的两倍。通常是在运动活动中发病，这可能与血压的升高或脑血流量的增加有关。

二、危险因素

(1) 年龄，55 岁以上发病率明显上升。55 岁以上年龄每增加 10 岁，发病率增加一倍。80 岁以上者是 70 岁以上者发病率的 25 倍。

(2) 性别，男性多发于女性。

(3) 既往发作过脑血管意外者 (任何类型) 的危险性升至 23 ：1。

(4) 与饮酒量有关，中、重度酗酒及长期饮酒可以明显增加颅内出血的危险性。

三、血肿部位

基底节是常见的血肿部位，约占 50%；其次是丘脑 (15%)、桥脑 (10% ~ 15%)、小脑 (10%)、大脑皮质 (10% ~ 20%)、脑干 1% ~ 6%)。

脑内出血的常见供血动脉。

(1) 豆纹动脉，是壳核出血的常见供血动脉 (可能继发于 Charcot-Bouchard 动脉瘤)。

(2) 丘脑穿动脉。

(3) 基底动脉的中线旁分支。

四、病因

(1) 急性高血压引起惊厥造成颅内出血。

(2) 慢性高血压，是由于脑血管内退行性改变引起。

(3) 脑血流量的急剧增加，特别是以前发生过脑出血的部位。

(4) 物理因素，继发于剧烈体力活动，暴露于寒冷户外等。

五、临床表现

脑内血肿的患者会出现剧烈头痛、呕吐及不同程度的意识障碍等症状，常经过几分钟至几小时的平稳期后出现进行性加重。

高血压脑出血的常见部位如下。

（一）壳核出血

壳核出血为高血压脑出血的最好发部位，病情逐步平稳后出现恶化者占 62%。先出现对侧肢体偏瘫，严重时可发展为昏迷甚至死亡。

（二）丘脑出血

一般出现对侧半身感觉障碍。当内囊出血时也出现偏瘫症状。如果向脑干上方扩展，则出现垂直凝视不能，眼睑下垂，瞳孔缩小，瞳孔大小不等。当脑脊液循环受阻，可出现脑积水。其特点是小血肿常导致永久性残疾。

（三）小脑出血

由于对脑干的直接压迫，这些患者先出现昏迷而不是先出现偏瘫，这点与其他幕上病变不同。

（四）脑叶出血

症状与血肿所在的四个脑叶不同而有所不同。

(1) 额叶可出现对侧偏瘫。偏瘫多发生于上肢，下肢和面部较轻微。

(2) 顶叶对侧半身感觉障碍，较轻的偏瘫。

(3) 枕叶同侧眼痛和对侧同向偏盲，有些可扩展至上 1/4 象限。

(4) 颞叶在优势半球者，出现语言不流利和听力障碍，理解力差，但重复性相对较好。

六、诊断

1. CT 扫描

CT 扫描可以快速且清楚显示出血灶，血肿为高信号。血肿体积可以根据以下公式近似计算：血凝块体积＝ $1/2 \times A \times B \times C$，A、B、C 分别代表血块的三个方向的直径。平均血凝块体积下降 0.75mm/d，而血凝块密度下降 2 个 CT 单位 / 日。

2. MRI 扫描

MRI 扫描不作为首选检查。高血压脑出血的 MRI 表现非常复杂，它根据血凝块体积吸收缩小的时间长短（血块寿命）而有所不同。

七、治疗

（一）早期处理

(1) 高血压：应用药物控制血压，但要避免降低过快。

(2) 了解凝血状况：检查 PT，APTT，血小板计数，纠正任何异常情况。对于血小板计数＜ 5 万 /mm^3 者，建议输血小板。

(3) 抗血管痉挛治疗：绝大多数用钙离子拮抗剂（尼莫地平）。

(4) 激素治疗：尚有争议。高血压脑出血患者激素治疗无明显益处，而会出现更多的并发症（主要是感染、消化道出血和导致糖尿病）。如果影像学表现有明显水肿则考虑用激素治疗。

(5) 如果神志不清或昏迷则考虑插管和过度换气。

(6) 处理颅内压增高。如果可疑颅内压高，可行颅内压监测。

(7) 控制电解质和电解质平衡。

(8) 血管造影：对于＞45岁，以前有高血压或丘脑、壳核、后颅凹出血的患者可不做 DSA。血管造影只是排除动静脉畸形或其他原因所致的脑内出血。

（二）外科治疗

外科治疗可以降低再出血、水肿或由于血肿的占位效应导致的坏死引起的致残率，但是很少能改善神经功能。是否采取外科治疗措施必须针对每一位患者具体神经功能情况、出血多少和部位、患者年龄及患者本人和家庭对疾病的关注程度来决定。

1. 适应证

(1) 病变部位有明显占位效应，影像上中线移位明显（表明有早期脑疝迹象）。

(2) 病变所处部位由于增加颅内压或占位效应和周围水肿引起的症状（如偏瘫、失语，有时只是精神混乱或躁动）。

(3) 体积：大脑血肿超过 30mL 应积极手术。对于小脑血肿，格拉斯哥昏迷计分试验 14 分和血肿直径＜4cm，保守治疗；格拉斯哥昏迷计分≤13 分和血肿直径试验 4cm，手术清除；但当脑干生理反射消失和四肢呈弛缓性瘫痪时已不适合手术治疗。

(4) 持续颅内压增高（非手术治疗措施无效）：清除血肿能降低颅内压，但是预后如何不能确定。

(5) 论部位如何，病情迅速恶化者（特别是出现脑干受压体症）。

(6) 轻患者（特别是≤50 岁）：这些患者比较年长患者能更好耐受手术，而且，有别于年老患者有脑萎缩，他们耐受血肿和水肿的占位效应差。

(7) 血后的早期措施：症状出现或者恶化后 4 小时内手术效果较好。

2. 手术方法

(1) 开颅清除血肿：以往传统开颅手术多采用大骨瓣开颅，近期提倡进行微创显微外科手术，甚至国外有学者应用神经内镜辅助完成手术，目的是一方面清除血肿和彻底止血，另一方面提倡尽可能地减少手术创伤，从而将手术对患者的影响降至最低。

(2) 穿刺血肿碎吸术：常用立体定向辅助定位，血肿碎吸后引流，有时可以向血肿腔内间断打入尿激酶溶解血肿。适用于血肿相对小和表浅，或不能耐受开颅手术的病例。

（三）非外科治疗

非外科治疗适用于如下患者。

(1) 几乎没有症状的病变，例如有轻微偏瘫的患者（尤其是对格拉斯哥昏迷计分＞10分的患者）。

(2) 神经功能方面条件差，如：强直性昏迷（格拉斯哥昏迷计分≤5 分），脑干功能丧失（眼球固定，强直等）。

(3) 严重的凝血病或其他重大的生理失调。

(4) 年龄大的患者（＞75 岁）一般不能耐受手术创伤。

(5) 基底节 (壳核) 或丘脑出血：外科治疗并不比内科治疗有明显益处，而且两种治疗预后都不好。

第二章　耳鼻喉疾病

第一节　慢性中耳炎和胆脂瘤

广义的中耳炎是指任何原因导致的中耳炎症。该过程可以侵及颞骨内所有气房，如乳突或岩尖。在美国，中耳炎是儿科最常见的就诊原因，也是需经常使用抗生素的疾病。每年与中耳炎相关的医疗费用近 40 亿美元。

迄今中耳炎是以其病程持续时间来分类的。急性中耳炎是指中耳炎症起病迅速并伴有相应症状和体征。如一年之内，这种急性发作 4 次或更多，则被称为复发性急性中耳炎。如果鼓膜完整但伴有积液，则这一过程被称为分泌性中耳炎或渗出性中耳炎、"胶耳"。分泌性中耳炎的病因尚不清楚，有证据表明咽鼓管功能障碍 (原发性或继发性)、病毒感染、急性中耳炎的炎症性结局均为可能的病因。如果中耳渗出持续超过 3 个月，则称为慢性分泌性中耳炎。该病应与"慢性中耳炎"加以区分。后者是指鼓膜永久性不张情况下，伴有中耳系统内病变，且持续 3 个月以上的顽固性类型。如果耳漏持续存在，则称为慢性化脓性中耳炎。鼓膜缺陷包括内陷袋形成、鼓膜内陷，和继发于感染、外伤或手术的鼓膜穿孔，如鼓膜置管。

慢性中耳炎可进一步分为伴有胆脂瘤的慢性中耳炎和不伴有胆脂瘤的慢性中耳炎，大部分胆脂瘤是慢性中耳炎的并发症。胆脂瘤是指颞骨含气腔内含有表皮的囊性结构，可分为先天性和后天性两种，后者又进一步分为原发性和继发性两类，这些定义将在以后的章节讨论。

一、慢性中耳炎的流行病学及危险因素

中耳炎在冬季最易发病而在夏季少见。一些研究表明，男性发病率高于女性。在美国内种人和黑种人的儿童中，中耳炎的发病率没有差异然而，美洲土著人和阿拉斯加土著人 (爱斯基摩人) 的中耳炎发病率却较高。在婴儿，急性中耳炎发病的高峰期在 6 ～ 11 个月龄，约 75% 的婴儿于 1 岁之前有过急性发作史。此外，与那些首次发病在 12 月龄后的急性中耳炎儿童相比，首次发作在此之前的儿童更可能罹患复发性急性中耳炎。尽管一些人群中，分泌性中耳炎的发病率接近 90%，但研究表明多数急性中耳炎和分泌性中耳炎病例可以自愈，且无后遗症。

慢性中耳炎的流行病学资料并不确切，主要因与不同学者对该病的定义不同所致。关于慢性化脓性中耳炎，在阿拉斯加 Inuihs 族的儿童、美洲土著人和澳大利亚土著人中

(7%～46%)患病率最高。工业化国家(如美国和英国)的慢性化脓性中耳炎发病率不足1%。Sade 等人证实，他们研究的 200 名患者中仅有一半的人能够记起与耳溢液有关的急性耳痛；而 40% 的人注意到渐进性发作的耳漏和可能存在的耳聋。这表明，慢性中耳炎患者在疾病发作期和向耳鼻喉科医师咨询前，要经历平均 10 年的潜伏时间。有趣的是，他们中约 1/3 对侧耳也最终患病。在针对 493 名慢性中耳炎术后患者平均 6.5 年的随访中，Vartainen 等人证实，仅有 37% 对侧耳正常，而仅有 64% 对侧耳听力正常。最常见的病理改变是对侧耳出现鼓室硬化和鼓膜紧张部萎缩。这些发现强调了慢性中耳炎的病理损害及其起病隐匿的特性。

中耳炎的危险因素包括咽鼓管机械性阻塞(例如鼻窦炎、腺样体肥大、鼻咽癌)、免疫缺陷(原发性或继发性)、黏膜纤毛功能障碍、先天性面中部异常(例如，腭裂，唐氏综合征)以及胃食管反流。环境因素诸如儿童住院医疗的时间，被动吸烟，婴儿期缺少母乳喂养和社会地位低下都与中耳炎的高发相关。慢性化脓性中耳炎的重要危险因素，包括复发性急性中耳炎病史，父母有慢性中耳炎病史，以及拥挤的住院环境。慢性化脓性中耳炎与母乳喂养，性别或被动吸烟的关系尚未确立。由于一些研究证实变应原可以引起咽鼓管和鼻腔的阻塞，因此也被列为慢性化脓性中耳炎的危险因素，然而中耳渗出在这类患者中却从未发现。此外，有研究显示局部应用抗组胺药治疗变应性因素所致中耳炎，对于分泌性中耳炎没有任何益处。

近期的研究强调了中耳炎的遗传易感性。Casselbrant 及其同事对 168 对双胞胎和 7 对三胞胎进行的前瞻性研究显示，与异卵双生双胞胎相比，同卵双生的双胞胎在罹患分泌性中耳炎的时间段上有着更显著的相关性此外，最近发现在肺炎链球菌引发的复发性急性中耳炎患者体内，某些 IgG 亚类分子抗体的受体存在多态性，这些 IgG 亚类分子能够抑制白细胞对于抗体包被细菌的吞噬作用。无法抵御侵入体内的细菌将导致疾病的形成和进展。其他研究指出，细胞因子产物的多肽性也是诱发中耳炎的因素。呼吸道合胞病毒(RSV)在分泌性中耳炎和急性中耳炎患者体内常见，是特异性咽鼓管功能障碍和广泛上呼吸道水肿所致中耳炎的共同致病因素。Gentile 等人对 77 个呼吸道合胞病毒感染毒婴儿的研究结果证实，体内低剂量 γ- 干扰素的产生与中耳炎发病的相关性。因此，具有上述遗传多态性的患者，中耳炎发病及后遗症形成的风险更高。

二、慢性中耳炎的微生物学

细菌在鼓膜缺损时可通过外耳道进入中耳，或通过鼻咽逆行感染中耳。急性中耳炎患者中耳渗出物中最常见的致病菌为肺炎链球菌，其次是流感嗜血杆菌，卡他莫拉菌以及 A 型链球菌在慢性分泌性中耳炎患者积液样本中，以 PCR 技术也分离出同样微生物，说明样本中存在极少量细菌基因组 DNA。

慢性中耳炎及胆脂瘤患者耳部渗出物的细菌类型与急性中耳炎或慢性分泌性中耳炎患者有很大不同。在慢性化脓性中耳炎，半数病例为需氧菌和厌氧菌共存。最常见的需氧菌包括铜绿假单胞菌，金黄色葡萄球菌和其他革兰阴性杆菌，如大肠埃希菌，变形杆菌属及克雷伯菌属。铜绿假单胞菌存在于外耳道潮湿的环境，而金葡菌通常存在于人类鼻腔。这些细菌的相似性使得它们最终均可出现在中耳渗出液内（或为继发感染菌，或是真正的致病菌）。拟杆菌属和细梭菌属是最常见的厌氧菌。此外，真菌也常出现于慢性化脓性中耳炎的渗出液中，尤其是曲霉菌属和念珠菌属。有人推测，最初应用抗生素滴耳液可能是真菌滋生的诱因。

三、慢性中耳炎的发病机制

慢性中耳炎的病理学特征是中耳和乳突内出现不可逆的炎性改变。导致这些改变的一系列原因并不完全清楚，主要是由于疾病的隐匿性所致，因此在发病之前的潜伏时间仍需追问。da Costa 等对存在慢性中耳炎颞骨的研究结果证实，不论鼓膜穿孔与否，颞骨标本内普遍存在肉芽组织和听骨的改变。这就提示，即使鼓膜完整，也可能存在显著病变的重要事实。

已知急性或慢性中耳炎的发病过程中，咽鼓管功能障碍起到非常重要的作用。生理状态下，吞咽过程使腭帆张肌收缩，咽鼓管开放，将中耳分泌物清除至鼻咽，同时防止鼻咽分泌物反流至中耳，并保持中耳与外界的气压平衡。咽鼓管功能性阻塞（如腭裂，收缩异常）或机械性阻塞（如黏液样分泌物，水肿，新生物，鼻胃管，腺样体肥大）时，中耳内正常负压会降低，主要是中耳黏液下混合静脉血吸收氮气增加所致。这将导致浆液性液体渗出到中耳腔。另外，咽鼓管较短（如婴儿）或鼓膜穿孔时，鼻咽部的细菌更容易经开放的咽鼓管进入中耳。其他导致咽鼓管功能障碍的因素还包括胃食管反流，或病毒诱导的黏膜纤毛的黏液转运功能缺陷。

细菌一旦通过鼻咽或鼓膜穿孔进入中耳，随即在浆液性渗出物内繁殖。与此同时，在初次感染的宿主体内激发免疫反应，在局部释放免疫和炎性递质。以充血和多形核白细胞浸润为主的急性炎症阶段向慢性阶段转化时，其特征为单核细胞（例如，巨噬细胞，浆细胞，淋巴细胞）增高，持续性水肿和肉芽组织形成。此外，中耳上皮细胞可由立方上皮转化为能分泌性假复层柱状上皮。随肉芽组织纤维化，最终使得中耳结构发生粘连。这会导致鼓窦和乳突通气障碍，因为中耳内各结构间粘连，使听骨与分隔中耳和鼓窦的黏膜间隙缩小。慢性阻塞也会导致鼓室结构的骨质和黏膜发生不可逆改变。

对于慢性中耳炎是否由急性中耳炎迁延不愈所致仍有争议。一方面，急性中耳炎比慢性中耳炎更常见，且多数继发于急性中耳炎的鼓膜穿孔可自愈而无后遗症。另一方面，研究发现分泌性中耳炎和复发性急性中耳炎时鼓膜固有层内纤维发生变性，因此使鼓膜结构脆弱。Yoon 等人对伴有或不伴有中耳炎的颞骨进行研究，发现无中耳炎的颞骨标本中根本不存在鼓膜回缩现象。然而，对伴有中耳炎颞骨的研究显示，渗出性中耳炎组存在鼓膜回缩现象(2.1%)，慢性中耳炎组鼓膜内陷则明显增多(19.5%)。咽鼓管功能障碍时，如果逐渐脆弱的鼓膜暴露于中耳内增加的负压，则鼓膜向内侧偏移，导致内陷袋的形成。

鼓膜进一步损坏将导致中耳不张、粘连性中耳炎、穿孔或继发胆脂瘤。

四、中耳不张和粘连性中耳炎

中耳不张是慢性中耳炎发展的阶段性表现，鼓膜内陷与中耳内鼓岬和听骨相贴，最可能的原因是咽鼓管功能障碍导致中耳负压增加。

为了适应中耳内增加的负压，鼓膜内陷缩小了中耳的间隙。这一过程符合 Boyle 定律，即容积乘以压力其积必为常数。

如鼓膜萎缩并伴纤维层缺失，则鼓膜有可能进一步内陷。这种情况常继发于反复感染或持续性中耳溢液。鼓膜内陷时，中耳空间可能完全或部分消失，重要的是这种改变可以逆转，且不会引起中耳黏膜的病变。如果内陷的鼓膜因粘连于鼓岬，而完全缩小了中耳空间，并且不可逆转的替代正常黏膜，则称之为粘连性中耳炎。一些学者将中耳不张和粘连性中耳炎纳入鼓膜内陷程度分期系统，分别代表鼓膜纤维层渐进性消失的两个阶段：Ⅰ期，鼓膜内陷；Ⅱ期，鼓膜内陷与砧骨接触；Ⅲ期，中耳不张；Ⅳ期，粘连性中耳炎。听骨与内陷的鼓膜接触将导致骨质破坏，尤其在长期接触中对砧骨和镫骨造成侵蚀。

导致中耳不张和慢性中耳炎的另一重要因素是乳突气化程度。乳突是与中耳相通的含气腔，慢性中耳炎时经常处于低充气状态。与中耳相似，乳突有压力缓冲的作用，能够抵抗中耳内压力的变化（即 Boyle 定律）。Sade 等人对乳突这一封闭系统的研究证实，乳突含气腔越小其缓冲压力的能力越弱，从而增加了鼓膜对中耳内负压增加的敏感性。因此，在慢性中耳炎时鼓膜更易于内陷，这也有助于解释同一患者出现中耳膨胀不全时，其鼓膜也容易被吹起。

慢性中耳疾病患者的乳突气房气化不良，是慢性感染所致，还是较小的、气化异常的乳突更易诱发慢性中耳炎，这两个观点始终存在争议。最近，一项随访 5 年的研究支持了前一个论点，研究对象为应用鼓膜通气管治疗的复发性急性中耳炎或慢性分泌性中耳炎婴儿，结果证实那些需要多个通气管治疗，或需要多次置管治疗以及鼓膜紧张部内陷的婴儿，最终乳突发育不良，各气房系统相应缩小。

（一）鼓膜通气管导致的慢性中耳炎

鼓膜置管一直作为减轻中耳渗出，缓解鼓膜内陷和不张的方法，有望恢复鼓膜正常的生理位置。如前所述，慢性中耳炎可以由自发性鼓膜穿孔或鼓膜造孔置管术而引发。多达 80％患者在鼓膜置管后出现至少一次耳漏，近 5％的患者在置管后出现慢性耳漏。鼓膜置管时，局部应用抗生素可以减少术后耳漏的发生。此外，应用氧化银浸泡过的鼓膜通气管可以将术后耳漏发生减少 50％。在慢性化脓性中耳炎患者中，耳渗出物中可分离出与慢性中耳炎相同的病原微生物。遗憾的是，鼓膜通气管是否传播了慢性感染目前仍不清楚。支持这一可能性的案例是，鼓膜通气管取出后，仍然有少数患者持续鼓膜穿孔。最近一项研究表明，鼓膜通气管内的生物膜常使已存在的感染迁延和难治。

（二）胆脂瘤

胆脂瘤这一名词由 Johannes Muller 于 1838 年最先提出，用以描述在颞骨含气腔内，出现一种表皮包含性囊肿的结构。是指角化的复层鳞状上皮异位存在于正常由低立方上皮覆盖的中耳腔内。鳞状上皮包含胆脂瘤"基质"，该"基质"周围由炎性纤维组织包绕。与其字意不符，胆脂瘤基质内并不含有脂肪或胆固醇。1829 年，Cruveilhier 将胆脂瘤的外观描述为"珍珠肿"，这与覆盖于囊内鳞状上皮产生的角质屑有关。与先天性胆脂瘤不同，后天性胆脂瘤常由慢性中耳炎所致，因此经常伴发炎性改变，如肉芽组织。Da Costa 和 Sade 发现，约有 10％慢性中耳炎会并发胆脂瘤。其危害在于对颞骨骨性结构产生破坏作用。

（三）胆脂瘤的流行病学

确切的胆脂瘤发病率尚不清楚。约 10％的慢性中耳炎患者并发后天性胆脂瘤，且与不伴有鼓膜穿孔的慢性中耳炎相比，鼓膜穿孔者更易并发此病。胆脂瘤的年发病率低，每 10 万人群中有 3％～12％患病。在男性和白种人群中较常见，而亚洲人群少见。尽管阿拉斯加 Inuit 人慢性中耳炎高发，但该人群中胆脂瘤的发病率却很低，其原因还不清楚。儿童典型表现是，先天性胆脂瘤多见于 5 岁时，而后天性胆脂瘤则 10 岁后多见。

（四）胆脂瘤的发病机制

胆脂瘤可分为先天性和后天性。后天性胆脂瘤又可进一步分为原发性和继发性两种。也可根据其起源部位分类，上鼓室胆脂瘤开始于鼓膜松弛部内陷，经常波及鼓窦入口或乳突。窦内型胆脂瘤起因于鼓膜紧张部后上方内陷或穿孔。紧张部胆脂瘤起因于整个鼓膜紧张部内陷。

1. 先天性胆脂瘤

胆脂瘤出现于完整鼓膜内侧，且没有耳漏史，称为先天性胆脂瘤。先天性胆脂瘤起源于中耳腔角化上皮。关于这种上皮组织起源有很多推测，且现有理论也很难验证这些推测的准确性。一种可能是中耳黏膜化生为鳞状上皮，或外耳道鳞状上皮通过鼓膜微小穿孔进入中耳。另一种可能是胎儿发育过程中，羊水内脱落的上皮细胞在中耳腔内沉积。此以，早期鼓膜内陷过程中上皮细胞有可能种植到锤骨和砧骨。目前广较为流行的理论是胚胎发育过程中上皮组织异常存留。已有研究证实，正常情况下中耳腔前上方存在小的鳞状上皮丛；这些上皮丛能转化为正常中耳黏膜。Michaels 对 68 例 10～33 周孕期胎儿的颞骨研究支持这一理论，他发现有 37 例胎儿的鼓室前上方存在鳞状上皮丛，并将其定义为"表皮样结构"。在婴儿和儿童中也发现了"表皮样结构"。发育过程中表皮样结构未能完全内卷，可能是大多数鼓室前上方先天性胆脂瘤的成因。

先天性胆脂瘤主要发生于中耳的前上象限，此后蔓延至后上象限，并进入鼓窦和乳突。Potsic 等人提出一个实用的胆脂瘤分类方式，以各阶段胆脂瘤的进展与遗留后遗症风险的相关性为依据，分为如下 4 个阶段：第 1 阶段，胆脂瘤局限于鼓室的一个象限；第 2 阶段，胆脂瘤侵及鼓室多个象限但不累及听骨；第 3 阶段，胆脂瘤侵及听骨但没蔓延至乳突；第 4 阶段，病变侵及乳突。

2. 后天性胆脂瘤

后天原发性胆脂瘤是指由于单纯鼓膜松弛部内陷而引发的胆脂瘤。后天继发性胆脂瘤是指在鼓膜穿孔情况下而引发的胆脂瘤，通常发生于中耳的后上象限。目前主要有 4 种理论解释后天胆脂瘤的发病机制：

(1) 鼓膜袋状内陷学说。

(2) 上皮通过鼓膜穿孔的移行学说。

(3) 基底细胞增生学说。

(4) 鳞状上皮化生学说。此外还确立了第 5 种机制，即移植理论。即鳞状上皮细胞可通过医源性途径 (例如鼓室成形，鼓膜置管) 或外伤性途径被异位植入中耳腔。这一机制并不常见；例如由于鼓膜置管术而引发的胆脂瘤，其发生率不到 1％。

3. 袋状内陷学说

这一理论作为后天原发性胆脂瘤和上鼓室胆脂瘤最可能发生的机制，已得到广泛认可。该理论认为，增加的中耳负压可以使鼓膜进一步向中耳腔内陷。鼓膜内陷的原因与慢性中耳炎时列举的相同：咽鼓管功能障碍，炎症，鼓膜萎缩和乳突气化不良。例如，Wolfman 和 Chole 研究发现，双侧咽鼓管实验性阻塞的沙土鼠，16 周后有 75％的沙土鼠中耳内内形成胆脂瘤。尽管鼓膜袋状内陷形成胆脂瘤的过程主要发生在松弛部，因松弛部缺少纤维层结构而自身薄弱，但鼓膜其他任何部分都可以受累。随着鼓膜袋状内陷程度逐渐加深，衬在囊袋内表面的鳞状上皮细胞持续向腔内脱落角质屑。这一过程伴有正常上皮细胞的迁移，导致囊袋无法排出脱落的角质碎屑。逐渐膨大的囊袋进入中耳，呈现出鼓膜后上方缺损的典型特征。尽管内陷袋形成过程中鼓膜是完整的，但也可以表现为鼓膜边缘性穿孔。内陷袋，尤其是上鼓室的内陷袋，必须视为胆脂瘤的前期，应严密观察。

4. 上皮侵入学说

外耳道和鼓膜外缘的鳞状上皮细胞能通过穿孔处进入中耳。已有研究证实，上皮细胞迁移时仅在遇到其他上皮表面才能停止，这种现象叫做接触抑制。如鼓膜内面的中耳黏膜或延伸至中耳腔内的中耳黏膜在鼓膜缺损时因炎症，感染，或外伤而被中断，那么理论上皮肤黏膜的连接处可以转移至中耳腔内。Van Blitterswijk 等的研究支持这一理论。细胞角蛋白 10(CK10) 是一种中间丝蛋白，是鳞状上皮细胞的标志。经证实 CK10 在外耳道表皮和胆脂瘤的基质中均有表达，而在中耳黏膜中则无。鼓膜边缘性穿孔比中央性穿孔更容易导致外耳道表皮的长入，很可能由于边缘性穿孔能使中耳黏膜和骨性外耳道壁暴露于外耳道。然而，鼓膜中央性穿孔不能视为安全而被忽视。最近对慢性中耳炎鼓膜中央穿孔的分析表明，38％的穿孔存在明显表皮内生现象，且皮肤黏膜的连接处位于穿孔的内侧面。这一比例与边缘性穿孔和中央性穿孔同时存在的比例相当。

5. 基底细胞增生学说

Lange(1925) 观察到鼓膜松弛部角化的上皮细胞能侵袭正常情况下无法到达的上皮下组织而形成上鼓室胆脂瘤此外，Huang 等人证明，在毛丝鼠模型中应用丙二醇损伤鼓膜，会导致上皮细胞向中耳内生长。角质化的上皮细胞须穿越被破坏的基膜，才能到达鼓膜黏膜固有层并形成上皮株。上皮株一旦到达上皮下结缔组织，则相当于微小胆脂瘤。本质上能产生角蛋白囊性结构，并具有向外膨胀形成更大胆脂瘤的潜能。当鼓膜二次穿孔时，即可看到典型的上鼓室胆脂瘤。

6. 鳞状上皮化生学说

慢性感染性或炎性组织能够发生化生转变 (如食管，支气管)。同样，中耳立方上皮可以化生为角化上皮。在中耳炎患儿，中耳活检组织以及缺乏维生素 A 大鼠的中耳内均发现了角质化鳞状上皮。然而，是否最终形成胆脂瘤尚未有定论。

7. 炎症和过度增生

尽管胆脂瘤上皮不是肿瘤新生物，但却能过度增生。外皮蛋白是形成表皮最上层角质化结构的前体，仅存在于正常皮肤基底层以上较高的细胞层。而在胆脂瘤中，外皮蛋白存在于基底上各层，导致大部分表皮内角蛋白高度堆积。研究表明，增生标志如：CK4，CK5/6，CK10，CK13/16，表皮生长因子受体 (EGFR)，角化生长因子 (KGF) 和 Ki-67 在胆脂瘤表皮基底层和基底上各层表达均增加因子 p53，c-jun，的异常分布，以及 r-myc 的表达均参与了胆脂瘤过度增生过程：最近应用 nDAN 阵列技术证实许多基因在胆脂瘤形成过程中均可能发挥作用，其中包括 calgranulin A/B 基因，胸腺素基因，和细胞外基质蛋白 -1 基因。

胆脂瘤过度增生的另外一个重要因素是慢性炎症的刺激。胆脂瘤的间质中含有成纤维细胞，Langerhams 细胞，肥大细胞，活化的淋巴细胞，巨噬细胞和角质细胞此外，角质细胞能产生大量的角蛋白。无论是感染性还是非感染性炎症都会聚集这些类型的细胞，形成一个含有高浓度促炎因子的微环境。这种环境能刺激基底的角质细胞活跃增生，并最终导致胆脂瘤形成。

8. 生物膜形成

除了在鼓膜通气管内发现过生物膜外，最近研究证实在人类胆脂瘤和慢性中耳炎的中耳上皮组织内也存在生物膜。生物膜是细菌的聚集物，其中的浮游生物、自由漂浮细菌与其他细菌相互连形成稳固，静止的复合体。在这种环境中，多数细菌以生物膜的形式存在。膜内的细菌通过群感基因进行相互间信息交流，表达基因和产物，以此作为一个整体防御外界的刺激。这种模式降低了细菌的总能量消耗，增强了其在不利环境下存活的能力，并使细菌包裹在主要由多糖和细胞外 DNA 组成的基质中。这个细菌复合体不断循环流动，当机会适当或能量需求增加时，细菌可以脱离或加入这个群体。细胞外基质能有效地降低抗生素的渗透力，因此极度降低了细菌接触抗生素的机会。此外，生物膜内的细菌能改变其自身的基因，转变成具有更高耐药性的基因。相反，如果感染灶内出现细菌生物膜，将导致疾病的迁延与难治。远期来看，抗生素通常是无效的。

中耳生物膜感染情况下，细菌抗原成分如脂多糖或肽聚糖可以由新进入的细菌而被间歇性的释放到中耳的系统，因此使感染和炎症迁延难愈。这可以解释在感染性胆脂瘤或置入的通气管感染时，为什么应用抗生素后化脓性耳漏仍然复发。炎性微环境对于此后的中耳病变和胆脂瘤形成继续发挥作用，进一步演化为众所周知的慢性中耳炎和胆脂瘤。

(五) 骨质的吸收

据统计，成年人每年总体骨骼成分中的10％需要更新。骨是一个动态的器官，通过不断地重塑来获得钙平衡和结构的完整性。成骨细胞负责骨基质的合成，而破骨细胞负责骨基质的吸收。破骨细胞是巨噬细胞／单核细胞家族中一类具有特殊功能的多核细胞，由多个粘附于骨表面的单核祖细胞融合而成。更重要的是，破骨细胞在人体内行使骨质吸收功能。病理条件下，破骨细胞异常激活，成骨与破骨这一平衡会被破坏，导致骨质结构被过度吸收。一些伴有或不伴有胆脂瘤的慢性中耳炎病例中，骨质破坏常常出现，是病变的主要根源。目前已经很明确，骨质吸收的发生与其他炎症情况一样，是因激活了破骨细胞，而不是压迫性坏死，或胆脂瘤基质成分分泌的蛋白水解因子所致。

最近研究发现，破骨细胞从其前体细胞分化形成过程需要两种基本因子的调控。核因子-κB配体的受体活化物 (RANKL) 和巨噬细胞集落刺激因子 (M-CSF)。正常情况下，成骨细胞产生 M-CSF 和 RANKL，两种因子通过分别与破骨细胞前体细胞表面的受体 c-Fms 和 RANK 结合来，启动破骨细胞的形成。

病理状态下，其他类型细胞也参与产生这些细胞因子。这一过程的重要抑制剂是肿瘤坏死因子超家族中一种可溶性诱饵受体骨保护素 (OPG)，能与 RANKL 竞争与 HANK 结合。Jeong 等人最近证明，与正常耳郭后皮肤相比，胆脂瘤内能产生 RANKL 细胞计数的非特异性升高；相反，正常皮肤中表达 OPG 的细胞比率明显增多。这些结果揭示胆脂瘤组织内因炎症的存在使得 RANKL/OPG 比率升高，很有可能引起破骨细胞形成。

伴有或不伴有胆脂瘤慢性中耳炎的一个标志性特征就是骨质结构附近存在炎性组织。因此，炎性细胞因子 (例如，IL-1，IL-6、TGF-α 和前列腺素都存在于富含角质的细胞，如巨噬细胞，淋巴细胞，成纤维细胞，成骨细胞和其他一些类型细胞的微环境中。这些细胞因子在胆脂瘤组织内上调，并且能直接或间接作用于破骨细胞而促进破骨细胞形成。例如 IL-1 和 TGF-α 能促进破骨细胞形成，有利于破骨细胞存活，通过成熟的破骨细胞增强对骨质的吸收。除成骨细胞以外，在炎性微环境中，淋巴细胞 (例如，B 细胞和 T 细胞)，也能通过自身产生的 RANKL(可溶性和膜结合性) 有效的促进炎性骨质溶解过程。

感染性胆脂瘤具有侵袭性行为，并能更快的侵蚀骨质。这很可能是细菌的毒性因子水平升高所致。生物膜有助于增加毒性因子的浓度，因为它们提供了一个稳固的微环境，其内的细菌及其抗原成分能够反复被释放。Peek 等近年来对胆脂瘤伴有耳漏和骨质吸收患者进行的研究支持了这一观点，他们证明这些患者耳溢液样本中含有较高浓度的LPS。LPS是革兰阴性菌（例如，铜绿假单胞菌）细胞壁的主要成分，也是能够强有力刺激免疫系统的毒性因子。

真核微生物应用一类叫做toll样受体(TLRS)的受体家族，来识别不同类别的细菌病原体。TLRS能识别细菌共有的结构，能迅速加尾对病原体做出反应。最近研究显示，TLR4作为一种能识别来自于革兰阴性菌的脂多糖(LPS)，其作用在TLR家族中具有重要意义。LPS能促进单核细胞，成骨细胞核淋巴细胞释放炎性因子。LPS也能诱导某些细胞释放破骨细胞分化因子(FANKL)，并促进破骨细胞形成。这些机制目前尚在研究中。

五、慢性中耳炎与胆脂瘤的并发症

慢性中耳炎最常见的并发症是传导性耳聋，多为20～60分贝。可以由慢性中耳炎下列非感染性后遗症之一所致，如鼓膜穿孔，中耳不张，鼓室硬化，听骨破坏和胆脂瘤。尽管主要是传导性耳聋，但感染和炎症因素可经圆窗进入内耳导致耳蜗损害和感音性耳聋。其他严重的非感染性后遗症包括面瘫，胆固醇肉芽肿。感染性并发症包括骨膜下脓肿、乳突炎、慢性化脓性中耳炎、迷路炎、岩锥炎以及颅内感染，如脑炎、脑膜炎、脑脓肿、硬膜下脓肿、乙状窦血栓性静脉炎和硬膜外脓肿。对儿童来说，听力下降以及随后出现的听力丧失问题仍然是目前研究的主要课题。尽管这些儿童的注意力，言语感知力和表达能力都存在缺陷，但最终对言语和认知能力发育的影响仍不清楚。

胆脂瘤病变导致的主要并发症源于对附近骨结构的破坏，包括听骨、耳囊、面神经管、鼓室天盖和乳突天盖。胆脂瘤的感染也是常见并发症，且易复发。感染性胆脂瘤能导致化脓性耳漏，并对所接触结构造成炎性损害。传导性耳聋主要由于胆脂瘤侵蚀砧骨所致。耳囊的侵蚀常累及水平半规管，导致迷路瘘管、眩晕或化脓性迷路炎。迷路瘘管或耳蜗侵蚀均可致感音神经性耳聋。面神经麻痹可以由胆脂瘤破坏面神经管侵及面神经所致，或者由于接触面神经的胆脂瘤组织感染所致。如胆脂瘤侵及鼓室天盖和乳突天盖，则出现脑脊液漏和脑疝。

（一）慢性中耳炎的临床诊断

伴有或不伴有胆脂瘤的慢性中耳炎，其诊断通常以病史和体格检查为依据。评定内容应包括中耳疾患前的病史和外科干预措施。尽管慢性中耳炎和胆脂瘤偶见于无症状的患者，但下列症状如耳聋、耳溢液、耳痛、鼻阻塞、耳鸣和眩晕，经过详细回忆病情可能获得线索。上述症状中，耳聋和耳漏最为常见。慢性化脓性中耳炎表现为间歇性，大量黏稠的耳漏。另一方面，感染性胆脂瘤患者则表现为少量恶臭的耳漏。耳痛常为继发性外耳道炎的表现，并能掩盖中耳内潜在的病理学改变。因此，对于急性发作而难以看清中耳内病变的患者，随访时彻底清洁外耳道非常必要。另外，耳痛也可以是胆脂瘤颅内并发症的一个表现。其他并发症包括疾病进展期出现血性耳漏，因迷路瘘管导致的眩晕，面神经麻痹或病变向颅内弥散引发的神经体征。

如外耳道碎屑和渗出物能清理干净，则慢性中耳炎和胆脂瘤通常可以通过耳显微镜来诊断。进行鼻咽部检查评估也很重要，因为许多病例中咽鼓管功能障碍是慢性中耳炎的常见病因。耳部检查时，通过显微镜可以窥及鼓膜并判断是否存在穿孔，内陷袋，胆脂瘤和肉芽组织。如果鼓膜穿孔足够大，可以窥及并判中耳内黏膜是否有炎症和感染改变。此外，也可观察到部分或全部听骨是否存在侵蚀，固定和中断。后天原发性胆脂瘤表现为鼓膜后上方含有角质屑的珍珠样缺陷，而后天继发性胆脂瘤则紧邻穿孔边缘。如先天性胆脂瘤在鼓膜继发穿孔之前被发现，则表现为在完整鼓膜前上方白色团块样物质。

肉芽组织是慢性中耳炎最常见的病理表现，由炎症所致。有时息肉也预示胆脂瘤的存在；在一些复杂病例中，存在于胆脂瘤和被侵蚀骨质之间的肉芽组织呈现出息肉表现，并可向外延伸至耳道。

最常见的主诉是单耳渐进性听力下降。骨导和气导的听力检测以及言语识别力检测十分必要。上述检测结果还可与512Hz音叉的Weber试验和Rinne试验结果相结合进行分析。听力下降程度取决于中耳病变的范围，以及与鼓膜，听骨和中耳黏膜的状态。鼓膜穿孔的传导性听力下降约15dB，而鼓膜穿孔伴有听骨链病变则耳聋可达50dB。鼓膜后方穿孔并暴露圆窗膜将导致严重的传导性耳聋，因为鼓膜不再能屏蔽传至圆窗膜的声音，这叫做"屏障效应"。传导性耳聋可由听骨病变引起，听骨的侵蚀以及随后的听骨链中断可由鼓膜内陷，粘连性中耳炎，炎症或胆脂瘤生长所致。此外，听骨链固定可能是传导性耳聋的根本原因。众所周知，镫骨足板固定常发生在鼓室硬化侵及卵圆窗的病例。另外，砧镫关节固定通常是炎症后的结果。如果中耳内的肉芽组织阻碍了听骨链的运动，也可导致传导性耳聋。特别指出的是，如侵蚀了大部分听骨链的肉芽组织和胆脂瘤，能够将声音通过镫骨足板传到内耳，其所引起的耳聋反而可能很轻微。

鼓气耳镜检查对慢性中耳炎和胆脂瘤患者，尤其是有前庭症状时是很必要的。瘘管试验阳性时，出现眩晕和眼球震颤提示病变侵及内耳，需紧急干预。

影像学诊断：尽管影像学检查对于轻症慢性中耳炎或胆脂瘤来说并非十分必要，因手术最终能暴露病变区域，但颞骨高分辨CT和磁共振成像还是能提供某些信息。影像学资料除了能补充临床检查外，还有助于判定病变范围，识别无症状的胆脂瘤。尽管CT被认为是胆脂瘤成像的"金标准"，但有时缺乏特异性，尤其是尚未发生骨质破坏时，区分胆脂瘤与肉芽组织或水肿有一定困难。胆脂瘤的CT成像表现为平滑，边缘清晰的病灶，且静脉增强扫描时无增强。当骨质侵蚀时，CT对于孤立胆脂瘤团块的诊断特异性可达80%。CT也有助于明确胆脂瘤周围的解剖特征，如颞骨气腔形成情况，乳突天盖是否低垂。对于再次手术病例，CT检查对于了解已改变的解剖结构和病变的复发尤为重要。

胆脂瘤MRI成像表现为T1加权像低信号，T2加权像高信号。

和CT一样，MRI对于胆脂瘤诊断特异性并不高，MRI成像不能识别气体与骨质，因此骨质病变难以分辨。然而如可疑有颅内并发症，如乙状窦血栓形成，则应用Gd-DTPA

的 MRI 非常有价值，因为 MRI 识别软组织密度极具优越性。MRI 在诊断蔓延至岩尖的胆脂瘤病变也非常有效。

（二）鼓室硬化

鼓室硬化指由于中耳炎或创伤引起的鼓膜内或中耳黏膜下层发生无细胞成分的透明蛋白沉积。有时，鼓室硬化斑也可以发生钙化。如果鼓室硬化过程仅发生在鼓膜，则称之为鼓膜硬化。耳镜检查可见鼓膜出现白色新月样或马蹄形斑块。多数患者为无意间发现，无明显症状。然而，如果鼓室硬化延伸至中耳腔内，则累及听骨，导致传导性耳聋。

1. 发病机制

鼓室硬化是由复发性急性中耳炎，慢性中耳炎或留置鼓膜通气管所导致。Jaisinghani 等研究发现，取自慢性中耳炎患者的 150 个颞骨中，有 53 个 (35％) 存在鼓膜硬化 Tos 和 Stangerup 对 146 名患有双侧分泌性中耳炎儿童进行研究，所有患儿给予腺样体切除术，右侧鼓膜置管术，左侧鼓膜切开术，结果发现有 59％的患儿右耳留置有通气管的鼓膜出现鼓室硬化表现，仅有 13％患儿左耳出现相同改变。

鼓室硬化的确切发病机制仍不清楚。显微镜下，鼓室硬化的特征表现为鼓膜，中耳和乳突黏膜的固有层发生无细胞玻璃样变性。病变可进一步形成钙沉积。此外，病变内部可以出现软骨和骨形成。一般认为，鼓膜或黏膜的感染性或炎症性损害是鼓室硬化发病的刺激性因素。成纤维细胞在鼓室硬化斑块中逐渐聚集，因此鼓室硬化的可能发病机制之一是成纤维细胞变性。成纤维细胞能在胞质内蓄积富含钙盐，磷酸盐和碱性磷酸酶的基质小泡。这些基质小泡最终能与成纤维细胞的胞膜融合而被释放至细胞外，成纤维细胞因此死亡，这种持续的沉积导致胶原基质的钙化。

高钙血症本身是鼓室硬化的另一危险因素，de Carvalho Leal 等最近以肺炎链球菌分别感染高钙饮食的大鼠和正常钙饮食的大鼠，发现前者比后者更容易形成胆脂瘤。鼓室硬化的另一个可能机制是感染或炎症损伤后，变性的胶原纤维发生营养障碍性钙化（如急性中耳炎，分泌性中耳炎）。与感染或炎性损伤导致鼓室硬化的观点相反，Wielinga 等认为继发于咽鼓管功能障碍的无菌性中耳渗出物也能刺激鼓室硬化斑块的形成。在他们的研究中，感染性渗出物使得黏膜固有层几乎完全由含正常细胞结构的致密结缔组织所代替，而无斑块形成。鼓室硬化形成的另一可能性是自身免疫性损伤。Schiff 等以黏膜固有层抗血清对豚鼠进行被动免疫，之后对鼓膜进行医源性损伤，成功诱导了鼓室硬化灶的形成。

2. 治疗

Tos 和 Stangerup 证明，继发于置管的鼓膜硬化对于传导性耳聋影响不大，听力仅减少不足 0.5dB。而鼓室硬化病变侵及中耳腔内，则可能伤及听骨和中耳黏膜新骨形成通常累及上鼓室，可能会导致锤骨和砧骨的固定。硬化灶蔓延至卵圆窗，可导致镫骨固定和传导性耳聋。

鼓室硬化的治疗可采用鼓室成形术和听骨链重建术。Vicent 等最近报道镫骨切除重建术可以减小气骨导间距，70％的患者可小于 20dB，39％小于 10dB。Teufert 和 De La Cruz 对 135 例鼓室硬化患者进行回顾性研究，发现术前骨气导间距均值为 30.MB，阶段性手术治疗后经过 10 年的随访发现，有 65％听骨固定的患者骨气导间距仍小于 20dB。在这些患者中没有发生全聋，仅出现感音神经性耳聋。而 Gormley 证明镫骨切除术可以导致全聋，长期随访发现仅 1％患者的骨气导间距在 21dB 以内，认为系病变复发所致。鼓室硬化病变进展侵蚀耳蜗或感染耳手术需要切除的病变范围较大，均可明显增加患感音神经聋的风险。

（三）胆固醇性肉芽肿

颞骨胆固醇性肉芽肿是一种黄褐色，黏液样损害，最早由 Manasse(1894) 描述。多达 20％的颞骨胆固醇性肉芽肿是慢性中耳炎的结果。也有人称其为胆固醇囊肿，蓝鼓膜，蓝色半球形囊肿，胆固醇假性囊肿，或黑色胆脂瘤。对 144 个中耳炎颞骨标本研究发现，28 例鼓膜穿孔和 116 例无鼓膜穿孔标本中分别有 21％和 12％的颞骨内出现鼓室硬化改变。尽管胆固醇性肉芽肿可以发生在颞骨内任何含气腔内，但最常见的部位是岩尖，也是最常见的原发部位。胆固醇性肉芽肿实质上是对胆固醇结晶的一种无菌性炎症反应，可以发生在身体的任何部位。尽管其最常见于颞骨，但发生于其他部位如鼻窦，腭部，肺部，胸膜，纵隔，眼眶，和肾的胆固醇性肉芽肿也有报导。

1. 发病机制

病因并不清楚，但导致其发病的因素与慢性中耳炎相同。胆固醇性肉芽肿通常与黏液样中耳渗出和鼓膜内陷共存，这很可能是中耳通气障碍和渗出物排出受阻而使中耳负压增加的结果。负压和炎症能导致病灶局部出血。红细胞膜破裂释放出胆固醇，引发结晶体形成和无菌性炎症反应。显微镜下，可见多核异物巨细胞吞噬和包围胆固醇结晶。炎症导致了最终肉芽组织的形成，反复的出血使得病变区面积不断扩大。

2. 诊断

胆固醇性肉芽肿本身可无任何症状。但体积增大可导致症状发生，如耳聋，耳鸣，眩晕或面肌痉挛耳镜检查可见中耳内黄褐色，黏稠病变。如果中耳内病变不明显，则病变很可能侵及岩尖，影像学检查对于诊断和术前手术方案的制订非常有帮助。胆固醇性肉芽肿 CT 成像可见边界光滑，密度与脑实质相等，因其缺乏血管，增强扫描时不见强化。MRI 成像最有帮助，经常能明确诊断。病灶处 MRI 成像特点是 T1 和 T2 加权像均呈高信号，应用 Gd-DTPA 后无增强如果病变仅 T1 加权像高信号，则表示可能存在胆固醇结晶，蛋白成分和出血。MRI 可以区分与胆脂瘤共存的胆固醇性肉芽肿，因为胆脂瘤仅在 T2 加权像中呈高信号。

3. 治疗

胆固醇性肉芽肿的治疗是以其在颞骨内位置和患者听力状况为依据，临床上反复手术切除胆固醇性肉芽肿并不少见。因此，中耳腔或乳突内不复杂的胆固醇性肉芽肿提倡保守治疗。如果中耳系统通气未受到影响，可定期观察。如果胆固醇性肉芽肿发生于通气和引流较差的中耳环境，则需应用通气管治疗。岩尖区小的病灶无症状时可通过定期CT 和 MRI 检查进行随访，对于有症状的岩尖病变，外科手术路径包括经颅中窝，颞下窝，迷路下，外耳道迷路下路径，以及经蝶骨和乙状窦进路，手术目的是使中耳重新获得引流和通气。

（四）慢性中耳炎的治疗

1. 药物治疗

大多数感染性穿孔可以采取保守治疗，局部应用抗生素或常规外耳道冲洗。清洁的外耳道是确保适量药物渗透至中耳黏膜的前提。所用抗生素应能有效根除铜绿假单胞菌和金黄色葡萄球菌这两种慢性中耳炎常见的病原体。最近研究表明在欧洲和美国医院分离的假单胞菌属中约有 20％对环丙沙星耐药。Macfadyen 等在最近的回顾性研究中证明，治疗较轻的慢性化脓性中耳炎患者耳漏时，局部应用喹诺酮类抗生素优于全身应用。某些研究也证明，局部应用喹诺酮类药物要优于非喹诺酮类药物；Manolidis 在最近一项循证医学研究中发现，局部应用喹诺酮类药的效力至少与局部应用氨基糖苷类抗生素相同。

局部应用抗生素的优势是最大限度降低了细菌耐药的可能，因为感染局部抗生素的浓度超过病原体的最小抑制浓度，能达到迅速彻底清除细菌的要求。此外，局部应用抗生素绕过体循环，明显减少了全身不良反应。抗生素与糖皮质激素的混悬液局部联合应用也很常见，然而，这种方法从未正式与单独应用抗生素进行比较。一般认为糖皮质激素能减轻水肿，可提高抗生素的渗透力。局部抗生药如硼酸，醋酸铝，聚维酮碘也能取得较好疗效。抗菌药如硼酸盐和包括氯霉素、磺胺甲基异噁唑、两性霉素的抗生素都可以应用粉末形式局部喷粉，这种方法尤其适用于上皮有炎症和乳突腔潮湿而无存脓的情况。

对于反复或慢性的感染，应进行菌培养，采用特异性抗菌治疗。如果可能，培养物标本尽量从中耳取样以避免其他菌群污染，尤其是外耳道的铜绿假单胞菌。全身抗生素的应用可以根据菌培养及敏感性的结果进行。治疗顽固性耳漏另一个较好的选择是在患耳局部应用抗生素之前，使用 1/2 浓度的醋酸溶液（如蒸馏醋酸与水 1∶1 混合）冲洗。

在治疗决策过程中，圆窗膜的状态和潜在耳毒性药物的风险都要正确评估。圆窗膜是毒性物质进入内耳的主要路径，很可能是通过下鼓室蓄积的液体与圆窗膜接触所致。慢性中耳炎时，圆窗膜增厚，通透性降低，能防止毒性药物进入而起到保护作用。在活跃的炎症起始阶段却与之相反，此时圆窗膜的通透性增加。全身应用氨基糖苷类药物能产生耳毒性作用，这一点已经很清楚；是否局部应用该类药物也能导致相似的耳毒性作用仍不明确，仅有几例关于前庭和耳蜗毒性的报道。氨基糖苷类药物的耳毒性作用使其成为第二线药物，因此只有使用第一线药物喹诺酮类存在禁忌或过敏时才考虑使用。鉴于局部应用喹诺酮类药物的安全性考虑，12 岁以下的儿童不允许全身应用喹诺酮类药。已有关于年幼动物中引发关节毒性的报道。喹诺酮类药物和关节毒性的因果关系尚不确定，以往 31 项回顾性研究涉及接受过环丙沙星、氧氟沙星或萘啶酸的治疗的成人和儿童共 7000 人，均未发现喹诺酮伴随的关节病。其他局部应用后具有耳毒性的药物还包括丙二醇、氯霉素、多粘菌素 B、氯己定、乙醇和聚维酮碘。

2. 外科治疗

药物治疗无法控制慢性中耳炎时，应考虑外科手术。关于选择何种外科策略的考虑是多方面的。要牢记各种手术方案的优势与风险，对于特殊的患者要考虑全身状态。对于患有糖尿病的老年慢性中耳炎患者或免疫缺陷患者，应综合考虑风险后采用相应的手术方案。

对于唯一能听耳的慢性中耳炎患者，如患耳病变呈渐进性不可控制，可考虑对该耳进行手术，其目的是阻止疾病进展（如渐进性的胆脂瘤或不伴胆脂瘤的进行性损害）。当出现颅内并发症时，也应考虑手术。然而，纠正慢性中耳炎导致的传导性耳聋不是唯一能听耳的手术指征。

如果慢性中耳炎需行手术治疗，术式选择依赖于病变性质和范围对于不伴有胆脂瘤的慢性中耳炎患者，手术设计应能解决中耳，上鼓室，鼓窦和乳突气房通气问题并修复穿孔鼓膜。手术操作可能包括经面神经隐窝或不经面神经隐窝的乳突切开，目的是去除病变黏膜与肉芽组织，改善乳突通气。不伴有胆脂瘤的慢性中耳炎很少采用上鼓室切开。鼓室成形同时常一并行保守的乳突手术。

伴有胆脂瘤的慢性中耳炎手术时，其性质与范围必须加以考虑。局限于上鼓室区域的胆脂瘤，尤其是锤骨头和砧骨体内侧面的病变，可以通过上鼓室切开术进路，并施行缺损部位的重建。

如果胆脂瘤延伸至鼓窦和乳突，向内侧穿过听骨，最适合的方法是根治性乳突切开，面神经隐窝开放，以完整切除胆脂瘤。此方法能很好的暴露整个胆脂瘤及其所累及的上鼓室，鼓窦和乳突。

保留外耳道壁并重建听力的手术有望获得生理上相对正常的中耳，但这类手术的缺点是在闭合的术腔可能遗留角化上皮，不符合正常乳突的生理结构。术中是否保留外耳道壁，依赖于外科医生对于完全切除胆脂瘤基质的把握和患者安全性等因素。

当胆脂瘤广泛侵及鼓窦和乳突，完壁式手术是不安全的。此时应选择切除外耳道后壁的乳突鼓室成形术。与完壁式手术相比，外耳道后壁切除后，便于术后检查和治疗复发的胆脂瘤。切除外耳道壁的手术指征包括，胆脂瘤破坏外耳道后壁，硬化型小乳突，复发胆脂瘤和"胆固醇沉积变性"（乳突内广泛角化上皮斑块，斑块含胆脂瘤基质，自然清除是不可能的）。

3. 鼓室成形术

鼓室成形术用于修复鼓膜穿孔和重建听骨链，通常在慢性炎症控制后进行，或与乳突内清除病变黏膜同时进行。鼓膜修复和听骨链重建的方法与外伤或手术所致鼓膜损伤修复方法基本相同。

4. 完全乳突切开术

适用于存在或可疑乳突胆脂瘤的患者，或不伴胆脂瘤的慢性中耳炎存在阻塞时（即上鼓室、鼓窦入口），持续炎症，胆固醇肉芽肿与炎性肉芽组织。乳突皮质切开后，可使鼓窦和砧骨良好显露。

5. 上鼓室切开术

局限于上鼓室的胆脂瘤切除可用上鼓室切开缺损重建或保留外耳道壁的乳突切开。如选择上鼓室切开术，则必须暴露整个胆脂瘤囊壁，谨慎予以切除，遗留的缺损须用耳屏或耳郭软骨重建。

6. 完壁式乳突切开术

完壁式乳突切开的优点是能保留外耳道后壁正常结构，无须盾板的切除和重建，这类手术常用于后天原发性胆脂瘤侵及上鼓室和鼓窦的病例。完全切开乳突皮质，进入乳突腔。术中应注意胆脂瘤基质，切除病变要沿基质外侧进行。这样，胆脂瘤能被完整切除而不残留基质。此法能最大程度避免角化上皮残留，减少复发可能。如胆脂瘤病变极为广泛，基质层稀疏，则将基质层从骨组织表面切除较困难。遇此情况通常选择 6 ～ 12个月后施行"二次探查手术"。很难完全切除胆脂瘤基质时，可选择切除外耳道壁的术式。

进行完壁式手术时，无须切除所有气房和黏膜（轮廓化），也不需要磨平乳突腔的边缘（碟形手术）。因完壁式手术不同于切除外耳道壁的术式，前者保留乳突腔正常黏膜和小梁解剖结构，有利于乳突愈合和气腔再形成。切除外耳道壁的手术去除所有气房，使乳突腔碟形化，尽量消除乳突腔内的任何间隔。

7. 切除外耳道壁的乳突切除术

清除所有气房在切除外耳道壁的乳突手术中非常关键，因为残留气房黏膜可能再次致病。此外，这些黏膜可能具有分泌性，使乳突腔长期潮湿难于处置。面神经管周围的骨质（即面神经嵴）也应切除，以降低炎性病变潜伏于面神经周围的概率。

乙状窦区域的乳突皮质应磨薄，以彻底去除局部的乳突气房。在多数切除外耳道壁的乳突手术中，乳突尖气房应完全清除，连同乳突尖一并切除，目的是避免在乳突腔深部残留病变。

应用骨粉填充方法可进一步缩小乳突腔。骨粉可用来填塞乳突腔深部，尤其是迷路后部，骨粉须以软组织覆盖。外科医师可以选择使用 Palva 瓣，旋转覆盖骨面，为乳突腔提供一个光滑的内衬。耳道成形常用于切除外耳道壁的乳突成形术，也适用于完壁式手术。

切除外耳道壁的乳突成形的基本目的是能够形成足够大的耳道，便于检查复发病变，并使外耳道和乳突腔之间通气良好。最终形成的乳突腔应尽量较小，有上皮覆盖。切除外耳道壁的乳突成形常与中耳重建和鼓室成形同步完成。另一个耳道重建方法是术中将外耳道壁整体切除，需重建时再置回原处。

第二节　鼻功能检查

鼻腔的骨性框架由骨性的外侧壁和鼻甲骨、软骨性的鼻中隔构成。鼻腔的另一类构成部分是富含血管的黏膜，这一部分是空气与呼吸道首次接触的部位。鼻黏膜除构成呼吸气道外，还对吸入空气具有加温、加湿、清洁、过滤、嗅觉及发音共鸣的功能。因此，鼻腔通气功能对个体的状态和生活质量有明显的影响。

鼻功能的改变除了受环境温度、湿度、状况的影响外，还受许多病理状态的影响，如结构异常、黏膜高反应性、息肉或新生物、内分泌或代谢疾病、药物不良反应、全身性炎症或肉芽肿等。临床医生对患者鼻腔通气功能诊断的传统方法是根据病史和体格检查做出的主观判断，而现在临床医生可以借助各种主观或客观的检测手段对其进行诊断。这些检测手段可用于患者自身对照、患者之间及医院之间测量结果的比较，为标准化治疗模式的建立提供依据，对拟订药物或手术治疗方案、监测治疗效果起到了重要作用。同样，在涉及类似美容的中隔鼻成形术的法医学案件中，这类客观检测手段也极具说服力。

本章简要介绍鼻功能及其检测手段。

一、鼻腔是空气通向下呼吸道的通道

鼻气道在维持机体正常体内平衡中扮演着重要角色，在经鼻腔的正常通气过程中，大约一半的气道阻力产生于鼻气道。因此，鼻阻力的微小的改变也会影响总气道阻力和呼吸道功能。

鼻腔内衬富含血管的黏膜，包括小动脉、动静脉吻合支及静脉窦。在鼻中隔无解剖异常时，鼻阻塞是因黏膜下静脉窦（亦被称为静脉海绵体）充血引起。静脉海绵体主要分布在下鼻甲和中鼻甲。这些血管的容量变化受自主神经系统控制，同时也受体液因素的影响，体液因素或直接作用于脉管系统，或间接通过刺激感觉－神经系统发挥作用。

（一）鼻周期

鼻周期是鼻黏膜下静脉窦充血与减充血导致的鼻气道开放呈周期性改变的一种生理现象。至于鼻气流如何变化导致鼻周期，目前尚无一致意见。理想的鼻周期是，左、右鼻腔有相同的周期、交替出现，并具有类似的气流、阻力、幅值和容积的变化。然而，鼻容积在不同的个体变化较大，一些个体表现为单侧气流自发性反相变化，而另一些则表现为不规则性变化。这种变化范围从21％～80％不等。变应性鼻炎患者鼻腔开放幅值波动增加；正常人和变应性鼻炎发作间歇期患者自发性鼻开放波动仅有10分钟。通常鼻周期可持续 4 ～ 6 小时。

（二）鼻阻塞原因

鼻阻塞原因分不可逆（结构）性因素和可逆（黏膜）性阻塞。结构性因素包括鼻中隔或鼻阈的骨 / 软骨变形和慢性（骨性）鼻甲肥大。黏膜性阻塞（通常是可逆的）的常见原因包括变态反应、感染、非变应性鼻炎、药物性鼻炎、激素和药物。

（三）鼻阻塞的主观评价

鼻阻塞是一种主观不适的主诉。患者对阻塞的感觉受体温、姿势、情绪或者医生无法经前鼻镜检查了解到的鼻腔其他部位的阻塞所致。

鼻阻塞的主观评价可以通过普通的 10 分评分法或 100mm 视觉模拟标尺 (VAS) 或症状严重程度 4 级评分法量化。在有感冒症状的患者中，77% 的患者可通过 100mm VAS 区分出鼻气道高气流和低气流状态。然而，当单侧气流的变化小于 $100cm3/s$ 时，能够做出正确判断者则降至 50%。

医生通过前鼻镜检查对鼻阻塞的评估是对鼻气道功能评价的另一种主观评价方法。不同医生对鼻气道阻塞严重程度的判断有各自不同的标准。采用评估鼻中隔偏曲程度的 3 分评分法 (Boyce/Eccles3 分评分法) 对鼻阻塞严重程度进行评估，其结果与客观鼻呼吸量测定法结果有相关性 (r ＝ 0.87)。但该方法对鼻阻塞检测特异性低，且无法评价复杂因素所致阻塞的原因或阻塞部位。

（四）鼻阻塞的客观测量

对鼻气流测量的方法应具备方便、可靠、可重复等特性。鼻阻塞的测量应当明确阻塞的部位，并可评定干预处理的效果，如手术对鼻气流、鼻腔容量及鼻生理功能的影响。

19 世纪后期，研究者致力于可准确测量鼻阻力和鼻腔通畅状况仪器的研发。最初，将一镜子平置于前鼻孔下测量鼻气流。其后，研发了鼻阻力测量仪，此仪器可以同时测量鼻阻力和鼻气流量。新近，开发出了鼻声反射测量仪。其他客观测量鼻气流量的技术包括鼻呼吸气流峰值 (NIPF) 法，鼻容积测量法，放射照相技术，视频内镜测量法。

（五）鼻声反射测量法

1989 年 Hilberg 等首次对鼻声反射测量法进行描述。这项技术通过声波反射测量鼻腔容积及鼻腔横截面积。它通过将反射的声波转化成一个面积－距离曲线图，提供了鼻气道的"地形图"。

鼻声反射测量的正确性已经通过将其测量结果与鼻内镜检查、影像学检查如计算机断层扫描 (CT) 或者核磁共振 (MRI) 的结果进行比较得到验证。

1. 原理

鼻声反射测量的原理是分析进入鼻腔的声波反射的变化。鼻气道的大小和形状的变化引起反射声波的扭曲变形，通过反射声波变化出现的时间可测算出引起声波反射改变部位在鼻腔的位置（距离）、反射声波扭曲变形的幅度反映了引起变化部位鼻腔的横截面积。

2. 设备

发声设备是通过一根塑料管发出声波进入鼻腔。此管的末端外接一个鼻探头，测量时鼻探头与前鼻孔缘相接触。鼻探头末端外形与前鼻孔缘类似，并且有不同的型号。声波经塑料管——鼻探头进入鼻腔。通过模拟——数字转换器将这些声波信号转换成数字信号输入计算机。计算机通过数学运算将所收集的数据绘制成面积——距离图。这些图形可在显示器上阅读或打印出来，即为鼻气道的"地形图"。

3. 操作

与其他客观测量方法相比，鼻声反射测量的一个主要优势在于其操作简单、所需患者配合的程度小。检测需在安静的环境中进行。检测前设备需校准，患者需放松数分钟。检测时患者可取舒适坐位，凝视前方以稳定头位；检查者站在患者前方或坐在患者一侧。曾有研究应用头架固定患者的头位，但检测结果无明显优势。检查时发声管放置于与鼻梁同一轴线上。鼻探头与检查侧的前鼻孔相接。发声管在 10 秒内反复发出声波，至计算机屏幕上出现满意的曲线为止。鼻探头必须保持与前鼻孔无间隙接触，但又不使外鼻变形。鼻探头与前鼻孔间的缝隙可暂用凝胶密闭。另一鼻腔用同样的方法测试。然后用减充血剂收缩鼻腔黏膜，每侧鼻腔 2 喷，每喷 50μg。10 分钟后重复测试两侧鼻腔通过局部用减充血剂，可消除或尽可能减少可逆性因素的影响。重复测试后获知的是结构性或不可逆性因素导致鼻阻塞。根据鼻黏膜的收缩情况可以判断是正常黏膜还是病变黏膜。

4. 解读

鼻声反射测量可以客观判断鼻阻塞的原因来自于结构因素、黏膜因素或两者兼有，并可通过正常值了解阻塞的严重程度黏膜肿胀的程度可以根据减充血前后 CSA1、CSA2 和 CSA3 值及鼻腔容积来判断。充血因素 (CF) 可通过下面的公式计算：

$$CF = [CSA2(减充血后) - CSA2(减充血前)]/CSA2(减充血前)$$

在减充血后变化最大的是 CSA2，因此在了解充血因素时用 CSA2 值。CF 被分为正常、轻度、中度、重度或显著。正常值来自于以往研究数据。通过对比可以了解阻塞的严重程度。减充血前后 CSA2 的变化值超过 2 个标准差提示存在异常。

5. 局限性

不同检测者或同一检测者在不同时期进行检测，其结果可能存在小的差异。外界噪声、环境温度和湿度变化、发声管的位置的改变、前鼻孔与鼻探头之间有缝隙致声波外漏、吞咽和呼吸导致的压力变化是影响鼻声反射的可重复性和准确性的主要因素。上述因素所导致的测量结果误差通常小于 10%，并且可以通过让受检者适应检查室环境（通常约10 分钟）、校正波形、在安静的环境中进行检测等方法减少此类误差。

个体体表面积可能会影响鼻腔最小横截面积。性别、身高、体重和种族可能影响横截面积，但这些影响的程度较小。目前的标准化鼻声反射仪可用于不同性别、所有种族和不同年龄的人群尽管身高和体重会影响读数，但不会持续影响。因此，很多标准读数范围省略了这些影响因素：鼻声反射测量与其他客观测量具有较好的一致性，但与患者对鼻阻塞的主观判断仍有一定差距

6. 临床应用

近十余年鼻声反射测量在临床应用逐渐增多；相关研究涉及对正常鼻气道和病变鼻腔的评价。鼻声反射测量提供的鼻腔二维地形图，有助于判断鼻中隔偏曲的特征和位置同样亦可以用于了解鼻瓣区狭窄部位以及鼻甲肥大部位。鼻声反射测量还可以用于一些手术前后的比较，如中隔成形术、鼻甲减容术、面部美容术（鼻瓣缩减术、鼻成形术、截骨术）、唇裂修复术、腭裂修复术和鼻部手术、后鼻孔闭锁和颌面扩张术，阻塞性睡眠呼吸暂停综合征患儿的扁桃体切除术。鼻窦手术后由于窦口扩大、窦腔开放或者有鼻中隔穿孔时，鼻声反射测量结果会表现为不同的形式和曲线，应结合鼻内镜检查仔细分析。

鼻声反射的另一应用是辅助睡眠呼吸暂停的诊断和治疗。鼻声反射可以预测睡眠呼吸暂停患者经鼻持续气道正压辅助通气 (CPAP) 治疗的耐受程度。研究认为下鼻甲前端横截面积小于 $0.6cm^2$ 的患者无法耐受 CPAP 的治疗。

（六）鼻测压法

鼻测压法是用于测量鼻腔气流量以及此气流量时鼻腔的压力。鼻测压法是对鼻腔通气状态客观、敏感、有效的评估方法。

用客观鼻测压对鼻腔阻力的测量结果与患者对鼻阻塞的主观评价没有良好的一致性。这可能是因为鼻瓣区是决定鼻阻力大小的关键部位，但患者鼻阻塞的主观感觉与鼻瓣区以外鼻气道黏膜充血状态或一些其他因素如躯体化症状有关。

1. 原理

要更好的理解鼻阻力检查的原理，首先必须具备鼻腔通气机制的基础知识。在精密的人鼻解剖模型上进行气流动力学试验显示通过鼻腔的气流分为层流或湍流。

层流是没有气流混合的最简单气流形式。只有当气流非常慢时才只有单纯层流。随气流速度的增加，出现湍流。湍流的特征是气流混合，这种混合是气流与黏膜进行交换的前提。在鼻腔气流量为 $250 \sim 500cm^3$ 时以湍流为主，应用减充血剂后湍流增加。

鼻阻力是经鼻压力和鼻气流之间的比值。在层流中，鼻阻力是持续不变的，压力与气流为线性相关。然而，在湍流中，压力与气流则为非线性相关。鼻测压法测量参数为经鼻压力与鼻气流，并由此得到鼻阻力值和压力 - 气流曲线。

2. 设备

有不同的技术用于测量鼻气流和压力。这些技术可以通过任意的结合方式得到鼻阻力值。

气流通过气流速度计和压力传感器测得。气流速度计为一电阻器，可感应通过它的层流，通过气流速度计气流与压力下降呈线性关系。压力传感器将不同的压力转换成相

对应的电流，通过测量电流量了解压力。

气流速度计可与一个放入鼻前庭的喷嘴连接。不利之处在于会使连接处的鼻翼变形。气流速度计也可与面罩连接。然而，这样会有使导致面部组织移位之虞。

气流速度计还可与一个头在外的躯体体积描记仪连接。这样可避免因面部软组织移位等因素给测量造成的影响缺点是这种仪器庞大且需要患者较好的配合。

可以通过 3 种不同的方法测量经鼻压力。

前鼻测压方法是将一根导管放于一侧鼻前庭，测量时该侧鼻腔被封闭，患者经另一侧鼻腔呼吸。经口后鼻测压是将一根管的一端经闭合的双唇放置于舌和软腭之间的口咽部。该方法得到的结果可以有很大的变异，因为结果很容易受软腭位置的影响。行经鼻后鼻测压时，将润滑后的小儿鼻饲管经较通畅的鼻腔底部置入鼻咽部。

压力和气流信号被传入计算机，数据可以进行分析、转换、保存和打印。

3. 方法

在主动鼻测压检查中，患者经一侧鼻腔自主呼吸，经鼻（从前鼻孔到后鼻孔）压力的变化由对侧鼻腔测得。这是最常用的鼻测压法。在被动鼻测压法中，压力是在$250cm^3/s$的气流下分别经两侧鼻腔测得的。该方法较快速，但准确性较主动鼻测压法差。

新仪器需要厂商进行校准，同样也需要检查员在进行检查前进行校准。在检查前后需要应用预设的标准阻力。鼻阻力检查时患者需先适应环境 20 分钟并采取坐位。在检查过程中，患者平静地自主呼吸。注意面罩不能漏气，也不要致外鼻变形。连接于前鼻孔的压力管不要影响前鼻孔的外形，检查中也不要影响前鼻孔的移动度。进行检查时，每次呼吸的数据都会显示在显示器上，且形成一个实时"S"形的压力－气流曲线。当连续呼吸得到重复性比较好的曲线后，系统将自动收集连续 2 次的数据。如曲线不规则，必须再次测试。

由现代化的鼻测压仪得到的标准压力－气流曲线，气流以轴表示，压力以"x"轴表示。用四个象限进行"镜像"显示是主动前鼻测压法的标准图形。图中气流轴的右侧曲线代表吸气时气流的改变，左侧曲线代表呼气时气流的改变。压力轴的上方表示右侧鼻腔压力，下方表示左侧鼻腔压力。鼻阻力越大（经鼻压力与气流的比值），曲线越靠近压力轴。也就是说，鼻阻塞越严重，曲线越靠近 x 轴。

目前标准方法称为四相鼻测压法。可以分别研究吸气和呼气时曲线的上升和下降部分。

4. 解读

鼻阻塞与否可通过总鼻阻力或单侧鼻阻力进行判断。鼻阻力是指在特定的气流和压力下的阻力。根据国际标准，阻力是指在压力恒定在 150Pa，或者根据 Brom 模式，在 2个半径范围内。在病理状况下，无论何种原因，如果压力达不到 150Pa，可选择低一些的压力如 75Pa 或者 100Pa，但在结果解释中必须指明此结果是在何种压力下测得的。在四相鼻测压法中，阻力被限定在第 1 相（上升抑制阶段）和第 4 相（下降呼气阶段）时，在

150Pa 压力下得到的最高气流测量出来的。

在无鼻病体征的个体中，总鼻阻力平均约为 0.23Pa/cm³/s，范围 0.15 ～ 0.39Pa/(cm³·s)。健康个体总鼻阻力上限不超过 0.3Pa/(cm³·s)。当检查时间超过小时，由于鼻周期的因素，健康志愿者的单侧鼻阻力的波动可高达 4 倍。因此，无法提供单侧鼻阻力值。

5. 局限性

影响鼻阻力的因素包括体位的改变、运动以及空气的温度。也有可能是由于面罩漏气。鼻腔有分泌物亦有可能会增加鼻阻力，因此，建议行鼻阻力检查前受检者轻轻将鼻涕擤净。

鼻测压检查可能需要至少 20 ～ 30 分钟。前鼻测压易于操作。但每次只能测一侧的鼻腔，如果有鼻中隔穿孔则无法测量。经口后鼻测压可以克服这个问题，但其缺点是检查者需要经过专门培训，检查结果易受软腭运动的影响，同时所用设备庞大。经鼻后鼻测压同样也需要对检查者进行培训。另外，操作中导管对鼻黏膜的刺激也是干扰结果的因素之一。

6. 临床应用

鼻测压法在临床的应用有一定的局限性，但它是一个很好的研究手段。因为它易于操作，如果是行前鼻测压法，也无须要花费较多的时间。

鼻测压法可用于测量变应性鼻炎或非变应性鼻炎患者使用减充血剂前后鼻阻力变化。如果使用减充血剂后鼻阻力减少少于 35%，应考虑是结构因素导致的鼻阻塞。

鼻测压法常用于鼻激发试验。研究证实鼻测压法可用于评估药物疗效，如鼻用激素或抗组胺药。鼻测压法还可用于鼻阻力和睡眠呼吸暂停相关性研究、鼻扩张器对改善鼻阻力的效果以及鼻瓣区或鼻中隔偏曲外科手术疗效的评价。

（七）鼻峰值气流量测定法

正如呼气峰值流量测定用于哮喘控制的评估一样，鼻峰值气流量测定已用于上气道功能的评估。鼻峰值气流量测定具有简单、经济、可靠并且可客观评估气流障碍的特点。

已有研究证实了该方法用于评估鼻功能的有效性。该方法灵敏度高，与患者的症状以及其他鼻阻塞客观检测手段间有不同程度的相关性且鼻吸气峰值气流量较鼻呼气峰值气流量相关程度高。

1. 设备和技术

鼻峰值气流量可以测量吸气期或呼气期气流量。鼻呼气峰值气流量 (NPEF) 可以用 mini-Wright 峰值气流量仪测量，该设备用密封的面罩代替接口管。该设备为便携式，可反复测试。测量时，患者需要保持设备水平以使面罩与外鼻周围呈密封状态；患者在闭嘴状态下尽最大程度地吸气然后再最大程度地经鼻呼气。从刻度上读出的最大气流速度单位采用升／分。至少需获得 3 次读数，以最大值为最终读数。

鼻吸气峰值气流量 (NPIF) 用与面罩相连的 Yonulten 鼻吸气峰值流量仪测量。测量中，通过将红色指针调回至初始位置对设备重置，让患者彻底地呼气。设备保持水平。面罩要与外鼻密封。有不同型号的面罩适应不同大小的脸型。患者先闭嘴，然后经鼻最大程度地吸气。吸气要快，持续约 1 秒。根据刻度红色指针位置记录鼻吸气期气流量。至少需获得 3 次读数，取最大值。

2. 解读

NPIF 和 NPEF 测量的鼻气流尚无标准值。在一项对健康者的研究提示，无鼻阻塞症状者的鼻吸气峰值气流量大于 2.5L/s。NPIF 和 NPEF 可用于同一个体的相关测量。

3. 局限性

NPIF 的最大缺点是用力吸气时可能会出现鼻翼塌陷。NPEF 的缺点是在呼气时可能有分泌物喷到面罩上。由于两种方法都需要受检者用力呼与吸，这就要求患者具有正常的下气道功能。在鼻腔部分阻塞的患者中行 NPIF 检查时，行最大呼气时咽鼓管开放，患者会有不适感并因此导致呼气量下降。

此外，行 NPIF 检查，无法像鼻声反射测量一样可获取有关鼻腔结构或鼻腔阻塞部位的信息。NPIF 的灵敏性较其他客观鼻功能检查方法差。低剂量组胺诱发试验后气道阻力的微小改变，可在鼻测压法中得到体现，而 NPIF 则无法察觉。当气流速度非常低（＜ 30L/min) 时，无法行 NPIF 检查，只能改用其他检查方法。反复进行 NPIF 检查还会引起鼻腔舒缩组织中的血液成分改变，最终导致气道阻力的改变。

4. 临床应用

NPIF 的重复性比 NPEF 的好，NPIF 是最合理和最有效的峰值气流量检查方法，如果患儿能很好地配合，NPIF 还可以用于儿童。NPIF 与年龄、身高及体重呈线性相关。

在过敏源或组胺激发试验导致鼻腔容积发生改变的研究中，NPIF 与鼻测压法有很好的相关性。NPIF 目前用于季节性变应性鼻炎的药效评估、职业性鼻炎的评定、鼻中隔或鼻翼手术效果的客观评价、鼻部激发试验结果的评估。

（八）鼻腔容积测定法

鼻腔容积测定是评价下鼻甲黏膜厚度变化的非侵袭性方法。该方法相对较新，仅在少数研究中心应用。

鼻腔容积测定被用于评价健康者进行组胺激发试验时，主观鼻阻塞感觉与客观检查的相关性研究。在激发试验中，本方法与受检者对鼻阻塞症状的主观评分有很好的相关性，但在正常鼻周期或血管运动性鼻炎患者中，此方法与鼻声反射测量、鼻测压法之间无显著相关。

1. 设备与技术

设备包括一个置于测微仪工作台上的外科显微镜。患者取坐位，用一个塑料牙托固定于检测仪上。显微镜有个小的焦点汇聚范围，下鼻甲内侧面黏膜表面的位置改变可以通过毫米刻度记录。0.18mm 的改变都可以被记录到。

2. 局限性

由于需要将受检者与测量仪准确吻合，调整位置需要花一定的时间，所以鼻腔容积测定实际上是一个费时的检查。另外，由于检查结果是建立在检查者主观视觉观察的基础上，因此有一定的局限性。

3. 应用

鼻腔体积测定结果主要用于评价鼻用减充血剂、鼻用激素的疗效以及鼻高反应性。该技术目前主要还是一种实验手段。

（九）视频内镜系统

视频内镜成像仪已广泛用于耳鼻咽喉科的临床工作。硬镜或软镜系统都可以与模拟或数字信号的彩色摄像机连接。操学者只需将内镜对准所需了解的部位就可以将其记录或打印。并可对数据进行分析。色彩和视野根据检查者所用灯光、位置及摄像头的不同而有别。

视频内镜检查结果可以与其他评价鼻腔通畅度的客观检查结果进行比较。其图像的数字信号图像分析可以用于鼻瓣区手术前后的比较。

二、鼻的滤过功能

鼻腔的假复层柱状呼吸上皮时常暴露于病原菌和毒素。依赖纤毛的特性及动力学，黏液纤毛的清除功能是鼻腔防御外界有害因素的关键。有多种细胞参与这一功能，纤毛的摆动频率、有效性以及其与周围黏液的协调性均与清除功能相关。

鼻黏液毯有 2 层。外层（凝胶层）相对黏稠，在纤毛表面移动。纤毛周围是由浆液性的溶胶层包绕。纤毛运动是协调的，但摆动频率在生理状态和实验状态下是不同的。在男性，纤毛摆动频率通常为 15 ~ 20Hz，相当于 1000 次 / 分钟。纤毛的协调摆动可以使得黏液毯的平均移动速度达到 5mm/min(0.5 ~ 23.6mm/min)。

（一）黏液纤毛清除功能测定

鼻黏液纤毛清除功能测定 (NMCC) 可以综合评估纤毛的功能。NMCC 可以用可追踪的可溶性微粒如糖精、不可溶性微粒如活性炭，或者用放射性同位素来测定。

1. 技术

糖精测试是应用最广泛的体内 NMCC 测试方法。测试前先让患者擤净鼻涕。把糖精微粒放置于下鼻甲内侧面，放置的位置需至少离下鼻甲前端 7mm，因为该位置之前的黏膜纤毛摆动方向朝向鼻前庭方向记录从放置糖精到患者第一次感觉到甜味的时间，表示清除时间。同法可以用于其他微粒如活性炭，观察活性炭到达鼻咽部的时间，必要时还可用视频内镜留取资料。

另一种 NMCC 是用放射性同位素方法。将不溶性的放射性同位素如锝 99(Tc99) 置于下鼻甲的前段并追踪，用 γ 照相机记录其到达鼻咽部的过程。该方法可提供准确的黏膜纤毛输送速度，精确到毫米 / 分钟。健康人的 NMCC 约 13(±3) 分钟（活性炭法），17(±5) 分钟（糖精法）。在健康儿童中，则为 11(±3) 分钟（糖精法），5(±6) 分钟（活性炭法）。

2. 局限性

体外纤毛功能研究受诸多因素的影响，如湿度、温度和 pH。然而，在体内这些因素的混杂作用则并不很明显。

NMCC 的主要限制性是个体之间、个体内所获得的测试值变异很大，可能与正常的生理因素或不同的测试方法有关。有研究认为一侧鼻腔的纤毛清除速率可能与另一侧鼻腔完全不同，这可能与鼻周期有关。

3. 临床应用

NMCC 的研究始于 19 世纪 80 年代。首次描述放射性同位素技术是在 1964 年，其后有研究比较生理状态和病理状态下鼻黏膜的 NMCC。

环境污染对 NMCC 的影响也有研究。有数据表明臭氧对 NMCC 无影响，但其他污染物如吸烟和氧化硫则会影响 NMCC。变应性鼻炎和鼻窦炎患者的 NMCC 有改变，应用鼻用激素后 NMCC 也会发生变化。

三、鼻对个体身心状态的作用

鼻炎影响患者的生理、身体和社交能力，从而降低患者的生活质量。要全面评价鼻炎患者的健康状况，除临床检查外，还需要进行与健康相关的疾病专用生活质量评估。

健康相关生活质量 (HRQOL) 的定义是指疾病对患者功能的影响以及患者对这些影响的感知。健康相关生活质量可以直接用普适性量表和疾病专用量表进行评估 HRQOL 问卷应具有好的心理测试特性，包括有效性、可靠性和对变化的灵敏性。

普适性量表用于评价疾病给患者造成的负担，亦可用于评价不同健康状态下功能的损害。例如，变应性鼻炎患者的生活质量与哮喘或其他疾病患者的生活质量的比较普适性量表的缺点是在评价疾病自然发生过程中或经治疗后出现的微小但却是重要生活质量改变时深度不够。最常用于评价变应性鼻炎患者生活质量的普适性量表是健康调查问卷 36 条 (SF-36)。该问卷分多个条目记分，共有 9 个健康概念，分属于心理和生理 2 个基本领域，SF-36 可以用于许多疾病的生活质量的评估包括变应性鼻炎、急性鼻窦炎和鼻息肉。

疾病专用量表是基于普适性量表缺乏深度而建立的。疾病专用量表评估范围涉及疾病症状对患者的干扰以及对患者情绪和日常生活的影响。尽管有多个针对鼻炎和鼻窦炎的 HRQOL 问卷，但很少涉及心理测试。具有心理测试特性的疾病专用量表有：鼻炎生活质量调查问卷 (RQLQ)，鼻 - 鼻窦结局测试 (SNOT-20) 和鼻 - 鼻窦炎失能指数 (RSDI)。RQLQ 和 SNOT-20 最常用。

RQLQ 由 Juniper 和 Guyatt 研制，是最常用的评估 HRQOL 的疾病专用量表之一。已经证实它具有很强的评价生活质量的特性，目前已被译成 28 种语言，广泛用于临床科研和临床实践。它有 28 个条目，涉及 7 个领域 (活动的限制、睡眠的损害、非鼻 / 眼部的症状、实际问题、鼻部症状、眼部症状以及情感问题)。评价等级从 0(完全没有影响) 到 6(极度影响)，总体生活质量由 28 条的均值算出。为了增加其有效性，RQLQ 已发展了多个版本。

包括：非限制具体活动的 RQLQ、袖珍版 RQLQJL 童和青少年版 RQLQ、夜间变应性鼻结膜炎症状用 RQLQ。

SNOT-20 由 Piccirillo 及其团队研制，适用于鼻 - 鼻窦炎患者生活质量的评估，是鼻 - 鼻窦炎结局测试 31 条的修正版，包括有关鼻腔、鼻窦和全身情况的 20 个条目。该问卷要求患者用 5 分制评价其受影响的各方面，并选出最受影响的 5 个条目。

RSDI 是另一种评价 HRQOL 的问卷。用于评价变应性疾病和慢性鼻阻塞患者的生活质量。问卷共有 30 个条目，由 3 个领域组成，分别为身体、功能和情感。每个条目采用 Likert5 分制，从 0(从不) 到 4(总是)。

所有 HKQOL 问卷均有局限性，仍需继续改进。未来的发展将主要集中在简化问卷及根据不同的目的采用不同的衡量方法。

四、鼻作为共鸣的源头

共鸣是指声音经咽腔、口腔和鼻腔共振后得到的音质。声音在这些腔内振动的平衡决定着语音和噪音的正常与否。语音共鸣受鼻状态的影响。鼻音重是由于口腔发音过程中腭咽闭合不良而鼻共鸣过度所致。鼻音不足是由于鼻腔或鼻咽阻塞，发音中鼻音产生过少或消失所至。

鼻音测量法是临床诊断共鸣紊乱的一种方法。可用于不同的语言。行鼻音测量时，患者头戴耳机，在口腔和鼻腔之间放置隔板。讲话时产生的声能由 2 个麦克风收集，麦克风分别位于隔板上下。每个麦克风收集到的信号经特制的电子装置过滤和数字转化，并计算出经麦克风得到的声音数据的比值。此比值被称为"鼻音值"，以百分数表示，百分数高表示鼻音共鸣过重，百分数低表示鼻音共鸣不足。

鼻音共鸣测量常用于患者言语评估。较多的研究认为由鼻音测量法得到的鼻音值与听力学检测得到的鼻音过重或鼻音过轻间有可接受程度的一致性。

尽管鼻音测量法最初是用于评价言语的鼻音，它也用于鼻阻塞的客观评价。用鼻测压法无法区别鼻气道的鼻阻力是来自于鼻腔前部或后部。而鼻音测量法通过了解言语共振判断出阻塞是否来自于鼻气道后部，由此了解患者是否需要行腺样体切除术。研究发现主动前鼻测压法的测量结果总鼻阻力和鼻音测量法的结果之间显著相关 197 鼻充血和鼻用减充血剂可以影响鼻音共鸣值。分别于鼻腔减充血前和减充血后行鼻音测量，可对鼻阻塞进行定位诊断。因此，鼻音测量法是一种有用的临床工具。

五、鼻作为空气调节器

鼻吸气对维持肺部内环境非常重要。鼻腔对空气的调节能力可以保护下气道免于受周围环境温度从 -42℃ 到 48℃，相对湿度 0% 到 100% 变化的影响。在适度的环境中，健康个体每日经鼻约消耗 350 千卡热量和 400ml 水用于调节吸入的空气。在活体检测中发现鼻腔对吸入空气温度和湿度的调节主要在鼻瓣区至中鼻甲之间。

鼻腔对空气调节功能的评估目前还只是实验研究。常用的技术是将带有温度和湿度感应器的探头置于鼻咽部，连续检测气流的温度和湿度。鼻部的空气调节能力是通过计算气流进鼻腔时和出鼻咽时的温度和相对湿度得出。已在健康人和鼻炎患者以及外科手术患者中进行鼻部空气调节能力的测定。研究发现自发或诱发的变应性状态会增加鼻腔对吸入空气的调节能力。鼻中隔手术可以改善鼻腔对空气的调节能力在数字模拟鼻气流和温度的人鼻模型上可显示鼻中隔穿孔或鼻甲切除对鼻腔的空气调节能力有干扰。

六、鼻作为嗅觉器官

嗅觉是一种非常重要的安全功能，可以让人及时发现烟漏、煤气漏以及多种毒气漏；同时也是一种享受功能，可让人感受到各种食物、饮料的美味、各种香气和香料的气味。嗅觉障碍患者能力明显下降、生活质量低下。准确评价嗅觉障碍对其治疗至关重要。

七、结论

鼻功能的客观测量有助于鼻气道疾病的循证医学治疗和研究。评价上气道的所有手段，包括客观气道测量和有效的问卷调查，都有各自的优缺点，意味着它们在上气道疾病的评估与最终治疗中起着不同的作用。

第三节　喉部其他先天性疾病

一、先天性喉蹼

（一）概述

先天性喉蹼，又称喉膈，是指喉腔之间存在一先天性膜样物；先天性喉蹼为胚胎喉23期（8周）发育时喉前部未能打开所致。喉蹼可以在喉的任何平面跨过喉腔，最常见为声门喉蹼，其次为声门下、声门上喉蹼。喉蹼长度和厚度各不相同，声门型喉蹼较薄，为一透明"U"形膜覆盖于真声带前 2/3 表面，外侧端附着于声带突，中间成拱形。这种变化包括声带表面一层很薄的膜与声带前面一半的融合，甲状软骨畸形通常伴有声门下喉蹼。

（二）病因及发生机制

其发生原因与喉腔的发育不良有关。喉蹼可发生于声门处，连接在两侧声带之间；也可发生在声门上部，连接两侧室带，或发生在声门下部。但绝大多数发生在声带的前连和。喉蹼的大小因人而异，有的甚小，只在前连和处；有的较大成一隔膜，将喉腔大部分封闭，只在喉腔后部留有一孔，将声门前 1/3 ～ 2/3 封闭。喉蹼为一层结缔组织，其中有少数毛细血管，上面为鳞状上皮，下面为黏膜和黏膜下组织，厚薄不一。

（三）临床表现

先天性喉蹼的主要症状是声音嘶哑或呼吸困难，但症状的出现随喉蹼的大小和位置而异。喉蹼较大或成膜时，可引起新生儿窒息，如不及时治疗，可致死亡。喉蹼中等大尚未引起呼吸困难，但可出现声音嘶哑。喉蹼较小者，一般无明显症状，或有声音弱。

声门前连和处的微小喉蹼一般不会引起明显的嗓音嘶哑，患者通常是在进行喉镜检查，或出现继发性声带病变，出现声音嘶哑时被发现。喉镜检查见声门前连和处靠声门下可见一膜状物连接在两侧声带之间。由于喉蹼干扰了声带的振动功能，患者将不自觉地出现过强用力发声行为，最终导致声带出现各种功能不良性病变，如声带肥厚，声带小结等。

（四）诊断

(1) 根据喉蹼处于不同的部位和累及的范围不同而症状不同，由于最常发生于声带，因此呼吸费力、声嘶最常见。此外，可有哮喘、小儿哭声微弱甚至失声等。

(2) 喉蹼呈现蹼样突起，色泽淡红。成人行间接喉镜检查即可观察到，小儿不能配合者需行直接喉镜检查。硬管喉镜、纤维喉镜检查对确定喉蹼具体部位、累及范围很有帮助。

(3) 影像学：CT 扫描、MRI 对确定喉蹼的厚度，尤其是声门下和少见的双喉蹼有一定的作用。

（五）治疗

方法取决于喉蹼的类型。首先恢复气道通畅，其次改善音质。

(1) 一般薄的喉蹼可以在内镜下剪开，或用喉刀切开并持续扩张 2 周，直到创面上皮化以避免再度粘连形成蹼。

(2) 不易切除的厚或较大的喉蹼，一般在气管切开术后再行切除松解术，并于相应的前连和根部进行持续扩张。这些操作可经颈外切口进行，也可于内镜下完成。

(3) 各种喉蹼一般均可用 CO_2、YAG 等激光于支撑喉镜下切断或切除。术后无须用喉扩张器，对正常组织损伤轻。如创面较大行预防性气管切开术更为安全。

(4) 对于出生后即因喉蹼有呼吸困难者，可吸净分泌物、给氧并行气管切开，待其年龄较大，如学龄前再对喉蹼进行处理。喉裂开和气管切开者应常规给予抗生素。

二、喉软骨畸形

（一）概述

先天性喉软骨畸形一般分为会厌软骨畸形、甲状软骨畸形和环状软骨畸形三种类型。

（二）病因

由于胚胎发育受阻，发育不足或过剩，造成各种畸形。喉软骨畸形，临床比较罕见，主要依靠喉镜检查明确诊断。

（三）畸形种类

1. 会厌畸形

会厌软骨为第4鳃弓的咽下隆起发育，自两侧向中线融合而成，其融合不良或未完全融合，则形成会厌分叉或会厌两裂。主要有两翼向中央靠拢形成沟状会厌，中央弧度平直形成马蹄铁形会厌，分叉甚至两裂畸形、过大或过小畸形。会厌畸形轻者无症状，严重者表现为喘鸣或进食呛咳，严重者引起吸入性肺炎，但通过锻炼，指导进食，多能得到代偿。对影响呼吸的过大会厌可做部分切除。

2. 杓状软骨畸形

杓状软骨的位置、形状、大小都可有变异，可为一侧或两侧，因此其表现形式多种多样。可表现为杓状软骨发育异常，杓状软骨过小、过大，或未发育。主要症状是不同程度的声音嘶哑，严重者可出现呼吸困难。喉镜检查，可见杓状软骨向前移位及后上缘突起，声带松弛无力。若两侧移位，喉后部为异位杓状软骨占据，声门甚小。

3. 喉软骨联合畸形

多表现为会厌、杓状软骨等多个软骨的联合畸形。

三、喉部血管瘤

（一）概述

喉血管瘤较少见，分为毛细血管瘤和海绵状血管瘤两种类型，前者较为多见。

毛细血管瘤由成群的薄壁血管构成，间以少量结缔组织；海绵状血管瘤由窦状血管构成，柔如海绵，暗红色，不带蒂而漫布于黏膜下，多发生于婴幼儿。

（二）发生机制

喉部血管瘤较少见，有毛细血管瘤和海绵状血管瘤两种类型，前者较多。毛细血管瘤是由成群的薄壁血管构成，间有少许结缔组织，如结缔组织多时，则称为毛细血管纤维瘤。海绵状血管瘤由窦状血管构成，柔如海绵，不带蒂而漫布于黏膜。

（三）临床症状

1. 嗓音症状

发生在声带的喉部血管瘤，其主要症状是声嘶，可伴有咳嗽，偶见咯血。而发生在声带以外的血管瘤，常无症状，或有类似咽炎的症状，如咽异物感、阻塞感等，多是在做咽喉部检查时被发现。

2. 喉镜检查

血管瘤可位于声带、喉室、室带与杓会厌襞处。表现为突出于黏膜表面的红色或紫红色肿物，表面光滑，或成结节状肿块。婴幼儿血管瘤好发于声门下，表现为喉喘鸣、咳嗽、声嘶、咯血。血管瘤较大者，易致喉阻塞、窒息，需要紧急气管切开术。

（四）诊断

喉部血管瘤可发生于喉的任何部位，病变多不显著时，暂无症状。婴幼儿可有喉喘鸣。成人大多数无任何症状，但发生于声带附近者可有声嘶。或者显著时也可有声嘶、喉部异物感等症状。如有损伤则可致不同程度出血，肿瘤广泛时可累及颈部皮下呈青紫色。

（五）鉴别诊断

1. 喉黏液囊肿

多由炎症刺激引起黏膜下乳液腺管阻塞所形成，少数因发育期黏液腺管阻塞后腺腔扩张。临床表现：少数病例可有异物感，囊肿大者可有咽喉阻塞感，继发感染时，有喉痛，若涉及声门则有声嘶或咳嗽，甚至呼吸困难，尤其新生儿或婴儿先天性囊肿，常可出现喉阻塞症状。喉黏液囊肿最常见的部位是会厌舌面。喉镜检查见呈半球形，表面光滑，微黄或淡红色，可吸出乳白或褐色液体。

2. 喉神经节瘤

它起源于神经鞘，由受累的神经纤维、胶原纤维和神经膜细胞组成，好发于构会厌襞或室带等处。症状有声嘶，肿瘤大者可出现呼吸困难。喉镜检查见圆形或椭圆形，表面光滑，有包膜的坚实肿物。

（六）治疗

对于小而无症状的血管瘤可暂时不处理。但对于范围大，经常咯血者，应给予治疗。

四、先天性喉软化症

（一）概述

喉软骨的形态正常或接近正常，但极为软弱，每当吸气时喉内负压使喉组织塌陷，两侧构会厌襞互相接近和颤动致喉腔狭窄，引起喉鸣和呼吸困难，称之为先天性喉软化症。先天性喉软化症是婴儿先天性喉喘鸣最常见的原因。

（二）病因

先天性喉软化症多因妊娠期营养不良、缺钙及其他电解质不平衡，导致喉部结构尤其是会厌、构状软骨和构会厌襞柔软和松弛，吸气时过软的组织易向喉内卷曲，堵塞喉腔入口而发生。

（三）临床表现

(1) 喉软化症的特征表现为极度松弛的声门上软组织坠入喉口引起喘鸣，婴儿出生后不久即发生。

(2) 喉喘鸣仅发生于吸气时，喉阻塞和喘鸣的程度决定于声门上软组织坠陷的程度，常因活动、啼哭等刺激使喘鸣或呼吸困难加重，俯卧位声门上组织前移使喘鸣减轻，因上呼吸道感染黏膜充血水肿而加重。喘鸣发生时多为持续性。

（四）检查

1. 直接喉镜或纤维喉镜检查

可见会厌两侧边缘向内卷曲接触，或会厌软骨过度柔软，两侧杓状会厌襞互相接近，喉腔窄小。根据检查临床将喉软化症分为三型：Ⅰ型为杓状软骨黏膜脱垂；Ⅱ型为杓状会厌襞缩短；Ⅲ型为会厌后移。部分患儿为Ⅰ型和Ⅱ型的混合型。

2. 影像学检查

如 CT 扫描和 MRI 也有助于诊断和排除其他先天性喉疾病。

（五）诊断

本病诊断主要依据婴儿出生后不久即发生喘鸣。直接喉镜或纤维喉镜检查见有喉软化症表现，用直接喉镜前端挑起会厌后喉鸣消失即可确诊。影像学检查，如 CT 扫描和 MKI，有助于诊断和排除其他先天性疾病。

Roger 等制订了重度喉软化症的诊断标准：

(1) 平静时呼吸困难和（或）活动时重度呼吸困难。

(2) 进食困难。

(3) 身高和体重增长迟缓。

(4) 睡眠窒息或阻塞性通气不足。

(5) 无法控制的胃食管反流。

(6) 有因阻塞性呼吸困难而行气管插管史。

(7) 活动时低氧血症。

(8) 活动时高碳酸血症。

(9) 随窒息或阻塞性通气不足而出现睡眠监测的异常记录。

（六）鉴别诊断

先天性的喉部囊肿、肿瘤、喉蹼、会厌过大、会厌分叉等疾病经直接喉镜检查即可明确诊断。先天性喉裂的诊断比较困难，常被漏诊，检查时必须注意杓状软骨有无裂隙，若检查声门上部和声门，不能确定喉喘鸣的原因时，应作支气管镜检查，以确定声门下和气管有无病变。新生儿支气管镜检查时，要求快速、有效、避免组织损伤。还应与腺样体肥大，后天性疾病如炎症、白喉、外伤、水肿或异物等鉴别。

（七）治疗

(1) 喉软化症为一自限性疾病，可随年龄增长而减轻或消除，故一般可待其自愈。

(2) 对有严重的呼吸道阻塞，或未能自愈的患儿可采取手术治疗。早期的标准治疗方法为气管切开术，但并发症多。近年更多采用内镜下声门上成形术，主要为用显微喉钳或喉剪切除覆盖于杓状软骨上多余的黏膜，必要时连同楔状软骨和杓状会厌襞上臃肿的黏膜一并切除，但必须保留杓间区黏膜以免瘢痕粘连。Solomons 将会厌适当修剪并行会厌前固定术。

(3) 如杓间区有粘连，可用 CO_2 激光将其分离。Holinger 等单采用 CO_2 激光行声门上成形术，激光能量 $6 \sim 9W$，光斑直径约 0.5mm，具有出血少、准确性高的优点。

五、先天性喉喘鸣

（一）概述

先天性喉喘鸣是指婴儿出生后发生的吸气性喉鸣，可伴吸气性"三凹"症，其原因为喉软骨软化，如会厌软骨软弱，吸气时阻塞喉入口，或杓会厌皱襞软弱，吸气时两侧杓会厌皱襞互相靠拢，使喉腔变窄，吸气时气流经过变窄的喉腔，产生喉鸣。

（二）临床表现

婴儿出生后有吸气性喉鸣声，可伴吸气时胸骨上窝、锁骨上窝、剑突下凹陷；也可发生于出生后 $1 \sim 2$ 个月，多为持续性，也可为间歇性，患儿哭声无嘶哑。

（三）诊断

根据出生后有吸气性喉鸣声，可伴"三凹"症，无声音嘶哑，吞咽正常，可初步做出诊断，有条件者可进行直接喉镜检查，如发现会厌两侧向后卷曲或会厌大而软，或杓会厌皱襞组织松弛，直接喉镜将会厌挑起，喉鸣声即可消失，即可确定本病的诊断。

（四）治疗

如症状不严重可不治疗，通常患儿长大至 $2 \sim 3$ 岁时，随着喉的发育，症状多可自行缓解。对于此种患儿平时应预防感冒，增加营养。

如遇呼吸困难明显者，应考虑行气管切开术。

第四节　喉结核

一、概述

喉结核为耳鼻咽喉结核中最多见者，原发者极少，多为结核杆菌传染所致。多发生于 $20 \sim 40$ 岁。常通过直接接触感染，亦可通过血液循环和淋巴循环而感染，结核性变态反应也是致病原因之一。

二、病因

本病为结核杆菌感染。原发性甚少，多继发于较严重的肺结核或其他器官的结核，通过接触、血行或淋巴途径传播而来，喉部的接触性传染是因带菌痰液附着于喉部黏膜或黏膜皱褶处，细菌经微小创口或腺管开口侵入黏膜深部而引起的。

三、感染途径

喉结核为结核杆菌感染喉部所致，其感染途径主要有以下几种途径：

（一）接触感染

喉结核多来源于肺结核。由于咳嗽，结核杆菌随痰液经过喉部，所以喉部感染的机会较多。入睡时的卧位，痰液易在咽喉部积存，因此咽喉部也是结核杆菌侵犯的部位。

（二）血行与淋巴管感染

结核杆菌可经过血液或淋巴管传至喉黏膜下，使喉部感染。

（三）变态反应学说

有人认为结核可能是一种变态反应，是人体第 1 次感染后，当其第 2 次又接触结核杆菌或其代谢产物时所发生的一种反应。

四、临床特征

喉结核作为呼吸道结核中最常见的肺外结核，近年来不仅其发病率有所上升，临床特征亦与以前有所不同、其主要特点有以下几方面：

(1) 患病年龄的变化：过去喉结核多发生在年轻人，现在以 20～30 岁和 50～60 岁年龄段的人群多见。

(2) 病变以肥厚增生型为主、有时难于与喉部恶性肿瘤相鉴别。

(3) 声带结核往往以慢性炎症的形式出现，很难与慢性喉炎相区别。

(4) 全身症状较轻或不明显，如无明显低热、乏力、消瘦等。

(5) 部分患者的胸部 X 片或胸部 CT 检查未发现肺部结核病变。由于以上原因，导致喉结核的误诊率较高。

五、病理改变

结核在喉部的病理改变，基本上与其他部位的病理变化相同，可分为浸润型、溃疡型和结核瘤型和软骨膜型等。可在局部发生一种病变，也可在同一部位发生多种形式的病变。

（一）浸润型

首先局部黏膜贫血苍白，继而充血红肿，黏膜下可有小脚细胞浸润及结核结节，黏膜表面不平，粗糙，伴有不同程度的水肿，形成浸润期。浸润病变可限于局部黏膜，也可广泛发生于多个部位，形成广泛性浸润。

（二）溃疡型

黏膜下结节向浅层上皮发展，由于血管被堵塞，上皮层发生坏死，逐渐形成溃疡，上皮下结节聚集融合，发生干酪样变。溃疡往往伴有继发感染。

（三）结核瘤型

结核瘤型肉芽组织，可形成瘤样肿块，成为结核瘤。结核瘤呈广基或局限性突起，其中含有较多的小结节，周围有明显的结缔组织包围，表层常呈乳头状增生，少数可出现溃疡。

（四）软骨膜型

浸润较深者可达软骨膜及软骨，形成软骨膜炎，甚至发生软骨坏死。有的呈典型的结核反应水肿，发展迅速，多呈变态反应性水肿。

结核病变常发生于喉覆有鳞状上皮的黏膜处，如喉后部，声带及会厌。杓会厌襞的黏膜下组织较疏松，受结核浸润后容易肿胀。声带及会厌喉面处黏膜较紧，黏膜下组织较少，易发生溃疡。

六、临床表现

以往喉结核通常是肺外结核的表现，几乎均与肺部结核感染有关，是肺结核的并发症，因而常伴有咳嗽、咯血、发热、体重减轻、消瘦乏力、夜间盗汗等全身症状，而现在的患者全身中毒症状多不明显，甚至缺乏。近年来的研究发现有些喉结核患者并无肺结核，Shin 等报道的 22 例喉结核中，9 例（40.9%）肺部正常；陈继川等报道了 32 例咽喉结核病例，其中 22 例（68.8%）肺部检查阴性；王欣等报道 13 例喉结核中，8 例（61.5%）无肺结核。造成这种变化的原因可能是喉结核的感染形式从直接感染为主转变为以血行感染或淋巴弥散途径为主。由于感染形式的变化，现在喉结核患者的全身症状通常较轻，局部症状多不典型。局部症状主要以声嘶为最常见症状（75%～100%），伴咽痛和吞咽痛，但程度较轻（45%～90%），喉部异物感也较常见；会厌结核患者则以吞咽不适或异物感为主。

由于不同的病理分期，喉结核的症状及局部检查的表现差异较大，主要有类慢性喉炎表现或类肿瘤表现：

（一）类慢性喉炎表现

局部表现以慢性喉炎的形式出现，很容易误诊为慢性喉炎，临床症状相对较轻。主要有声音嘶哑，发声易倦，以及喉部的各种不适，如灼热、干燥等。喉镜检查，见声带慢性充血，声带增厚表面粗糙不平，类似慢件喉炎的表现，通常病变只发生在一侧声带。

（二）类肿瘤表现

表现为咽喉部的局部增生病变，似肿瘤，这可能与其感染形式以血行或淋巴途径弥散为主有关。通常症状较重，声音嘶哑，发声无力。咽喉部疼痛，疼痛可反射到耳部。吞咽时疼痛加重，甚至不敢下咽而影响到进食，出现吞咽困难，患者会因此出现饥饿性营养不良，消瘦。喉镜检查：喉黏膜局限性或弥散性充血伴黏膜表面不规则水肿，一处或多处呈增生病变，引起肉芽增生，严重者可因大量肉芽组织堵塞而引起呼吸困难。

文献报道喉结核的病变范围及表现与是否合并肺结核及其程度有关。对于病变部位单发，表现为非特异性炎症者，一般无肺部结核感染。对于这些喉部病变局限，看似非特异性炎症，而肺部检查正常的原发性喉结核，一般喉镜检查所见病变形态与慢性喉炎很难区别。对于喉部多部位受累，病变表现为溃疡及肉芽肿样变者，多合并有活动性肺结核。

七、诊断

喉结核的诊断仅根据临床表现很容易漏诊或误诊。仔细地喉镜检查，如喉黏膜及声带充血、水肿并伴有肉芽增生及溃疡等表现者，应想到喉结核的可能。在某些单侧声带的非一般炎症表现时，也应怀疑有结核的可能性。因此喉结核早期诊断的关键是考虑到有喉结核的可能，并做相关的检查帮助明确诊断。

（一）胸部 X 线片或胸部 CT 检查

可以帮助明确有无肺结核。有相当数量的喉结核患者胸部 X 片检查为阴性，这些可能为原发性咽喉结核患者，或其他未被发现的结核病灶血行弥散所致，但这部分患者血沉多增快，结核菌素试验（PPD 试验）阳性率高，是诊断的重要辅助检查手段。

（二）实验室检查

痰的细菌培养（分析检查），结核菌素试验，血结核抗体，聚合酶链反应等检查，能帮助了解是否合并其他部位的结核。

（三）病理检查

活检是确诊喉结核最有价值的方法，对不典型增生的可疑病变可反复进行深部组织的病理检查。

诊断注意事项：持续声嘶 3 周以上或长期治疗无效的声嘶患者，经间接喉镜或纤维喉镜检查见喉部有水肿、浸润、鼠咬状溃疡或肉芽组织者，均应考虑结核可能（尤其同时患有肺结核者）。确诊主要靠取活体组织行病理检查，单纯查痰菌并不可靠。常须与慢性喉炎，声、室带肥厚、息肉、梅毒、硬结病、鉴别。

八、鉴别诊断

由于咽喉结核本身的发病特点以及临床表现的多样化，特别是早期咽喉结核的发病隐蔽，易与其他疾病混淆而造成误诊。因此，临床上对有声嘶、咽痛、咳嗽、乏力、消瘦等症状的患者，应注意与慢性喉炎、喉癌、喉梅毒、非霍奇金淋巴瘤等相鉴别。对高度怀疑喉结核者可行 2 周的试验性抗结核治疗，以减少误诊。

九、治疗

(1) 喉结核确诊后，若合并肺结核，通常建议患者去结核专科医院治疗，喉科医师协同检查、治疗和随访。

(2) 全身治疗：积极治疗结核病及增强机体抵抗力，有利于喉结核的痊愈。

①抗结核药的应用：全身化疗目前尚无统一化疗方案。此方案仅供参考：① HRSZ 方案，疗程 12 个月，其中链霉素 (SM)，吡嗪酰胺 (PZA)2 ～ 3 个月，异烟肼 (INH)0.3g，1 次 / 天；利 福 平 (RFP)0.45 ～ 0.6g，1 次 / 天；SM0.75g，肌 内 注 射，1 次 / 天；PZA1.5g，1 次 / 天；② HRZE，疗程同前，即 INH、RFP、PZA 剂量同前；乙胺丁醇 (EB)0.75 ～ 1.0g，1 次 / 天。

②支持疗法：禁烟酒、改善营养、注意休息。

(3) 局部治疗：

①发声休息：控制说话，使喉部得到充分的休息，有利于嗓音症状的缓解。

②局部药物治疗，可用 INH 0.1g ＋ SM 0.25g 溶于生理盐水 20ml 中，蒸汽或雾化吸入。

③局部止痛。

④中药治疗。

(4) 手术治疗

①气管切开术：适用于有明显呼吸困难者。

②其他手术：如瘢痕切除、放置"T"形管、全喉切除等。

(5) 肾上腺皮质激素：过去严禁将其应用于结核患者，但随着抗结核药物的不断开发和应用，以及对结核病免疫反应的新认识，目前认为，在强有力的抗结核药物控制下，糖皮质激素对减轻过强的变态反应、改善重症患者的症状、促进病灶吸收等，具有明显的辅助作用。

第五节　弧形可视喉镜下的喉手术

一、喉手术应用解剖

喉腔是以喉软骨为支架、由弹力纤维及黏膜连接而成的、由肌肉与脂肪间隙参与其中的空腔器官。喉腔上方经喉入口与喉咽相通，下方与气管相接。

喉腔上部有会厌。喉腔中段，两侧弹力纤维及黏膜由前向后伸入喉腔中央，形成两对皱襞，上为室带，下为声带。室带、声带将喉腔分为喉前庭、喉室和声门下区三个部分。

（一）会厌

弧形可视喉镜下会厌分为上、下两个部分。会厌的上半部分突出于喉腔，呈叶片状，边缘薄而有弹性，向舌根轻卷曲，会厌的下半部分组成喉前庭前部。会厌下半部的两侧边缘自上而下逐渐缩窄，最终相交成会厌茎部，附着于甲状软骨夹角约中上 1/3 处，两者之间有甲状会厌韧带连接。会厌茎部略向喉腔突起，成结节状，叫作会厌结节。

弧形可视喉镜下会厌下半部分微突出于喉前庭，像一个尖在下的等腰三角形：三角形的尖为会厌结节；三角形的边线为逐渐缩窄的会厌的侧缘；三角形的底线不明显，直接和会厌上半部相延续。

会厌舌面黏膜与会厌软骨间有一层非常疏松的结缔组织层，会厌囊肿多发生在此结缔组织层内，切除囊肿时，用组织钳提起囊肿，使囊肿远离其下的会厌软骨，等离子刀靠近囊壁进行切割，可远离会厌软骨膜，保护好会厌。会厌喉面黏膜与会厌软骨连接较紧，手术不易分离。

（二）室带

会厌喉面黏膜向两侧延伸，覆盖在位于会厌软骨侧缘的四方膜上，在四方膜的上方形成杓会厌襞，在四方膜的下方形成室带，并以此将喉前庭与梨状窝分隔开：两侧的室带在会厌结节下方相交，室带后方位于杓状软骨声带突的上方，室带在弧形可视喉镜下呈现为红色的黏膜皱襞，光滑柔软，左右成对。

（三）声带

声带为白色，位于室带下方，由黏膜、声韧带、甲杓肌及杓状软骨声带突组成。两侧声韧带前端融合于甲状软骨夹角内，以及两侧室带相交的正下方，称前连合；声韧带的后端附着于杓状软骨的声带突上，声带突约占声带全程的1/4，此处的声带黏膜下无韧带，取而代之的是杓状软骨的声带突。声带黏膜与声韧带之间有一层潜在的微小间隙，叫任克间隙，此间隙柔软，全程几乎无淋巴引流，内含有无定形物质。任克间隙的形态和张力决定了声带的振动特点，正常时看不见，炎症时此间隙肿胀。由两侧声带、前连合、杓间黏膜围成的三角叫作声门裂。

弧形可视喉镜下，女性声带为白色条带状，黏膜润泽而有半透明感，边缘整齐且有张力，男性声带比女性略显充血。

（四）喉室

室带与声带间的纺锤形空隙为喉室。喉室的两侧及前方为甲状软骨翼板。其前部向上延伸成喉囊。正常喉室开口呈椭圆形，喉室黏膜含黏液腺，分泌黏液润滑声带。弧形可视喉镜能较好地暴露出喉室开口和部分喉室腔、部分喉室底壁。

（五）声门下区

从声带游离缘至环状软骨下缘为声门下区。声门下区上部呈圆锥形，下部变宽呈圆形。前壁及两侧壁为甲状软骨翼板下部、环甲膜及环状软骨弓，后壁为环状软骨板。

（六）黏膜

整个喉腔均覆有一层较薄的黏膜，向上与咽黏膜连接，向下与气管黏膜相接。喉部黏膜上皮属于柱状纤毛上皮，而声带、会厌舌面和喉面的一部分以及杓会厌襞的一部分黏膜上皮属于复层鳞状上皮。除声带黏膜外，喉黏膜都富含黏液腺，会厌喉面、杓会厌襞的下部和喉室等处的黏液腺更为丰富。

（七）血供和神经

喉上部血液供应来自甲状腺上动脉的喉上动脉及环甲动脉。喉上动脉和喉上神经伴行，穿位于甲状舌骨膜外 1/3 的孔隙入梨状窝，在梨状窝黏膜下由外上向内下走行，进入声门旁间隙。喉上动脉与喉上神经在梨状窝位置表浅，弧形可视喉镜下呈现为一条由外上向内下的黏膜褶皱。喉下部的血液供应来自甲状腺下动脉喉静脉与动脉伴行，汇入颈内静脉。

喉神经有喉上神经和喉返神经两支，均来自迷走神经。喉上神经进入梨状窝后分为喉内支及喉外支，外支司环甲肌运动，内支司喉上部黏膜的感觉。喉返神经于环甲关节附近分数支支配喉内诸肌，司声门的关闭与开放。

（八）喉的间隙

1. 会厌前间隙

位于会厌下半部分前方和侧前方，内充满脂肪组织，经穿行于会厌软骨孔隙的血管和神经与会厌喉面相通。

2. 声门旁间隙

位于甲状软骨翼板内膜和甲杓肌之间，左右各一，上通会厌前间隙，下达三角形膜，呈狭长形，其前外界为甲状软骨翼板前部内膜，内上界为方形膜、喉室和甲杓肌，内下界为三角形膜，后界是梨状窝内壁黏膜转折处。声门旁间隙内含少量脂肪，喉上动脉、喉下动脉走行于此间隙内，并由此发出分支滋养声室带和喉腔黏膜。行弧形可视喉镜下喉恶性肿瘤切除时，声带的外上相当 1 点钟部位（或 11 点钟）、杓状软骨声带突起始部的外侧是最容易出血的两个部位。

3. 任克间隙

位于声带游离缘上皮下层与声韧带之间，左右各一，是潜在性的小间隙，炎症时此间隙内组织液聚集，形成水肿和息肉样变。

二、手术适应证与禁忌证

（一）适应证

(1) 声带息肉、声带小结、任克水肿等声带良性病变。

(2) 会厌囊肿

(3) 喉乳头状瘤、淀粉样变等喉良性局限性病变

(4) T1T2 期喉癌，声门型或声门上型。

（二）相对禁忌证

(1) 喉血管瘤。

(2) T3 期喉恶性肿瘤。

（三）禁忌证

(1) 全身情况差，合并严重的心脑血管病等疾病无法耐受全麻手术。

(2) 各种原因引起的凝血功能异常。

(3) 晚期或广泛的喉部恶性肿瘤。

(4) 急性上呼吸道炎症。

(5) 精神疾病。

三、临床病例

（一）会厌舌面囊肿切除术

1. 病例资料

患者女性，51岁，咽部异物感半年，偶有咽痛、咳嗽，无声嘶、吞咽困难及呼吸困难，症状持续存在。纤维喉镜检查显示左侧会厌舌面近游离缘处有一光滑囊性肿物，直径约8mm。

2. 手术方法

(1) 患者仰卧位，全身麻醉。右侧鼻腔放置负压吸痰管。开启UE可视喉镜电源。准备好弧形抓持钳、低温等离子刀，等离子刀适当弯曲塑型为弧形。调节等离子刀的功率切割为5档，凝血为4档。

(2) 喉镜下见囊肿位于左侧会厌舌面近游离缘处，直径8mm半球形，表面光滑，粉红色。

(3) 术者和助手位于患者头侧，喉镜镜叶放置在左侧会厌谷内，助手持镜暴露病变，术者行囊肿切除操作。术者用抓持钳提起囊肿，使囊肿远离会厌舌面，多角度查看囊肿的基底部，明确边界，等离子刀以边切边凝方式进行切除，操作方法与舌根病变切除相似。

3. 术后病理

回报结果为会厌囊肿。

4. 述评

会厌囊肿切除的关键在于充分暴露囊肿的基底部。支撑喉镜能一次性暴露基底部较小的囊肿，但对于基底部较宽的囊肿，支撑喉镜须经数次摆放位置调节支撑架后才能暴露囊肿的全貌。而UE可视喉镜前端的摄像头视角大，景深长，能较好地暴露囊肿以及囊肿周围的正常结构，简化了手术操作，提高了切除的安全性。

用等离子刀切囊肿前，先用夹持钳提起囊肿，使囊肿远离会厌软骨，看清囊肿基底部，从最容易操作的部位开始切割。具体方法是：等离子刀头放置在囊肿与会厌舌面的分界处，以边切边凝的切割方式，逐步将囊肿的基底部从会厌舌面上剥离、掀起、直至完全切下这样的切除方法绝大多数为无血切除，术野干净，囊壁容易辨认。术中应遵循以下几个原则：

(1) 每一次切割前，都应该保证待切割部位显露充分，不可盲视切割。随着囊肿基底部掀起，切除层面会逐渐变深，最后难以窥视这时应该松开夹持钳，更换夹持部位以让切除层面重新暴露，继续从最容易操作的地方开始切割。如此反复数次，囊肿便可完整安全切除。更换夹持部位可能会导致囊肿壁破裂，囊液流出，囊肿塌瘪，但这并不影响囊肿基底部的辨认和切除的完整性。

(2) 切除过程中若有黏膜出血，则应先止血，之后再继续剥离，不可因急于切下囊肿而忽略止血。若不止血，一方面，出血容易模糊囊壁与会厌之间的界限，使术野不清晰，增加了操作难度，另一方面，一旦囊肿切下，出血部位会因为黏膜回缩深藏于黏膜深方，不易寻找，给止血带来困难。

(3) 在切割和电凝任何组织以前都要先确认其解剖。

（二）会厌喉面乳头状瘤切除术

1. 病例资料

患者男性，44 岁，咽部异物感 1 年，无咽痛、声嘶、吞咽困难及呼吸困难，门诊纤维喉镜检查显示会厌喉面直径 8mm 新生物，呈乳头状外观，表面光滑无破溃。

2. 手术方法

(1) 患者仰卧位，全麻左鼻插气管导管，右侧鼻腔放置负压吸痰管，使用 Airtraq 弧形喉镜进行肿物切除。连接 Airtraq 喉镜于高清摄像显示器。准备好弧形夹持钳、低温等离子、负压吸引器等手术器械，等离子适当弯曲塑型为弧形。调节等离子的功率切割为 5 档，凝血为 4 档。

(2) 患者平卧位，术者位于患者头侧，左手持 Airtraq 喉镜，右手保护口唇，将喉镜片放入口腔内，沿口腔中线位置将弧形可视喉镜缓缓深入，并轻柔向前推进至舌根，观察到会厌后，先将喉镜叶片放置在会厌谷，查看喉腔全貌和明确肿物的位置，然后将喉镜叶片放置于会厌游离缘之下、肿物组织之前，此时肿物组织及其周围结构暴露满意。

(3) 喉镜下见肿物位于会厌喉面上方、中线偏右部位，红色，直径约 8mm，表面光滑，呈乳头样外观，有蒂。

(4) 先用夹持钳轻触及肿物，查看肿物蒂部，然后靠近蒂部夹住肿物，轻向上提起，完整切下肿物。

(5) 肿物切下后，基底部活动性出血，量不大但速度较快。用等离子刀头对准出血部位，轻点电凝脚踏，出血即刻停止。确认无病变残留及出血后退出喉镜，结束手术。

3. 术后病理

回报结果为鳞状上皮乳头状瘤。

4. 评述

会厌喉面是支撑喉镜较难暴露的部位，弧形可视喉镜则有这方面的优势。在本病例手术中，术者将喉镜叶片顶端放置在会厌谷，或将喉镜叶片放在会厌之下病变组织之前，肿物均获得了良好的暴露。不仅如此，从手术照片中可以看到，Airtraq 喉镜视野较大，镜片放在会厌谷时，整个喉腔全部暴露于喉镜视野内，镜片放在会厌之下时，所获得的术野也要比支撑喉镜的管状术野要宽阔。这是由喉镜片顶端的上翘弧度和位于其后的摄像头的广角特性所决定的。弧形喉镜这一特性，使得声门上病变的切除变得简单易行，特别是声门上喉癌。

（三）声门上区淀粉样变切除术

1. 病例资料

患者女性，61 岁，间断咽部异物感 10 年，加重 3 个月；偶有咽干、咽痛，程度轻微，无吞咽障碍，不伴声嘶、咳嗽、憋气等；专科检查见左侧口咽后壁、右侧软腭游离缘以及左侧声门上区多发黄色结节状肿物，直径 1 ～ 2cm，表面光滑，可见小血管网，肿物质地中等硬度，基底宽，与周围组织分界清楚。

术前 CT 见双侧咽壁、左侧室带不规则肿物，其内密度明显不均，可见多发点状钙化。患者曾于 10 年前在外院取口咽肿物病理活检，报告为"淀粉样变性"。

2. 手术方法

(1) 患者麻醉、体位、器械准备、术者位置、Airtraq 喉镜放置均与会厌喉面乳头状瘤切除术相同。

(2) 经会厌谷途径暴露喉腔与病变组织，病变为黄色结节状肿物，直径约 2cm，位于左侧室带与左侧杓会厌襞，基底广，与周围黏膜界限清楚 (图 2-1)。

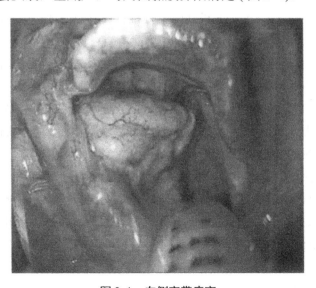

图 2-1　左侧室带病变

(3) 用组织钳钳取大块肿物，肿物质地松散，出血少，接近基底部时见肿物无包膜，位置表浅，未超出喉黏膜层，与深方的四方膜和杓状软骨膜之间有一层疏松结缔组织相隔，术中分数次钳净肿物，肿物与周围组织无粘连，钳取操作较容易。

(4)肿物切除后创面有轻微渗血，量不多，用等离子刀自上而下电凝止血，功率为5档，创面无出血，检查病变无残留，结束手术。

3. 术后病理

结合临床符合淀粉样变。

4. 评述

本手术是通过会厌谷途径来暴露病变部位的，弧形可视喉镜的视野较宽，能清晰地暴露整个喉前庭，术中病变组织和周围组织的关系始终显露良好，为术者提供了一个"既见树木又见森林"的宽阔术野。此外，手术过程中术野较稳定，术者左手无须过多操作即可完成手术。弧形可视喉镜这一广角特性极大地简化了手术步骤，使得这一区域的手术变得相对容易。

（四）声带任克水肿切除术

1. 病例资料

患者男性，60岁，声嘶7个月，于门诊以双侧任克水肿收住院。入院前1个月曾在江西某医院住院拟行支撑喉镜下声带肿物切除术，因术中声门暴露困难，声带无法窥视而终止手术。患者既往有高血压史和颈椎病史，吸烟40年，每日20支。术前纤维喉镜显示双侧声带内侧缘大块半透明肿物，呈息肉样，表面光滑，基底广，前方接近前连合，发声时肿物相互重叠挤压于声门上方。

颈椎侧位 X 线片显示：颈椎曲度直，顺列欠佳，C4～6椎体后缘连续性欠佳，部分椎体缘及小关节增生硬化，C5～6椎间隙窄颈椎过伸侧位 X 线片：后伸活动受限。

2. 手术方法

(1)患者仰卧位，全身麻醉，经左侧鼻腔插管，给予充分的肌松药。Airtraq 喉镜连接于高清显示器，准备好微型喉咬切钳、组织钳、负压吸引器

(2)术者一人双手操作，位于患者头侧，站位放置喉镜，左手持 Airtraq 喉镜，右手保护口唇，将喉镜片顺气道中线逐渐放置于会厌下，暴露声门满意，病变清晰可见。喉镜放置和声门暴露均顺利，无阻力感。

(3)右手将咬切钳轻柔插入口腔内，在显示屏直视下进行双手配合操作：先将钳头对准右侧病变组织，分次切除。之后同法切除左侧病变，用组织钳修整声带边缘至整齐。术中注意保留适度黏膜，避免损伤前连合。病变切除后，声带创面出血少，无须止血。退出喉镜，结束手术。

3. 术后病理

双侧声带鳞状上皮轻度增生肥厚，间质水肿，少量淋巴单核细胞浸润。

4. 评述

本例患者因颈部活动受限于外院行支撑喉镜手术未能暴露声门，导致手术终止，而用 Airtraq 喉镜则顺利完成了手术。我们体会到，用 Airtraq 喉镜暴露此患者声门操作手法

和普通患者并无明显区别，喉镜的放置十分容易，无阻力感，钳切病变和修整声带等操作亦简单易行，由此可见，对于困难声门，弧形喉镜和上弯喉钳是保证手术顺利完成的关键。

弧形可视喉镜有经会厌谷和经会厌两种途径来暴露声门。对于声门病变的切除，两种途径区别不大。会厌途径下的声门位置略高于会厌谷途径，因此，术者可根据喉钳的上弯长度来选择暴露途径，若喉钳种类不多，选择喉钳能到达病变部位的途径即可。

对于声带黏膜良性病变的切除，弧形可视喉镜下的切除原则和操作方法与支撑喉镜相似。相比于支撑喉镜，用弧形喉镜术者双手配合更便利、更自如。术者可根据切除需要，随时调整喉镜的位置与角度，能做到从多个角度对病变进行观察，提高了手术的安全性以及操作效率。

对于喉恶性肿瘤的切除，选择合适的切割器械是对手术的基本要求，以往多使用二氧化碳激光进行切割，由于弧形可视喉镜的器械通道为弧形，故二氧化碳激光不能用于弧形喉镜手术。低温等离子刀除了具备切割、止血、吸引作用外，还能被弯曲塑型，是理想的用于弧形可视喉镜的手术器械，其切割功能不亚于二氧化碳激光。

使用等离子切除恶性肿瘤前，应该充分掌握等离子喉内切割的特点，以便更好地识别肿瘤的切除界线，保证切除的彻底性。

(1) 低温等离子刀是通过射频能量激发出等离子体，用等离子体撞击靶组织分子键，使组织消融分解，实现切割作用的由于等离子刀头接触组织的作用面较宽，约 5mm，等离子切开组织后，与等离子接触的 5mm 宽的组织在这一过程中已被消融，因此，确定肿瘤切缘时，应把等离子消融的 5mm 组织计算在内。

(2) 等离子切割喉黏膜的速度较快，黏膜会因蛋白凝固而变白；切割韧带的速度较慢，效率不如二氧化碳激光；等离子切割肌肉不会或极少出现二氧化碳切割时所产生的肌肉收缩，正常组织在切割过程中一般不出血，除非遇到较粗的血管。因此，用等离子切除喉恶性肿瘤过程中，如果切割创面持续渗血，提示等离子刀头很可能在瘤体内操作。

(3) 环甲膜、声门旁间隙和杓状软骨附近有环甲动脉和喉上动脉的分支，是等离子切割时容易出血的部位。对这些部位的切割，采用边切边凝法多能避免出血；若这样操作无效，软组织内有活动性出血，可将等离子刀头对准出血部位，略施压力，之后再电凝；如果仍然无效，很可能出血血管已回缩到软组织深方，这时可以用脚先轻点切割脚踏，消融少许软组织，之后立刻点凝血脚踏，这个过程中刀头不要离开组织，用这种先切后凝方法多能起到止血效果。

(4) 由于等离子刀的可塑性，凡是弧形喉镜能窥视到的视野，等离子刀头都可以到达，但不可因其作用范围广而随意切割，切割应遵循一定的顺序，按由浅入深、由易到难的方式逐步深入，操作原则与会厌囊肿切除一致：必须暴露充分，先切容易操作的部位，切割前必须辨认其解剖。

（五）声门型喉癌切除术

1. 病例资料

患者男性，68 岁，无明显诱因出现声音嘶哑 3 个月，无咽痛、呼吸困难及吞咽困难，无咳嗽、咳痰及咽部异物感，无颈部包块等症状。声嘶进行性加重，药物治疗无缓解。入院前 10 天行纤维喉镜检查显示右侧声带近全程菜花样新生物，表面粗糙，取活检质脆、易出血，双侧声带运动正常。术前病理：（右侧声带）鳞状上皮原位癌。术前喉增强 CT 见右侧声带不规则增厚，增强后明显不均匀强化。

2. 手术方法

(1) 患者仰卧位，左鼻插管全身麻醉。右侧鼻腔放置负压吸痰管，Antraq 喉镜连于高清显示屏，等离子弯曲塑型呈弧状，调节其功率切割为 9 档，凝血为 5 档。准备好单极电凝，以防术中出血。

(2) 术者位于患者头侧行双手操作。将 Airtraq 喉镜叶片放置于会厌喉面，轻提喉镜暴露声门及肿瘤组织。

(3) 喉镜下见肿瘤位于右侧声带，表面粗糙，呈菜花样，质地脆、触之易出血，肿瘤向前接近前连合，向后达声带突；右侧室带、喉室、左侧声带和室带未见肿瘤侵犯。

(4) 首先左手轻轻缓慢变换 Airtraq 喉镜的角度，充分观察肿物的范围及毗邻关系。右手持器械自右侧口角。进入术腔，先用组织钳钳取肿瘤组织送病理。之后右手持低温等离子刀进行肿瘤切除消融，左手持镜随时变换角度，以利于更好地暴露肿瘤配合切割，并进一步多角度查看肿物的边界，确保彻底切除。

(5) 肿瘤切除过程中以切割为主，但由于声门旁间隙和杓状软骨附近有喉上动脉和环甲动脉的分支，是喉腔容易出血的部位，在这些部位使用等离子时是以边切边凝的方式进行切除。切除范围：向上切除右侧室带和喉室，向下至声门下，向前达前连合，向后至声带突，外侧到声门旁间隙。肿瘤切除后创面出血极少，以等离子适当止血，检查无活动出血及肿物残留后退出喉镜结束手术。

3. 术后病理

回报结果为鳞状细胞癌。

4. 评述

声门型喉癌切除前，先要仔细辨认肿瘤组织的边界。一般来说，肿瘤的前后边界容易辨识，外侧边界和声门下边界由于室带的遮挡以及肿瘤组织本身的遮挡往往较难看清。故在开始切除肿瘤之前，先切除遮挡肿物的室带，边切除边向外侧转动手柄，直至肿瘤外侧边界全部看清为止。

用等离子切除喉癌，很难像二氧化碳激光那样做到肿瘤标本整块切下，这是因为喉腔本身不大，可供等离子切开的安全边界不多。而等离子刀头的组织切割面较宽约 5mm；对于早期体积较小的喉癌，等离子刀头若在瘤体外围边界切割，过多远离瘤体容易造成正常组织切除过多，致使术后喉功能差，而距离肿瘤 2mm 切割却容易造成肿瘤自身的消融。因此，对于体积较小的瘤体，先钳取一部分瘤体留作病理组织学检查，剩下的瘤体以消融的方式进行切除。

切除的安全界可以通过以下五种方法进行确认：

(1) 消融前对肿瘤边界进行暴露和确认。

(2) 若在瘤体内消融，创面组织容易渗血；或虽然不渗血，但用等离子刀头轻触创面，瘤体创面便开始渗血；而消融正常组织，创面一般无渗血。当手术结束时，创面若有渗血，应该警惕肿瘤可能没有切净。

(3) 由于等离子消融的温度低，组织消融后不存在变黑出现焦痂等高温效应，故当刀头消融到正常组织时，多能清楚地看见肌肉、脂肪或者甲状软骨板。据此，术者若看见结构清楚、形态正常的肌肉、脂肪和甲状软骨板，提示已经切至正常组织。

(4) 瘤体组织有特定的外观，术中容易辨识，在高清摄像显示屏里，瘤体呈菜花状，不规则，质地脆。

(5) 术中送冰冻病理组织学检查。

消融的顺序是影响手术进程是否顺利的因素之一，建议最好先从肿瘤的下界开始消融若从肿瘤上界开始消融，可因创面渗血流向下方而影响到下方肿瘤的暴露，增加了操作的难度。消融的另一个顺序是从肿瘤上表面逐层向声门下推进，边推进边转动镜柄，及时查看肿瘤与声门下组织的分界。

用切割功率为 9 档的等离子刀进行切割消融，消融的效率较高，手术进程较快，但在靠近声门旁间隙、前连合声门下、声带突附近操作时应注意控制好速度，以边切除边凝血方式进行消融，因为这些部位小血管丰富，容易出血。

（六）声门上型喉癌切除术

1. 病例资料

患者男性，64 岁，持续性声撕 1 个月，无咽痛、耳痛、颈部包块、呼吸困难及吞咽困难等，无咳嗽、咳痰及咽部异物感。入院 2 周前行纤维喉镜检查见声门上区淡红色菜花样肿物，遮挡双侧声带前部及前连合，左侧声带上表面粗糙呈颗粒状外观，双侧声带运动大致正常。术前病理：（声门上）鳞状细胞癌。

2. 手术方法

(1) 患者麻醉、体位，术者位置，手术器械，Airtraq 喉镜的放置均同声门型喉癌切除术。

(2) 将喉镜叶片置于会厌下方，暴露肿瘤，见肿瘤位于声门上区，淡红色，呈菜花状，遮挡双侧声带前部及前连合，左侧声带前部上表面粗糙，双侧声带后部黏膜充血肿胀，表面光滑。

(3) 首先缓慢变换 Airtraq 喉镜的角度，充分观察肿瘤的范围及毗邻关系。用等离子消融前，先用组织钳掛取肿瘤组织送病理，肿瘤质脆，易出血。

(4) 钳取病理后，于肿瘤外周用低温等离子刀切开一条 5mm 宽的黏膜，勾勒出肿瘤表层的切除边界。

(5) 确定肿瘤表层切除边界后，用等离子刀自下而上开始消融肿瘤，瘤体组织在消融过程中容易渗血。

(6) 表层瘤体消融后，见双侧喉室内、左侧声带上表面均有肿瘤，故改为由左向右切除肿瘤。先消融左侧室带，由内向外，直达声门旁间隙，间隙内有小动脉出血，电凝止血。

(7) 左侧室带消融后，位于左侧喉室内的肿瘤后界、外侧界均能窥视。

(8) 自后向前消融左侧喉室肿瘤，直达甲状软骨板，之后，消融左侧声带肿瘤。

(9) 同法切除右侧喉室肿瘤。

(10) 检查术腔，见左侧声带安全界不够，故切除左侧声带前 1/2 以及前连合充分止血后退出喉镜。

3. 术后病理

回报结果为角化型鳞状细胞癌。

4. 评述

声门上喉癌的边界确认比声门喉癌更难，因为肿瘤往往在黏膜下浸润生长，因此，高分辨的画面就显得尤为重要，用高清的影像系统显示肿瘤，肿瘤组织在数字画面下呈菜花状，不规整，质地脆，与正常组织的光滑、规整和有韧性之间有明显的形态和手感之区别。

手术开始前先用等离子刀勾勒出肿瘤切除的表层边界，只有在这一边界内切除表层肿瘤，才有可能窥视到肿瘤的黏膜下部分。本例肿瘤虽然侵犯双侧喉室以及左侧声带，但由于 Airtraq 喉镜能及时调整窥视的方向和角度，使得肿瘤边界的暴露和观察不仅容易而且还高效，术者持等离子刀只要遵循一定的操作顺序，便能进行满意的消融。

对于表层肿瘤，自下而上消融，能避免因瘤体渗血造成的术野不清，对于喉室内肿瘤，应先切除室带，暴露出肿瘤的后、外边界后，再进行瘤体消融：由后向前、由内向外消融，能使等离子刀头与瘤体接触面始终在术者的视野之内和直视之下，增加了手术的安全性。

第三章　胸外科疾病

第一节　肺动静脉畸形

一、概述

肺动静脉畸形 (PAVMs) 又称肺动静脉瘘，指肺动脉和静脉间存在不通过肺泡毛细血管复合体的异常交通，这一交通结构通常膨大、扭曲成血管瘤。本病可以是单发、多发、双侧，甚至弥散性。虽然通常只有一支大动脉和大静脉受累，但是有许多分支与它们相连。肺动脉内的静脉血不经过肺泡毛细血管网直接流入肺静脉，大量的右向左分流将导致不同程度的发绀。和发生在其他部位的动静脉畸形一样，本病与 Osler-Weber-Rendu 综合征 (遗传性出血性毛细血管扩张症) 关系密切。

二、病理生理

本病可以是单发或多发，单侧多于双侧，下叶肺较多见，最好发的部位是左肺下叶。病灶大小差别巨大。其解剖学特点是动静脉之间的血管瘤管壁肌层发育不良，缺乏弹力纤维，在血流压力下呈迂曲的囊状扩张或呈海绵状血管瘤，有时血管瘤内可有分隔和血栓。根据动静脉之间交通的形态可分为囊型和弥散型，前者呈曲张的囊状血管瘤，后者呈多数细小窦道，无囊状血管瘤形成。绝大多数肺动静脉畸形由肺动脉供血，也有一小部分病变有体循环动脉或两者共同供血。胸主动脉、肋间动脉、内乳动脉等的分支都可能参与供血。肺动静脉的异常结构在出生后早期常处于潜伏状态，而后在肺动脉压力作用下逐渐发展扩大，管壁也可发生变形或钙化，脆性增加，一旦破裂将导致大出血，如出血量不大后期将形成局限性含铁血黄素沉着。

肺动静脉畸形的病理生理学基础是肺动脉与肺静脉间的异常交通产生不同程度的右向左分流，出现低氧血症的表现，并继而导致红细胞增多症，严重的可导致充血性心力衰竭。又因肺循环、体循环直接交通，易致细菌感染、脑脓肿等并发症。

三、病因

多数肺动静脉畸形是先天性疾病，可能是染色体突变的结果，并与 Osler-Weber-Rendu 综合征有联系，但其确切的发病原因尚不明了。肺动静脉畸形是原始肺血管在终末毛细血管环水平发育异常的结果。肺动脉源自胚胎期的第 6 对主动脉弓，并与肺芽周围的静脉丛相吻合。在血管发育阶段形成的这一原始动静脉联系，使血液开始流动。随后的血管重塑过程使动静脉之间出现血管间隔，以后进一步形成肺毛细血管，肺血管发育成正常的形态。在血管发育的动静脉交通阶段的未知刺激阻碍上述血管间隔出现或正常发育，就会导致肺动静脉畸形。

有时肺动静脉畸形还可能继发于肝衰竭、手术或肺部外伤、血吸虫病、结核、肿瘤等。也有肺动静脉畸形合并多发脾的报道。

四、诊断

（一）临床特点

肺动静脉畸形虽为先天性疾病，却很少在婴幼儿时期发病，而多见于青年。可能是由于婴幼儿时期病变微小，不引起明显的血流动力学改变，而且 X 线检查也不易发现。

病变的大小直接决定了症状的严重程度。当单发的孤立性病灶直径＜ 2cm 时，分流量小，可以无明显症状，仅在 X 线检查时偶然发现。较大或多发的病变症状较为显著，肺部症状包括气急、乏力、咳嗽、咯血、胸痛等。呼吸困难是最早也是最常见的症状，活动后加重。查体可见发绀、杵状指等低氧血症的表现。咯血的量一般不大，由位于支气管黏膜的毛细血管扩张所致。如血管瘤破裂出血，则量较大，破入支气管内可致大咯血，破入胸腔则成为血胸。分流量大时患侧胸腔可闻及持续性或收缩期杂音或触及震颤。杂音在吸气时增强，呼气时减弱，其响度取决于动静脉之间的压力差及通过病灶的血流量，而非病灶的大小。分流严重者甚至有充血性心力衰竭的表现。由于本病与遗传性毛细血管扩张症关系密切，鼻出血也常有发生，这是由于鼻黏膜毛细血管扩张出血所致，皮肤与黏膜多见蜘蛛状血管瘤。肺动静脉畸形常伴有中枢神经系统症状，如偏头痛、癫痫发作等。某些患者可有系统性栓塞的表现，特别是脑卒中、短暂性脑缺血发作、脑脓肿或多发远处脓肿。部分病例合并肺动脉高压，病因尚不明确，可能与慢性低氧血症有关。肺动脉高压又可以促使血管瘤快速增大，使病情在短期内加重。

（二）影像学及诊断学检查

1. X 线检查

胸部平片可见肺部单发或多发类圆形实质性肿块影，大小不等，密度均匀，边界清晰，可有浅分叶，钙化少见，有时难以与肺部肿瘤鉴别。透视下可见病灶搏动，且嘱患者做Valsalva 动作，吸气时肿块增大，呼气时缩小，有利于诊断。病变血管呈粗大的条索状，从肺门伸向病灶。弥散型肺动静脉畸形多缺乏典型 X 线征象，可表现为肺叶或肺段分布弥散型结节，网状、斑点状阴影，需进一步做其他检查。

2. 胸部 CT 检查

高分辨率的增强 CT 是诊断肺动静脉畸形的重要手段。典型的 CT 表现为：单发或多发类圆形囊肿影，边缘清晰，密度均匀，CT 值与血管相同，并可见与病灶相连。增强后病灶迅速强化至与血管相同的 CT 值，且与肺动脉充盈期一致，至左心其强化程度下降。与病灶相连的肺动脉、静脉也顺序强化与衰减。弥散型病变主要表现为众多小结节网状结构。CT三维重建能更好地描述病变的结构与细节。随着CT技术的进步，其诊断的敏感性和特异性都有明显进步，不亚于肺动脉造影，对造影剂注射和扫描时机的精确把握是关键。

3. 超声检查

心脏彩超结合活化的生理盐水是一项敏感度很高的无创检查，对肺动静脉畸形的检出率几乎为100%。其原理是：从外周静脉注入活化的生理盐水（含有微小气泡），正常情况下小气泡将在肺泡毛细血管处被阻止，不会进入左心房。当有肺动静脉畸形存在时，部分静脉血不经过肺泡毛细血管网，直接进入左心房。此时做心脏超声就能发现左心房内的气泡。检查的敏感性非常高，甚至能发现那些没有临床症状的、非常小的肺动静脉畸形。其局限性是只能用于定性诊断，无法判断病变的部位和严重程度，可用于筛查和治疗后的随访。

4. 肺动脉造影

肺动脉造影可动态显示肺动静脉畸形的部位和大小，并可见扩张、伸长、扭曲的血管，引流肺静脉显影早于正常肺静脉，并可同时行栓塞治疗。数字减影动脉造影的图像清晰度更高，曾经是主要的确诊手段，也是诊断本病的金标准。但这项检查属于有创检查，有被高分辨率增强CT、磁共振血管成像、超声等取代的趋势。

5. 其他检查

磁共振血管成像是一种无创的检查方法，能准确描绘血管的结构，适用于对造影剂过敏，不适宜做增强CT或血管造影的患者。

放射性核素肺灌注扫描是一种高度敏感的检查手段，其原理与上述利用活化的生理盐水行心脏超声的检查类似，利用肺泡毛细血管网对^{99}mTc-清蛋白的阻挡来判断是否存在肺动静脉畸形。缺点是不能区分肺内和心内的分流，无法观察具体的解剖细节，且价格偏高。

（三）鉴别诊断

需要与其他肺部占位性病变，尤其是肺癌相鉴别。肺内实质性占位在注射造影剂后仅有轻度到中度的强化，肺动脉造影、磁共振血管成像、活化的生理盐水心动超声都可加以鉴别。经食管超声有助于区分先天性心脏病造成的右向左分流。

五、治疗

以往认为有症状的患者才需要治疗。后来发现即便是体积小、无症状的患者也有发生大出血、细菌性心内膜炎、血栓栓塞和中枢神经系统并发症的危险，因此建议一经诊断，尽早治疗。本病的治疗主要有肺动脉栓塞和手术切除两种选择。

肺动脉栓塞可以在肺动脉造影的同时进行，创伤小、疗效确切。各种球囊、弹簧、促凝材料用于血管栓塞都有良好的短期疗效。栓塞疗法可以有效减少右向左分流和心力衰竭的症状，目前已被当作首选疗法。手术治疗在很大程度上已被栓塞疗法所取代。栓塞治疗后可能会再通，有约 25% 的复发率。

手术治疗是先天性肺动静脉畸形的传统治疗方法，适用于较大而不宜栓塞的病变，以及栓塞后失败或复发的病例。对于巨大病变，栓塞后坏死肺组织将会发生感染，可在栓塞后再行手术切除。手术范围包括肺部分切除、肺叶切除甚至全肺切除。手术时首先结扎肺动脉，注意损伤异常血管或分离粘连时大出血。手术治疗的缺点是创伤大，损失肺功能，并有大出血的可能。

同济大学附属上海市肺科医院胸外科自 1976 年 6 月至 2008 年 2 月期间共收治肺动静脉畸形患者 10 例，其中男性 6 例，女性 4 例，男女比例为 3 ∶ 2。患者年龄 12 ～ 57 岁，平均 39.2 岁。两肺受累的概率相当，下叶病变多于上叶。多以咳嗽、咯血、发绀等起病，或于胸部摄片检查时发现。手术方式均为肺叶切除，疗效佳，无围术期死亡和严重并发症。

极少数病例病变广泛，肺移植是唯一的选择。

六、评论

肺动静脉畸形或肺动静脉瘘为肺动静脉间的异常交通曲张形成的血管瘤。由此产生不同程度的右向左分流，出现低氧血症，甚至充血性心力衰竭。本病易发生脑脓肿等中枢神经系统并发症。胸片无特异性表现，增强 CT 或肺动脉造影显示肺动静脉之间的异常交通可以确诊。治疗主要有肺动脉栓塞和手术切除，前者简单、无创，但有一定的复发率；后者传统、有创，可在栓塞复发或失败时进行。

第二节　肺脓肿

一、概述

各种致病菌引起肺实质局限性感染和坏死、液化并有脓腔形成即为肺脓肿。广义上讲，它包括了结核性、真菌性、寄生虫性和细菌性脓腔，感染性肺大疱、肺囊肿和支气管扩张，肺梗死后肺脓肿，以及肺部肿瘤内坏死脓腔和肿瘤阻塞支气管远端发生的肺脓肿。狭义上讲，肺脓肿主要是指源于肺内化脓性感染而产生的脓肿。感染细菌的来源可经呼吸道，如误吸，也可能是全身其他部位感染继发引起的肺感染，如脓毒血症或败血症所致肺部感染。

20 世纪 40 年代后期临床上开始使用青霉素，许多肺炎经抗生素治疗得到有效控制，肺部感染很少会发展到肺脓肿阶段，结果需要外科手术处理的肺脓肿减少，即便有也是选择性的肺叶切除术，很少施行肺脓肿外引流。近些年，由于皮质类固醇激素、化疗药物以及免疫抑制剂的广泛应用和艾滋病流行，使得继发于自然抵抗力降低时的机会性肺脓肿的发病率有所上升。MagalhaesL 等分析了 2000 ～ 2005 年间收治的 60 例肺脓肿患者，其中 45 例为男性。平均年龄 56.2 岁 ±15.1 岁。主要的危险因素包括口腔疾病和免疫功能障碍。平均抗生素治疗时间为 39.2 天 ±15.7 天，有 10% 的患者需要手术治疗。共有 7 例患者死亡，21 例出现各种并发症。肺脓肿的发病率虽然减少，但仍然是一种危险和难治的肺部感染性疾病。

二、病因

按发病机制肺脓肿可分为原发性（吸入性）、继发性和血源性三种。继发性以肺癌为多，来自食管、纵隔或脓胸的少见。败血症致血行感染更少见。吸入感染性物质是肺脓肿发生的常见原因。由于化脓性物质的吸入可使肺内发生化脓性肺炎，以后随着细菌的繁殖和白细胞浸润可产生液化性坏死，最终导致急性脓肿形成，而当部分液化坏死物质经引流支气管排出后可形成一个具有气液平面的脓腔。致病菌多为混合性感染，抗生素问世前多为葡萄球菌、链球菌及肺炎链球菌，如今常见菌种为耐药性强的金黄色葡萄球菌、铜绿假单胞菌、大肠埃希菌、肺炎克雷伯菌等，多数可混合厌氧菌感染。在上呼吸道的分泌物中和牙齿的感染灶内都存在较多此类细菌。其他少见致病菌还有军团菌、表皮葡萄球菌、放线杆菌、肠球菌等。下面是几种常见的肺脓肿发病原因。

（一）吸入性肺脓肿

误吸是最常见的肺脓肿原因，因酗酒或药物所致意识丧失时呕吐常造成误吸。头部外伤、精神病发作、全身麻醉均是加重误吸发生的因素。某些引起食管梗阻的病变，如贲门失弛缓症、食管狭窄、食管癌或胃食管反流，是产生肺脓肿的原因。儿童期的肺脓肿应当考虑有无异物存留造成支气管内梗阻。此外，口腔卫生差、牙齿感染以及牙龈疾病也容易导致肺脓肿的发生。大多数肺脓肿是由于鼻咽部感染、牙齿及牙龈的病变降低了咳嗽反射而使得感染性物质被吸入到肺内所致。鼻咽部的化脓性物质在重力作用下容易进入处于低垂部位的肺段支气管内，特别是上叶后段和下叶背段，误吸后最容易发生肺脓肿的部位。

（二）肺梗死后脓肿

毫无疑问脓性栓子可产生肺脓肿，栓子可来自不洁流产或前列腺炎所致盆腔静脉血栓；来自周围化脓性血栓性静脉炎；肝脓肿、化脓性胰腺炎或化脓性腹膜炎后躯体静脉含有的感染性栓子，它们均可产生肺脓肿。抗生素已经明显地减少了上述各种感染源，脓性栓子引起肺脓肿的发生率也显著降低。

（三）创伤后肺脓肿

胸部穿透伤或钝性伤偶尔可导致肺脓肿，发生率为 1.6% ～ 2.4%。创伤后肺内血肿，可因血源性细菌、误吸或肺内异物而发生感染。并非所有肺内异物都需要摘除，但是肺内异物引起肺脓肿时，不摘除异物肺脓肿就不可能痊愈。非胸部创伤患者长期住院、昏迷、卧床或败血症常引起肺部并发症，如肺不张、肺炎，有时发生肺脓肿。此类肺脓肿多是医院内获得性细菌感染，治疗相当困难。

（四）纵隔或腹腔感染扩散肺脓肿

膈下感染或纵隔感染引起最常见的肺胸膜腔并发症是脓胸，但是如果胸膜腔有粘连，肺又紧密粘连于邻近的壁层胸膜上，膈下感染或纵隔感染可能直接穿透肺组织，形成肺脓肿。此种肺脓肿可继发于阿米巴肝脓肿或化脓性肝脓肿，以及任何原因所致的膈下脓肿。肺脓肿也可继发于纵隔炎，最常见于食管穿孔或破裂。治疗这种类型的肺脓肿，成功的关键在于有效地处理原发疾病。

（五）支气管梗阻肺脓肿

支气管梗阻最多因肿瘤和异物而致，少见的原因有支气管内结石、炎性支气管狭窄，这些器质性梗阻造成远侧肺段或叶支气管分泌物引流不畅，继发肺部感染，加重肺不张，可发展成肺脓肿。因为支气管梗阻可能导致肺脓肿，经积极抗生素和支持疗法，肺部局限性反复感染无明显改变，应行纤维支气管镜检查，除外支气管梗阻。

（六）坏死性肺炎后肺脓肿

金黄色葡萄球菌、肺炎球菌、铜绿假单胞菌、克雷伯杆菌感染都容易造成肺实质坏死，形成肺脓肿。金黄色葡萄球菌感染多为原发性感染灶，特别是在儿童期。肺炎球菌容易致老年患者产生肺脓肿。免疫机制严重抑制及营养状态极差的患者，发生肺炎或肺脓肿后，常很快导致败血症和死亡。

（七）原有肺病变的肺脓肿

原有肺内支气管囊肿或后天性肺大疱，发生继发性感染后，胸片上会产生类似"肺脓肿"样改变。若感染前已知原有肺囊肿或肺大疱，胸片上有界限清楚的液平，周围没有明显肺浸润表现，那么应当高度怀疑肺囊肿感染或感染性肺大疱的可能。对此鉴别可在纤维支气管镜下用带有导丝的塑料管进行抽吸，抽出液检查可给诊断带来很大帮助，同时也作为治疗的一部分。少见的情况是肺隔离症继发感染后产生肺脓肿，肺隔离症形成的肺脓肿对单纯非手术治疗反应很差。怀疑此类肺脓肿时，可以行主动脉造影显示畸形血管，也可防止术中发生意外大出血。

（八）癌性肺脓肿

空洞型肺癌继发肺脓肿形成，应当注意鉴别诊断，及时手术切除，避免长期内科保守治疗延误肿瘤的治疗。

（九）机会性肺脓肿

由于有效的广谱抗生素应用，在化脓性肺炎的阶段即得到控制，原发性肺脓肿少见，发生率明显降低。机化性感染而致的肺脓肿则更显出重要性。机会性肺脓肿多发生在年轻患者或年迈患者，机体对于感染缺乏有效防御能力，身体其他系统有严重疾病，肺脓肿仅是系统疾病的一种并发症。早产儿、支气管肺炎、先天性发育畸形、手术后、恶病质、存在其他部位感染或系统性疾病，都是发生机会性肺脓肿的重要因素。对于老年患者而言，全身系统性疾病、恶性肿瘤 (特别是肺部或口咽部的恶性肿瘤)、长期应用激素或免疫抑制剂治疗、放射治疗以及围术期，均构成老年患者机会性肺脓肿的危险因素。机会性肺脓肿常呈多发，其中绝大多数为医院内的获得性感染。从细菌学上讲，致病菌仍以金黄色葡萄球菌为主，其他还有甲型溶血性链球菌、卡他奈瑟菌、肺炎球菌、变形杆菌、大肠埃希菌和克雷伯杆菌。

（十）其他原因

Agrafiotis 等报道，气管支架相关的呼吸道感染 (SARTI) 发生率为 19%，其中以肺炎最为常见，其次为支气管感染，少数发生空洞性肺炎或肺脓肿伴曲菌球形成。另外，部分先天性心脏病，如法洛四联征，可以继发肺脓肿。这可能与肺组织低血流灌注有关。

三、病理

肺脓肿病理过程是化脓菌造成肺实质破坏，分为急性炎症期、化脓期和脓肿形成期 3 个过程。首先，细菌引起肺部感染，支气管阻塞后致使远端肺段发生肺不张和炎症，感染未能得到有效控制，引起肺段血管栓塞和破坏，继之产生大面积的肺组织坏死和液化，周围的胸膜肺组织出现炎性改变，终于形成脓肿。急性肺脓肿的内壁衬纤维脓性物质，它与周围实变的肺组织混为一体。脓肿周围肺组织有不同程度的炎症、纤维化、支气管扩张和邻近胸膜粘连及增厚，其引流支气管及肺门淋巴结也为炎症改变，来自支气管动脉和肋间动脉的侧支循环血管增多并粗大。早期由于有效抗生素治疗，可表现范围小、空洞小并最后吸收愈合。急性肺脓肿可侵犯周围胸膜表面，引起胸膜炎、胸腔积液或者脓胸。若脓肿穿透胸膜则出现脓气胸。肺脓肿也可破入纵隔、心包或膈下，分别引起化脓性纵隔炎、化脓性心包炎以及膈下感染。

当病变经过急性阶段后，支气管阻塞未能及时完全解除，引流不畅，感染未彻底控制，肺脓肿可进入慢性阶段。慢性病例可呈现肺叶或全肺毁损。慢性肺脓肿内壁逐渐变为纤维肉芽组织，其中存在富含脂质的巨噬细胞，脓腔内壁衬有低柱状上皮甚至假复层纤毛柱状上皮细胞。此时，脓肿周围的肺组织产生瘢痕，瘢痕组织收缩使脓腔变小甚至闭塞。慢性肺脓肿期间感染反复发作，既有受累肺组织病变又有支气管病变，既有组织破坏又有组织修复，既有急性炎症又有慢性炎症。最后肺组织中形成界限分明的脓腔，周围肺组织有不同程度的炎症反应和纤维化。慢性肺脓肿最初发生在肺组织的表浅部位，肺脓肿与一个或多个小的支气管相通，脓肿不断向周围蔓延发展，晚期可跨段、跨叶形成多个互相连通的脓腔。

四、临床表现、诊断

由于产生肺脓肿的原因不同，临床症状也不一致。有的肺炎发作后随即出现发热和咳痰，也有误吸后间隔数天或数周，才出现发热和咳痰。急性期常有高热、寒战、咳嗽、胸痛和白细胞升高，约1周后咳出脓臭痰，上述急性症状缓解，少数体质好的成人发病较轻，儿童症状较重，甚至发生中毒性休克。2个月后仍不痊愈即转入慢性期，表现有低热、咳嗽、痰多、咯血、消瘦和苍白。肺脓肿患者的痰多呈脓性，并可混有血液，痰量多且有恶臭味。若将痰液存于容器内静置，可发现痰液分层，底层为黄绿色沉淀，中间层为黏液，表层为泡沫。部分肺脓肿患者可有胸痛，呈持续性胸膜疼痛。在症状上，肺脓肿与其他肺化脓性疾病或感染性空洞性肺病变没有明显区别。典型的病例常有上呼吸道感染的病史，并有发热及感染中毒症状，咳脓性痰，有时为腐败性脓痰。痰量可多可少，呈绿色、棕色、灰色或黄色，酱油色痰提示可能是阿米巴肺脓肿。多数有胸痛，这是由于肺脓肿位于肺的周边部位而导致了胸膜炎。

由于支气管脓腔瘘很少发生于脓腔的最低部位，同时瘘口通常较小，容易因水肿而被压闭或被坏死物质堵塞，导致临床症状呈周期性出现，即当脓肿侵蚀到某一细小支气管并相通时，部分脓腔内容物被排出，患者症状缓解。此时，咳痰量会有明显增加；而当中毒症状加重时，患者痰量也会有所减少。

婴儿期或儿童期葡萄球菌性肺炎常因毒血症、呼吸困难、发绀和中毒性休克而掩盖了肺脓肿的症状和体征。儿童最常表现为发热、食欲缺乏、衰弱等症状，也可能因为胸膜下脓肿破裂造成脓气胸。由于不是由厌氧菌感染所致，所以很少咳恶臭性痰。

急性肺脓肿患者常呈重病面容，体温高，心动过速，呼吸增快。呼吸有臭味，受累肺部表面胸壁触诊可能有压痛，语颤增强，心尖搏动及气管向患侧移位。患侧胸部下陷，肋间隙变窄，呼吸运动减弱，叩诊常发现浊音，呼吸音减低，不一定听到啰音。当肺脓肿与支气管相通时，可闻及管性呼吸音，此时还会听到干性及湿性啰音。胸部体征随着脓肿与支气管管腔通畅情况的变化而改变。杵状指是许多慢性缺氧性肺部疾病经常存在的体征，肺脓肿患者表现很明显，在肺脓肿发作后2周就可能出现杵状指；当肺脓肿痊愈时，杵状指也逐渐消退。当肺部病灶与胸壁形成大量侧支循环时，可能在胸壁听到血管性杂音。

病变初期胸部X线表现缺乏肺脓肿的特征和气液平面，表现为某部分肺浸润，有或无肺不张。病变可累及一个肺段或多个肺段甚至整个肺叶。一旦肺脓肿与支气管相通，直立位或侧卧位胸片可发现气液平面，这是放射学上肺脓肿的特征性表现。仰卧位或俯卧位，包括断层显像，均能显示气液平面的存在。肺脓肿病变周围有肺实质浸润带。典型的慢性空洞为中心型空洞，壁厚，外周有炎症及纤维化表现。多见于上叶后段和下叶背段，右侧比左侧多见，两侧性罕见。某些患者可能在脓腔内继发曲菌球形成。薄壁脓肿并有气液平面，提示化脓性囊肿或肺大疱合并感染，常伴有胸腔积液、脓胸和脓气胸。腔壁增厚呈结节状提示癌性空洞的可能。此外，肺门淋巴结或纵隔淋巴结明显增大很难区分是炎性增生还是癌转移。肺脓肿导致肺动脉假性血管瘤十分罕见，注意避免漏诊。

部分肺脓肿或反复发作肺炎的患者需行上消化道造影检查，可显示胃食管反流，肿瘤引起的食管梗阻、食管狭窄或贲门失弛缓症，这些疾病可产生消化道内容物误吸到呼吸道，导致肺炎和肺脓肿，这种情况对于儿童病例尤为重要。有时，周围性肺脓肿不易与脓胸相区分，采用彩色多普勒超声技术探测空洞周围实变组织中血管信号有助于诊断周围性肺脓肿。

需要与化脓性肺脓肿相鉴别的有癌性空洞、肺结核空洞、合并支气管胸膜瘘的脓胸、肺囊肿感染、空洞性真菌感染、肺大疱合并感染、支气管扩张和肺囊肿、肺隔离症等疾病。由于肺癌的发生率逐年增高，首先要鉴别的是肺癌，特别是中年男性吸烟者。

五、治疗

半个世纪以前，肺脓肿的治疗方法包括营养支持、胸部呼吸物理治疗及各种体位引流。在抗生素问世之前，治疗肺脓肿均采用保守性方法，如前所述的支持治疗。抗生素治疗不仅降低了肺脓肿的发病率，而且改变了肺脓肿的治疗方式和治疗效果。现在肺脓肿很少需要行外引流或肺切除术。外科治疗主要适用于：

(1) 内科治疗失败，症状和体征持续存在，治疗 2 个月以上空洞不愈合，空洞直径＞2cm 或张力性空洞。

(2) 除空洞外，肺叶或全肺呈毁损表现：大片炎症及纤维化，广泛支气管扩张，肺不张等。

(3) 并发支气管胸膜瘘、脓胸、食管瘘和反复气胸等并发症。

(4) 怀疑存在肺癌。

(5) 反复严重咯血。

对于那些经过抗生素治疗仅留有较小的、薄壁残腔，且无临床症状的患者，病变有望在几周或几个月完全恢复而不需要外科手术治疗。

(一) 内科治疗

多数肺脓肿经内科治疗，4～5周积极抗生素治疗后症状明显减轻，胸片上不留残腔，或仅有直径 2cm 以下薄壁囊腔。如果经 5 周治疗后仍遗有固定大小的残腔，特别是直径大于 2cm 的薄壁残腔，症状持续存在，则需行外科手术切除。否则患者将反复咯血和感染发作，预后不佳。经适当抗生素治疗后，患者虽留有小的薄壁残腔，却无明显症状，经数周或数月观察也可能完全愈合，不一定需要外科处理。

诊断慢性肺脓肿时，应进行痰培养和涂片检查以鉴定致病菌，包括需氧菌和厌氧菌。这些可能需要经支气管穿刺抽吸或支气管镜获得确切的致病细菌，以排除口腔细菌污染标本。痰检查还应当包括真菌、抗酸菌和肿瘤细胞检查。一旦诊断肺脓肿则立即施以广谱抗生素，以后再根据细菌培养和药物敏感度结果，调整抗生素。一般而言，抗生素应用后几天至 1 周，临床症状就有明显改善。某些病例可能需要数周甚至更长时间的抗生素治疗，直到胸部 X 线上脓肿完全吸收。临床症状改善比胸片的表现早出现数日或数周。

如果患者临床症状改善，尽管有气液平面存在，有或无周围组织浸润，则不需要外科处理。

肺脓肿患者需要进行支气管镜检查，为细菌培养提供最确切的材料，早期排除支气管梗阻的原因如异物、肉芽肿或肿瘤，可经支气管镜直接抽吸脓液，经支气管内引流脓液。操作时避免脓液大量溢入支气管内，突然发生窒息。在 X 线透视下经支气管导管进行脓腔引流。经抗生素和支持疗法，一般人群急性肺脓肿的病死率明显下降，绝大多数患者可获得治愈。80% ～ 90% 的肺脓肿患者不需要外科处理即可治愈。Shlomi 等报道，在支气管镜下用激光穿孔在脓腔和支气管间形成一个通道，置入细管引流脓液，4 ～ 6 天后拔除引流管。该手术操作安全，治疗肺脓肿效果确切。

（二）肺脓肿外引流术

对不能耐受肺手术的年老、体弱者，药物治疗效果不佳时，可采用外科引流，包括内引流和外引流。若患者持续发热超过 10 ～ 14 天，治疗 6 ～ 8 周胸片上仍无改善的征象；或出现某些并发症，如咯血、脓胸或支气管胸膜瘘，则都需要进行外科引流处理。介入性治疗的进展使得在透视下，经皮肤将引流管置入肺脓腔内，而获得有效治疗。经皮穿刺引流一般不会造成脓胸，即使在正压通气辅助呼吸的情况下，也可成功地经皮穿刺引流而无并发症。多数肺脓肿迟早都接近胸壁，只要选择合适的位置，经皮穿刺肺脓肿外引流都会获得成功。Yunnus 报道在 CT 引导下经皮穿刺脓腔内置入引流管治疗肺脓肿 19 例，5 例发生气胸，2 例出现轻度咯血，2 例支气管胸膜瘘需手术治疗。

胸管引流术直接引流肺脓肿，是治疗急性肺脓肿的有效方法。在操作过程中需要注意病灶定位确切，准确选择切口部位；胸管引流术时必须肯定脓肿处的肺组织与壁层胸膜已经发生粘连，否则可能会发生脓腔脓液散布于游离的胸膜腔内。一般采取气管内双腔插管全身麻醉，切除 5 ～ 6cm 长的肋骨，已经发生粘连的胸膜呈灰色增厚不透明，先用注射针进行穿刺，抽到脓液确定脓肿的深度和位置，抽得标本送细菌学和病理学检查。电刀切开脓肿表面的肺组织进入脓腔，抽吸和刮除清创，最后置入粗口径的引流管或蘑菇头引流管，连接水封瓶或负压吸引。胸腔引流后，患者的临床症状可有明显改善，痰量减少，发热减退，引流量逐渐减少。术后肺漏气于数天至 2 周停止。当患者情况逐渐改善，引流量减少，漏气停止时，可停止负压抽吸，剪短胸管，用敷料包盖，患者可下床活动。胸管可能留置数周，患者可带管出院。因为肺脓肿与支气管相通，不主张行胸管灌洗。当患者情况完全改善，胸部 CT 证实肺脓肿吸收愈合，可拔除引流管，引流口将逐渐闭合。胸管引流术常见并发症包括继发性出血、脓气胸或脑脓肿等。但是胸管引流术对于某些危重患者，巨大肺脓肿患者可能是唯一挽救生命的治疗方法，经胸管引流的患者晚期发生支气管胸膜瘘病例罕见。

对于合并有胸腔积液或积脓的肺脓肿可以在胸腔镜下引流肺脓肿和胸腔积液／积脓。Nagasawa 等报道采用该法治疗肺脓肿患儿 11 例，没有发生术后死亡和长期的支气管胸膜瘘及再次开胸手术。平均术后住院时间为 11 天，平均胸腔引流管放置 3.6 天，术后抗生素使用时间 23.6 天。该术式并发症低，恢复快，缩短了抗生素治疗时间。Shimizu 等报道某些顽固性肺脓肿可以先行开窗术，打开脓腔填塞纱布，术后长期换药，最后移植大网膜修复缺损。

（三）肺切除术

少数急性肺脓肿发展到慢性肺脓肿，脓腔壁增厚，周围肺组织发生不可逆的病变，临床上患者持续发热、咳嗽和咳痰。导致慢性肺脓肿的因素有脓腔引流不畅、支气管梗阻和脓肿穿破到胸膜腔产生脓胸。在这种情况下需要进行肺切除，多数是肺叶切除即获痊愈。其他肺切除的指征有大咯血和反复咯血。慢性肺脓肿行肺的楔形切除或肺段切除常产生并发症，因为切除边缘的肺实质常有病变，术后肺持续漏气和脓胸的发生率较肺叶切除高，不宜采用。在大多数情况下，肺通气灌注扫描常能确定病变范围，若显示一侧肺完全无功能，则需行全肺切除。手术时采用双腔气管插管麻醉，以防止脓液在手术操作过程中流入对侧或同侧健康肺叶，有可能的话尽早钳闭患侧支气管。手术中可能发现胸膜增厚，粘连带中存在广泛的侧支循环。如果脓肿太大，可以先行抽吸减压使手术操作更为安全。长期慢性炎症使得支气管血管屈曲、增粗，淋巴结肿大并与周围的支气管、血管紧密粘连。解剖肺门时尤应慎重以免发生大出血。术后胸膜腔应充分引流，至少放置 2 根引流管，以利于肺迅速膨胀，阻止肺漏气，避免术后脓胸的发生。主要并发症有血胸、脓胸、支气管胸膜瘘和对侧肺炎症。

某些肺脓肿对适当治疗无明显反应，也可能是支气管肺癌阻塞了支气管，以致远端发生肺脓肿，或者大的肿瘤本身发生缺血性坏死形成癌性空洞。影像学上提示脓肿壁厚且不规则，脓腔内壁可见到壁内结节，应怀疑癌性空洞。支气管镜检查可以帮助诊断。若经 3～4 周抗生素治疗，脓肿无明显反应，支气管镜检查未能获得肯定的诊断结果，则需行开胸探查。咯血是肺脓肿的一个常见并发症。对于那些不能耐受手术切除的患者来说，通过在适当部位进行肺动脉栓塞可有效控制出血。

（四）手术注意事项

手术前要充分控制肺部感染症状，力求肺部感染局限化，全身中毒症状消失，痰量明显减少，每日少于 50mL，一般在急性肺脓肿治疗 2～3 个月后手术为宜。术中防止脓痰或血液流向健侧肺，宜采用双腔气管插管，术中采用头低位并勤吸痰，手术者游离肺宜轻柔并尽可能早离断支气管。由于侧支血管丰富使手术出血量较大，平均用血量达 2000～3000mL。一方面需准备充足血源，另一方面需仔细止血并尽快切除病肺。

第三节　肺结核

一、概述

肺结核是由结核杆菌 (TB) 引起的慢性传染病，结核杆菌可累及全身多个器官，但以肺结核最为常见。临床上多呈慢性过程，少数可急起发病。常有低热、乏力等全身症状和咳嗽、咯血等呼吸系统表现。病理特点是结核结节和干酪样坏死，易形成空洞。

肺结核分为五型：

Ⅰ型：原发性肺结核；

Ⅱ型：血行弥散型肺结核；

Ⅲ型：继发型肺结核 (包括浸润性、纤维空洞及干酪性肺炎等)；

Ⅳ型：结核性胸膜炎 (包括结核性干性胸膜炎、结核性渗出性胸膜炎、结核性脓胸)；

Ⅴ型：其他肺外结核。

二、病理生理与传播

肺结核是通过呼吸道传播的，传统的观点偏重于尘埃带菌传染，现称菌尘气溶胶传染，即指因肺结核排菌患者随地吐痰，干燥后细菌随尘土飞扬，被他人吸入而引起感染发病。1989 年 Dannenberg 阐述了结核菌被人体吸入后的三个病理生理阶段：第一阶段是结核菌入侵入体以后被肺泡巨噬细胞吞噬，这一阶段结核菌是否能被彻底杀死取决于入侵结核菌的毒力以及人体巨噬细胞的活性。若结核菌无法被巨噬细胞彻底杀死则进入第二阶段，通常在结核菌入侵入体的 7 ～ 21 天，此时结核菌和人体处于共生状态，结核菌在巨噬细胞内生长，同时单核细胞移行至感染部位，这一阶段患者可毫无症状。第三阶段通常为结核菌入侵 3 周之后，表现在淋巴细胞的致敏和细胞吞噬作用的增强。入侵的结核菌被吞噬后，经处理加工，将抗原信息传递给 T 淋巴细胞，使之致敏。当致敏的 T 淋巴细胞再次遇到结核菌时，便释放出一系列的细胞因子使巨噬细胞聚集在细菌周围，吞噬杀死细菌，然后变为类上皮细胞和朗汉斯巨细胞。

三、诊断以及鉴别诊断

(一) 临床症状

典型肺结核起病缓慢，病程较长，有低热、乏力、食欲减退、咳嗽和少量咯血。但多数患者常无明显症状，经胸部摄片等健康检查始被发现。有些患者以突然咯血为表现，但在病程中常可追溯到轻微的毒性症状。全身毒性症状表现为午后低热、乏力、食欲减退、体重减轻、盗汗等。当肺部病灶急剧进展弥散时，可有高热。呼吸系统症状一般有干咳或只有少量黏液，继发感染时，痰呈黏液性或脓性，约 1/3 的患者有不同程度的咯血。当炎症波及壁层胸膜时，相应胸壁有刺痛，一般并不剧烈，随呼吸和咳嗽而加重。而一旦发展成为结核性毁损肺或者支气管结核时通常可导致肺功能下降从而引起气急、气促等一系列症状。

（二）体征

早期病灶小或位于肺组织深部，多无异常体征。若病变范围较大，患侧肺部呼吸运动减弱，叩诊呈浊音，听诊时呼吸音减低，或为支气管肺泡呼吸音。因肺结核好发于肺上叶尖后段及下叶背段，故锁骨上下、肩胛间区叩诊略浊，咳嗽后偶可闻及湿啰音，对诊断有参考意义。肺部病变发生广泛纤维化或胸膜粘连增厚时，患侧胸廓常呈下陷、肋间隙变窄、气管移位与叩浊，对侧可有代偿性肺气肿征。

（三）影像学及诊断学检查

肺结核的影像学表现可多种多样，根据不同时期的不同类型的肺结核可有多种表现，肺部 X 线检查不但可早期发现肺结核，而且可对病灶的部位、范围、性质、发展情况做出诊断。通常影像学上需与以下疾病相鉴别：

1. 肺癌

中央型肺癌肺门处有结节影或有肺门淋巴结、纵隔淋巴结转移，需与淋巴结核鉴别；周围型肺癌在肺周围有小片浸润、结节，需与结核球或结核浸润性病灶鉴别。肺癌可有分叶毛刺，无卫星灶，一般无钙化，可有空泡征；周围型肺癌可见胸膜内陷征。中央型肺癌患者纤维支气管镜检查可见气管或者支气管口新生物，刷片、活检常可获得病理诊断。结核菌素试验肺癌往往阴性而结核患者常强阳性。

2. 肺炎

肺部非细菌性（支原体、病毒、过敏）肺炎常显示斑片影，与早期浸润性肺结核的表现相似，而细菌性肺炎出现大叶性病变时可与结核性干酪肺炎相混，都需鉴别。支原体肺炎常症状轻而 X 线表现较重，2～3 周自行消失；过敏性肺炎者血中嗜酸细胞增多，肺内阴影呈游走性，各有特点可鉴别。细菌性肺炎可起病急、寒战、高热、咳铁锈色痰，有口唇疱疹而痰 TB(-)，抗生素治疗可恢复快，通常病变在 1 个月之内消散。故与炎症鉴别一般不先用抗结核治疗而先抗感染治疗，避免抗结核药不规则使用造成耐药。

3. 肺脓肿

浸润型肺结核如有空洞常需与肺脓肿鉴别，尤其下叶背段结核空洞需与急性肺脓肿鉴别。主要鉴别点在于，结核者痰 TB(+)，而肺脓肿 (-)，肺脓肿起病较急，白细胞总数与中性粒细胞增多，抗生素效果明显，但有时结核空洞可继发细菌感染，此时痰中 TB 不易检出。

4. 支气管扩张

症状为咳嗽、咳脓痰、反复咯血，易与慢性纤维空洞相混淆，但 X 线一般仅见纹理粗乱或卷发影。痰中找到结核菌是确诊肺结核的主要依据。但少数结核患者病变后期可以出现结核性支气管扩张，通常可以合并细菌混合感染。

结核菌素试验是诊断结核感染的参考指标。结核菌素的纯蛋白衍化物 (PPD) 由旧结核菌素滤液中提取结核蛋白精制而成，已广泛用于临床诊断。结核菌素试验仍是结核病综合诊断中的常用手段之一，有助于判断有无结核菌感染。若呈强阳性反应，常提示为活动性结核病。结核菌素试验阳性反应仅表示曾有结核感染，并不一定患病。结核菌素试验阴性除表示没有结核菌感染外，尚应考虑以下情况：结核菌感染后需 4～8 周才建立充分变态反应，在该变态反应产生之前，结核菌素试验可呈阴性。应用糖皮质激素等免疫抑制药物，或营养不良、麻疹、百日咳等患者，结核菌素反应也可暂时消失。严重结核病及各种重危患者对结核菌素无反应，或仅出现弱阳性，与人体免疫力及变态反应暂时受抑有关，待病情好转，可转为阳性反应。其他如淋巴细胞免疫系统缺陷 (如白血病、淋巴瘤、结节病、艾滋病等) 患者或年老体衰者的结核菌素反应也常为阴性。

痰中找到结核菌是确诊肺结核的主要依据。涂片抗酸染色镜检快速简便，故抗酸杆菌阳性，肺结核诊断基本即可成立。直接厚涂片阳性率优于薄涂片，为目前普遍采用。荧光显微镜检查适合于大量标本快速检查。成人也可通过纤维支气管镜检查，或从其涮洗液中查找结核菌。痰菌阳性表明其病灶是开放性的，具有传染性。培养法更为精确，除能了解结核菌有无生长繁殖能力外，且可作药物敏感试验与菌型鉴定。结核菌生长缓慢，使用改良罗氏培养基，通常需 4～8 周才能报告。培养虽较费时，但精确可靠，特异性高，若涂片阴性或诊断有疑问时，培养尤其重要，培养菌株进一步作药物敏感性测定，可为治疗特别是复治时提供参考。

四、治疗

(一) 药物治疗

肺结核患者首选药物治疗，根据患者初治或者复治制定不同的治疗方案，治疗过程中须遵循早期、联合、适量、规律、全程五个原则进行用药。常用药物如下：异烟肼 (H)、利福平 (R)、吡嗪酰胺 (Z)、链霉素 (S)、乙胺丁醇 (E) 等。近年来肺结核治疗的药物有了不少的进展。

1. 利福喷汀 (DL473.RPE，RPT)

RPT 又名环戊基哌嗪利福霉素，该药为 RFP 的环戊衍生物，临床应用一般为每周 2 次顿服。我国使用该药替代 RFP 对初治、复治肺结核进行了对比研究，每周顿服或每周 2 次服用 RPT 500～600mg，疗程结束时痰菌阴转率、病变有效率和空洞关闭率与每日服用 RFP 组相比，疗效一致，未见有严重的药物毒副反应。本药不仅有满意的近期效果，而且有可靠的远期疗效。由于 RPT 可以每周只给药 1～2 次，全疗程总药量减少，便于督导，也易为患者所接受。

2. 氟喹诺酮类 (FQ)

第三代氟喹诺酮类药物中有不少具有较强的抗结核分枝杆菌活性，对非结核分枝杆菌(鸟胞内分枝杆菌复合群除外)也有作用,为临床治疗开拓了更为广阔的前景。由于结核分枝杆菌对氟喹诺酮类产生自发突变率很低,与其他抗结核药之间无交叉耐药性,目前这类药物已成为耐药结核病的主要选用对象。

3. 新大环内酯类

本类抗结核分枝杆菌药与,INH 或 RFP 合用时有协同作用,主要用于非结核分枝杆菌病的治疗。

4. 根据 2008 年版《中国结核病防治规划实施工作指南》拟订的化疗方案如下:

(1)初治活动性肺结核化疗方案:新涂阳和新涂阴肺结核患者可选用以下方案治疗。

1)2H3R3Z3E3/4H3R3

强化期:异烟肼、利福平、吡嗪酰胺、乙胺丁醇隔日 1 次,共 2 个月,用药 30 次。

继续期:异烟肼、利福平隔日 1 次,共 4 个月,用药 60 次。

全疗程共计 90 次。

2)2HRZE/4HR

强化期:异烟肼、利福平、吡嗪酰胺、乙胺丁醇每日 1 次,共 2 个月。用药 60 次。

继续期:异烟肼、利福平每日 1 次,共 4 个月。用药 120 次。

全疗程共计 180 次。

如新涂阳肺结核患者治疗到 2 个月末痰菌检查仍为阳性,则应延长 1 个月的强化期治疗,继续期化疗方案不变,第 3 个月末增加一次查痰;如第 5 个月末痰菌阴性则方案为 3H3R3Z3E3/4H3R3 或 3HRZE/4HR。在治疗到第 5 个月末或疗程结束时痰涂片仍阳性者,为初治失败。如新涂阴肺结核患者治疗过程中任何一次痰菌检查阳性,均为初治失败,用复治涂阳肺结核化疗方案治疗。儿童慎用乙胺丁醇。对初治失败的患者,如有条件可增加痰培养和药敏试验,根据药敏试验结果制定化疗方案。

(2)复治涂阳肺结核化疗方案

1)2H3R3Z3E3S3/6H3R3E3

强化期:异烟肼、利福平、吡嗪酰胺、链霉素、乙胺丁醇隔日 1 次,共 2 个月,用药 30 次。

继续期:异烟肼、利福平、乙胺丁醇隔日 1 次,共 6 个月,用药 90 次。

全疗程共计 120 次。

2)2HRZES/6HRE

强化期:异烟肼、利福平、吡嗪酰胺、乙胺丁醇、链霉素每日 1 次,共 2 个月,用药 60 次。

继续期:异烟肼、利福平、乙胺丁醇每日 1 次,共 6 个月,用药 180 次。

全疗程共计 240 次。

因故不能用链霉素的患者,延长 1 个月的强化期即 3H3R3Z3E3/6H3R3E3 或 3HRZE/6HRE;如复治涂阳肺结核患者治疗到第 2 个月末痰菌检查仍阳性,使用链霉素方案治疗的患者则应延长 1 个月的复治强化期方案治疗，继续期治疗方案不变，即 3H3R3Z3E3S3/6H3R3E3 或 3HRZES/6HRE；未使用链霉素方案的患者则应再延长 1 个月的强化期，继续期治疗方案不变，即 4H3R3Z3E3/6H3R3E3 或 4HRZE/6HRE，均应在第 3 个月末增加一次查痰。第 5 个月末或疗程结束时痰菌检查阳性为复治失败；对复治失败的患者，可增加痰培养和药敏试验，根据药敏试验结果制定化疗方案。

（二）外科治疗

肺结核的外科手术指征：

(1) 已局限、持久的空洞型肺结核。

(2) 已毁损的肺叶或一侧全肺。

(3) 支气管狭窄、支气管结核。

(4) 大咯血。

(5) 合并恶性肿瘤。

空洞型肺结核和毁损肺是形成耐多药肺结核的重要病理学基础之一，耐多药肺结核是指排出的结核菌对一种或多种抗结核药物耐药者，如排出的结核菌至少同时耐异烟肼及利福平者即耐多药肺结核 (MDR-TB)。世界范围，每年新发 8800000 例结核，发病率 136/100000 而原发与获得性耐多药率仍分别高达 7.6% 和 17.1%。发生 MDR-TB 的主要原因是不规则化疗，MDR-TB 的主要特点是长程治疗、治疗费用高、毒副反应强、化疗效果差、治愈率低、复发率及病死率高。外科手术结合化疗是治疗耐多药肺结核的有效措施。就空洞型肺结核和毁损肺而言，手术方法以肺叶切除术或全肺切除术为主，其理论基础为，抗结核药很难到达空腔内并对其中的结核分枝杆菌产生作用，并且在空腔内有很高数量的病原微生物生存，故切除已形成空腔的空洞型肺结核病灶和毁损肺，是抗结核综合治疗中的重要手段。空洞型肺结核的病灶多局限于肺叶，应以肺叶切除术为主；毁损肺的病变范围较广泛，多累及一侧肺，以全肺切除术多见，但术前一定要对此类患者的心血管系统和呼吸系统准确评估，心力衰竭和呼吸衰竭是肺切除术后早期死亡的主要原因。术前和术后有效的抗结核治疗，对 MDR-TB 患者的治愈起决定作用。术前有效抗结核药物的选择，可参照患者不同的药敏试验结果以及既往相关用药史，选出至少 3 种以上敏感或未曾使用过的抗结核药物，联合使用 2 ～ 3 个月，术后的抗结核治疗应继续术前的有效抗结核治疗方案，至少 18 个月，避免因频繁更换治疗方案而产生新的耐药现象。选择 MDR-TB 患者的手术时机至关重要，但很难把握，同济大学附属上海市肺科医院的经验是在应用有效抗结核治疗方案后约 3 个月，使痰结核菌数降至最低且病灶进一步局限化，此时手术治疗的效果最佳。

肺结核合并支气管结核为良性病变，好发于壮年人；若治疗不正规多发展为支气管狭窄，远端合并肺不张或毁损肺。支气管结核如发生以下情况则需要外科治疗：

(1) 支气管瘢痕狭窄伴狭端反复感染、毁损肺、支气管扩张且内科疗效不理想。

(2) 正规抗结核治疗后痰结核菌仍然阳性者并咳嗽、胸痛、咯血等症状，经正规抗结核治疗，与肿瘤难以鉴别者。

手术目的为恢复气道通畅，最大限度保护或重建正常的肺功能。手术时机和方法的掌握尤为重要。术前胸部 X 线和 CT 检查肺内无活动性病变，确诊肺结核合气管结核者需正规抗结核治疗 3 ～ 6 个月后进行手术。总结同济大学附属上海市肺科医院 85 例支气管结核的手术病例，无手术死亡患者。术后要根据药敏结果调整用药，治疗 18 ～ 24 个月。术后远期随访应注意吻合口再狭窄，纤维支气管镜检查对发现再狭窄有重要价值。同济大学附属上海市肺科医院的经验是：尽可能切除病变组织，根据狭窄的部位、长度、程度及狭窄远端的肺组织是否正常决定手术方式。文献报道袖式肺叶切除术为首选，对狭窄在叶口水平的，一般作袖式肺叶切除术；预计吻合口张力较大，术后有再狭窄可能的，应该做全肺切除术；粘连严重者可行心包内全肺切除术；气管右下侧壁受累时，可切除右侧全肺和气管受累部分，用正常的右总支气管内侧壁组织外翻修补成形。狭窄在气管水平的，可行气管节段切除；切除长度在 3cm 以下者，可行自体气管端端吻合术，术后保持颈部前屈位以减少吻合口张力。如术中过度追求残端切净，导致吻合口的张力过大，术后对患者的伤害远大于吻合口轻度狭窄。全肺切除术后的并发症如脓胸、支气管胸膜瘘的发生率要比肺叶切除术高，且与术前痰菌是否阳性有关，提示在临床工作中尽量不作全肺切除术，右全肺切除术尤应慎重，因右肺功能较左肺多出 10% 左右，且术后的并发症和病死率更高。术前痰菌阳性者要尽量正规抗结核治疗后方可手术。资料显示袖式切除术后肺不张的发生率要高于肺叶切除术；也提示行袖式肺叶切除术者，要注意在围术期呼吸道管理。

肺结核患者如合并大咯血时常可先采取支气管动脉介入造影的手段在明确出血部位的同时进行栓塞治疗，如栓塞治疗效果不理想，出血部位为结核病灶所在肺叶时，则需急诊行肺叶切除术甚至是全肺切除术。但是由于此类患者一般起病较急，多数情况下病程急进，且持续的咯血状态下很难完成一些相关的心肺功能检查，因此需要根据患者的既往情况以及病史判断患者的手术耐受性。

肺癌和结核的关系目前还未有明确结论，但是多数学者认为两者不仅仅是简单的伴随关系。推测有以下两种关联，一种是结核诱发恶性肿瘤，局部因素可能是干酪灶的反复刺激，全身性的因素可能为结核患者全身免疫力下降；另一种则是瘢痕癌，有国内外的少量报道发现部分结核病情稳定的患者，在短期内肺内纤维灶突然增大或者空洞内壁出现新生物，手术治疗证实在原有陈旧性结核病灶基础上合并恶性肿瘤，推测可能是由于瘢痕内部的致癌物质得不到有效的清除以及在瘢痕形成过程中细胞的过度生长造成的。因此在结核患者的长期随访过程中如果发现结核患者病灶发生形态学的变化则需要警惕恶变的可能。手术治疗同肺癌的手术治疗。

肺结核的有效治疗取决于早期诊断以及正规的药物治疗。随着对于肺结核的早期诊断率的提高以及药物的进展，外科手术在肺结核治疗上所占比重逐步降低。

第四节 支气管扩张

支气管扩张是由于支气管壁的弹性成分和肌肉成分的破坏导致支气管永久性和非正常的扩张。病变可以是局限性或者是弥散性的。临床表现为慢性的反复肺部感染和痰液增多。在欧洲和北美，支气管扩张的发生率有所下降，但是在发展中国家其发生率仍然较高。在我国，由于人民生活的改善，麻疹、百日咳疫苗的预防接种以及抗生素的临床应用，本病的发病率大为降低。

一、病理生理

(一) 分类

支气管扩张的黏膜表面常有慢性溃疡，纤毛柱状上皮细胞鳞状化生或萎缩，管壁弹力组织、肌层以及软骨受损伤，由纤维组织替代，管腔变形扩张。扩张形态可分为柱状和囊状两种，也常混合存在。柱状扩张的管壁损害较轻，随着病变的发展，破坏严重，变为囊状扩张。也可经过治疗使病变稳定或好转。常伴毛细血管扩张，或支气管动脉和肺动脉的终末支扩张与吻合，形成血管瘤，可出现反复大量咯血。

支气管扩张可以是局限性的或者弥散性的。下叶是最容易受累的部位。左肺较右肺易发，主要是由于左侧支气管较细的内径、较长的纵隔走行和通过主动脉弓下时较局限的空间。

支气管扩张的潜在的病理机制是正常的肌弹性组织和支气管软骨的损伤。会导致支气管周围组织的弹力和收缩功能的缺失，最终导致支气管扩张。

(二) 血流动力学改变

支气管扩张对于呼吸功能和气体交换的影响主要表现在扩张支气管的血流灌注。1949 年，有学者描述了由于支气管循环血管的扩张和肥大导致体肺循环的分流。后来，又有学者提出了两种类型的体肺循环的分流：顺流和逆流。同时提出不同的支气管扩张的病理类型导致了血流动力学改变的不同。通过血管造影、支气管造影可以区分灌注肺和非灌注肺。柱状支气管扩张多有血流灌注而囊状扩张多无血流灌注。Ashour 等假设由于毛细血管床的阻塞，肺毛细血管的阻力增加，分流的血液通过肺动脉逆行转运到肺门。所以当注入造影剂之后，会发生肺动脉的伪影。

血流灌注同样反映出疾病的进展程度。灌注的支气管扩张更容易进行气体交换和参与呼吸功能，没有血流灌注的支气管扩张多提示疾病已经发展到了终末期。

二、病因学

支气管扩张可以是获得性的或者遗传性的。遗传性的支气管扩张多为弥散性分布，而获得性的支气管扩张多分布局限。其局限的部位和原发的始动因素相关。一般来说，获得性支气管扩张的原因可以分为感染性和非感染性两种。

一些先天综合征包括囊性纤维病 (CF) 经常伴有支气管扩张。CF 患者支气管扩张多发生在上叶支气管。导致支气管扩张的先天性综合征多在儿童时期就会有症状。但是 CF 患者的症状由于始动因素的不同各有所异，有些患者直到 40 ~ 50 岁才会出现临床症状。纤毛不动综合征是另一种常见的支气管扩张。由于纤毛的运动障碍，气道分泌物的清除功能受到损害，导致细菌的定植和感染的发生。其临床表现还包括反复的呼吸道感染、鼻窦炎、中耳炎和精子不动症。这种支气管扩张伴有内脏的转位被称为 Kartagener 综合征。先天性免疫功能缺陷，如先天性丙种球蛋白缺乏症、选择性免疫球蛋白 IgG 和 IgA 缺乏等同样使支气管扩张易发。

感染是获得性支气管扩张的主要原因。在欠发达国家中，儿童时期感染性病变如麻疹和百日咳仍然是潜在的发病原因。但是在发达国家中，由于广泛接种疫苗，其发生率逐年有所降低。若支气管扩张在儿童时期就发病，经常是由于其他潜在疾病引起的。腺病毒和流感病毒是最常见的病毒病原体，金黄色葡萄球菌、肺炎链球菌和流感嗜血杆菌是最常见的细菌病原体。曲霉菌是免疫缺陷患者中最常见的真菌性感染，多导致圆柱状扩张，常常为中央型。结核感染仍然是发展中国家主要的问题，虽然在不同的国家其发生率有所上升。结核杆菌会引起气道和肺实质的坏死，导致支气管扩张，多发生在下叶。尤其在人类免疫缺陷病毒感染晚期达到免疫妥协的患者中，支气管扩张可以是反复肺部感染的结果。在肺移植术后，不但免疫抑制本身是引起支气管扩张的潜在的始动因素，而且由此相关的闭塞性细支气管炎也最终会形成支气管扩张。

非感染性支气管扩张的原因包括纵隔淋巴结肿大引起的外源性压迫。肉芽肿性纵隔炎可以引起支气管阻塞和远端的支气管扩张。同样，由于肿瘤或者其他原因引起的支气管狭窄同样可以导致支气管扩张的发生。由于吸入有害气体或者胃内容物的误吸，也是造成支气管扩张的原因。其他少见的支气管扩张的原因包括溃疡性结肠炎、类风湿关节炎和 Sjogren 综合征。α1- 抗胰蛋白酶缺乏可以导致全肺的气肿，也和支气管扩张相关，但是最近的研究表明，如果不考虑遗传缺陷，支气管扩张多在肺气肿之后发生。

三、诊断

(一) 临床表现

最常见的临床表现是反复持续的咳嗽伴有大量的咳痰。痰通常是化脓性的，在进展期常伴有咯血。气道黏膜的炎症可以引起小的咯血，更为严重的是致命的大咯血。多由于肥大的支气管动脉或者体肺循环间异常吻合血管的侵蚀破裂造成。在某些病例特别是病变局限在上叶，可以表现为干咳或者没有临床症状。患者也可以表现为引起支气管扩张的基础疾病相关的临床症状。

（二）检查诊断

除了临床表现，临床上进行的形态学和功能学检查可以提供支气管扩张的诊断并且提供治疗的依据。

临床首先需要胸部的 X 线诊断。轻微的支气管扩张，可以没有典型的影像学表现，但是在囊状支气管扩张的患者可以发现支气管管壁的增厚，带有液平的囊腔，同时可以发现肺不张或者肺实质的浸润。目前通过肺部的 CT 扫描可以诊断支气管扩张。高分辨率 CT 对于支气管扩张的诊断非常敏感。

支气管造影术曾经是确诊支气管扩张的金标准。可以有选择性地应用于支气管扩张的患者。但是高分辨率 CT 能够更清晰地显示支气管壁，并能发现近端支气管腔内阻塞或狭窄，发现造影不易发现的病变区，如上叶尖段。高分辨胸部 CT 的缺点是不易鉴别柱状和蜂窝状支气管扩张。所以在国内外的许多临床中心，胸部高分辨率 CT 已经完全取代了支气管造影术。

通气血流扫描 (V/Q) 是用来评估疾病的分布范围和了解支气管扩张区域血流灌注重要的检查手段。另外，肺血管造影术和胸主动脉造影可以用来准确地评价血流动力学的改变。

常规的肺功能检查和动脉血气分析必不可少。心电图可以帮助判断右心功能。常规行痰培养，可以选择有效的抗生素治疗，培养出的病原菌多为：肺炎链球菌、流感嗜血杆菌、非典型分枝杆菌和曲霉菌。

四、治疗

（一）保守治疗

首要的目的是对可逆性病变进行恰当的治疗。在治疗的整个过程中，足够的抗生素、支气管扩张剂和物理疗法必不可少。

急性期静脉注射抗生素的疗程通常根据临床表现而定。通常静脉应用抗生素 2～3 周，然后口服抗生素可以得到较长时间的缓解。还可以选择吸入抗生素气雾剂。

支气管扩张剂可以缓解支气管的阻塞和利于痰液的排出，特别是在那些肺功能检查提示可逆性气道梗阻的患者效果更佳。

物理治疗必须贯穿于整个治疗过程中，其作用异常重要，目前临床主要应用的方法包括叩背、振动和体位引流。

黏液溶解剂已证明使 CF 患者可以从中获益，但是对于其他形式的支气管扩张患者其作用的有效性未被证实，同样抗感染药物在支气管扩张治疗中作用不明。控制性氧疗辅助呼吸可以用于终末期患者的姑息性治疗。

（二）手术治疗

手术是唯一可以治愈支气管扩张的治疗方式。随着有效抗生素和多种保守治疗方法的应用，手术的作用已经有了不小的变化，更多的患者倾向于保守治疗。但是经过认真筛选的患者可以从手术中获益。

手术的主要适应证是局限性的支气管扩张患者。准备进行手术治疗的患者必须确保其原发病得到有效的控制。例如对于纤毛不动综合征的患者，为多个器官的病损，手术的效果值得商榷。

1. 手术治疗的作用

(1) 根治性：严重局限性病损。

(2) 姑息性：

1) 切除病损最为严重的病变组织。

2) 减少痰液的产生。

3) 减少系统性分流。

(3) 最终的手段：终末期行肺移植术。

2. 手术切除的指征

(1) 局限性的疾病。

(2) 足够的肺功能储备。

(3) 不可逆性病变。

(4) 显著的临床症状（如咳嗽、咯血、反复的肺部感染或者分流）。

胸部 CT 扫描、肺通气血流分析、近期的抗菌谱、肺功能检查和动脉血气分析都是术前必不可少的检查。肺血管造影术和系统的血管造影术可能会提供支气管扩张区域更多的信息。

胸部 CT 可以确定病变是否局限。病变组织的灌注情况可以通过肺通气血流来评估。必须保证具有足够的肺功能储备。

根治性切除意义重大，否则感染性的并发症或者疾病的复发容易发生。虽然在手术过程中需要遵循尽量保留健康肺组织的原则，但是彻底地切除病损组织是保证症状缓解的决定因素。在一些少见的病例，如果病变完全局限在一侧的肺组织，对侧肺组织只有少量或者没有病损，甚至可以行全肺切除术。一些作者提出全肺切除术要比姑息性切除具有更好的临床预后。

Ashour 等建议用血流动力学的分类标准来补充现在根据形态学进行的支气管扩张的分类。他们建议手术切除没有血流灌注的支气管扩张的肺组织而不论其病损是单侧还是双侧。因为根据他们的经验，那些有血流灌注的支气管扩张肺组织在没有血液灌注支气管扩张肺组织切除后能够逐渐恢复功能。

近年来，Ashour 等报道了 66 例支气管扩张患者，具有局灶性病损进行了手术治疗的病死率为 1.5%，并发症发生率为 18%，其中 73% 的患者术后认为是得到了治愈，26% 的患者症状得到了改善。只有 1 例患者没有从手术中获益。另外一组 238 例患者的报道指出其中 64.7% 根治性完全切除的病例具有显著的疗效，其中有 79.4% 的患者症状完全消失，12.18% 的患者症状有所改善，手术病死率为 0%，并发症发生率为 8.82%。还有一组 166 例患者的资料得到了同样的结论。另外两组有关儿童支气管扩张手术治疗的报道特别强调了完全切除的重要性，其中一篇文章甚至指出如果能够得到根治，全肺切除术要比非根治性切除具有更好的临床效果。但是另外几位作者则报道了对于多病灶的患者，实行手术切除病变最为严重部分的肺组织，同样可以取得较好的效果。

在具有完善公共卫生疫苗免疫的发达国家，目前支气管扩张并不是一种常见的公共卫生问题，但是在发展中国家，其发病率仍使之成为临床主要疾病之一。对于局灶性的病变其主要的原因是感染。但是在西方国家，气道阻塞的状态（如支气管结石和肿瘤）是主要的原因。弥散性的支气管扩张多发生在有遗传性疾病的患者，如 CF 或者免疫抗体缺陷患者。通常情况下，局灶性支气管扩张是手术的唯一适应证。患者在手术之前需要仔细评估手术后是否具有足够的肺功能维持呼吸。除了大咯血之外，对于弥散性病灶的患者不能够行局灶性肺组织的切除术，这时可以采取肺门血管的阻断手术来缓解出血。在大咯血的患者，支气管动脉的栓塞只是被看做一种暂时的处理方式，因为支气管动脉栓塞后常常会复发。

第五节 自发性气胸

一、概述

正常人体胸膜腔是由脏层胸膜和壁层胸膜构成的密闭腔隙，其内压力为负压，低于大气压 3 ～ 5cmH$_2$O 从而保证肺脏处于膨胀状态，完成正常的通气与换气功能。当气体进入胸膜腔造成积气状态时，称之为气胸 (PT)。气胸可分为自发性、外伤性和医源性三类。自发性气胸 (SP) 是由于肺部疾病使肺组织和脏层胸膜破裂，或者胸膜下微小疱或肺大疱破裂，肺和支气管内空气进入胸膜腔所致肺脏压缩。根据肺部是否有慢性阻塞性肺疾病或者肺结核等原发性疾病，分为原发性自发性气胸 (PSP) 和继发性自发性气胸 (SSP)。

（一）病因

原发性自发性气胸发病机制尚未明确，是较为常见的胸膜疾病，每年发病率为 5 ～ 10/10 万，好发于瘦高的 20 岁左右的青年男性，男性多于女性，男女之比为 6 ：1。Whithers(1964) 认为瘦长体型的人肺的快速生长引起肺部缺血而形成肺尖部大疱，高个子的肺尖传导的压力高，使扩张的肺泡破裂所致。发生在健康成人单侧气胸的临床症状多为胸部不适、轻度活动受限等，但严重者也会威胁生命，其机制为空气进入胸膜腔导致胸膜腔压力升高，肺脏被压缩影响气体交换，静脉回心血流受阻，可导致不同程度的心肺功能障碍，严重时出现呼吸循环衰竭甚至死亡。

继发性自发性气胸是在原发肺部疾病基础上形成肺气肿、肺大疱或直接胸膜损伤所引起，患者发病年龄较大。常见于肺结核、COPD、肺癌、肺尘埃沉着病等。月经性气胸一般在月经来潮前后 24～72h 内发生，病理机制尚不清楚，可能是胸膜上存在的异位子宫内膜破裂导致。

（二）临床类型

根据脏层胸膜破裂的不同情况及气胸发生后对胸腔内压力的影响，自发性气胸通常分为以下三种类型：

1. 闭合性（单纯性）气胸

胸膜破裂口较小，随肺萎缩而闭合，空气不再继续进入胸膜腔。胸膜腔内压接近或略微超过大气压，测定时可为正压也可为负压，视气体量多少而定。抽气后压力下降而不复升，表明其破口不再漏气。

2. 交通性（开放性）气胸

破裂口较大或因两层胸膜间有粘连或牵拉，使破口持续开放，吸气与呼气时空气自由进出胸膜腔。胸膜腔内压在 $0cmH_2O$ 上下波动；抽气后可呈负压，但观察数分钟，压力又再次升至抽气前水平。

3. 张力性（高压性）气胸

破裂口呈单向活瓣或活塞作用，吸气时胸廓扩大，胸膜腔内压变小，空气进入胸膜腔；呼气时胸膜腔内压升高，压迫活瓣使之关闭，致使胸膜腔内空气越积越多，内压持续升高，使肺脏受压，纵隔向健侧移位，影响心脏血液回流。此型气胸胸膜腔内压测定常超过 $10cmH_2O$，甚至高达 $20cmH_2O$，抽气后胸膜腔内压可下降，但又迅速复升，对机体呼吸循环功能的影响最大，必须紧急抢救处理。

（三）临床表现

气胸症状的轻重与有无肺基础疾病及功能状态、气胸发生的速度、胸膜腔内积气量及其压力大小三个因素有关。气胸发生越慢，症状越轻，肺受压体积越大，症状越重，若原已存在严重肺功能减退，即使气胸量小，也可有明显的呼吸困难，年轻人即使肺压缩 80%，有的症状也可以很轻。常见的诱因有：剧烈咳嗽、打哈欠、激动、大声喊话或唱歌、提重物、剧烈运动等。

1. 症状

(1) 胸痛：多数患者在正常活动或安静休息时发生，偶有在睡眠中发病者。大多数起病急骤，患者突感一侧胸痛，针刺样或刀割样，持续时间短暂，继之胸闷和呼吸困难。老人胸痛症状不如年轻人，可能是由于老年人对疼痛反应不敏感。

(2) 呼吸困难：老年人 80% 表现出呼吸困难，张力性气胸时胸膜腔内压骤然升高，肺被压缩，纵隔移位，迅速出现严重呼吸循环障碍；患者表情紧张、胸闷、挣扎坐起、烦躁不安、发绀、冷汗、脉速、虚脱、心律失常，甚至发生意识不清、呼吸衰竭。

(3) 刺激性咳嗽：系气体刺激胸膜所致。气体量较大时也可压迫气管支气管，刺激气管黏膜造成刺激性干咳。

2. 体征

取决于积气量的多少和是否伴有胸腔积液。少量气胸体征不明显，大量气胸时可见明显体征。

(1) 呼吸加快、发绀：多见于老年患者或者继发性自发性气胸患者以及张力性气胸。如果有低血压表现，应注意血胸合并存在。

(2) 皮下气肿：也多见于张力性气胸。

(3) 胸部体征：气管向健侧移位，患侧胸壁饱满、肋间隙增宽、呼吸运动减弱、触觉语颤减弱或消失、听诊呼吸音减弱或者消失。

（四）诊断

X 线胸片检查是诊断气胸的重要方法，可显示肺受压程度，肺内病变情况以及有无胸膜粘连、胸腔积液及纵隔移位等。典型气胸根据突发的胸痛、胸闷或者刺激性干咳症状结合 X 线胸片很容易诊断。CT 在发现气胸病因方面占有优势，可以发现肺气肿样改变，HRCT 也可发现肺大疱的数量和位置，指导进一步的治疗或者手术方案。

（五）鉴别诊断

根据临床症状、体征及影像学表现，气胸的诊断通常并不困难。X 线或 CT 显示气胸线是确诊依据，若病情十分危重无法搬动行 X 线检查时，应当机立断在患侧胸腔体征最明显处试验穿刺，如抽出气体，可证实气胸的诊断。自发性气胸尤其是老年人和原有心、肺慢性疾病基础者，临床表现酷似其他心、肺急症，临床医生容易对此缺乏警惕，尤其在老年患者，容易误诊为慢性支气管炎或者其他疾病。

1. 支气管哮喘与慢性阻塞性肺疾病 (COPD)

两者均有不同程度的气促及呼吸困难，体征也与自发性气胸相似，但支气管哮喘患者常有反复哮喘阵发性发作史，COPD 患者的呼吸困难多呈长期缓慢进行性加重，气胸发生前肺功能已经失代偿，气胸发生时也是以呼吸困难为主要表现，容易漏诊，必要时 CT 检查。

2. 急性心肌梗死

患者也有突然胸痛、胸闷，甚至呼吸困难、休克等临床表现，但常有高血压、冠状动脉粥样硬化性心脏病史。体征、心电图、X 线检查、血清酶学检查有助于诊断。

3. 急性肺栓塞

大面积肺栓塞也可突发起病，呼吸困难，胸痛，烦躁不安，惊恐甚至有濒死感，临床上酷似自发性气胸。但患者可有咯血、低热和昏厥，并常有下肢或盆腔血栓性静脉炎、骨折、手术后、脑卒中、心房颤动等病史，或发生于长期卧床的老年患者。

4. 肺大疱

位于肺周边的肺大疱，尤其是巨型肺大疱易被误认为气胸。王俊 (1997) 报道 4 例占胸腔体积 90% 的巨型肺大疱中有 3 例术前被误诊为气胸。其体会以下几点有助于巨型肺大疱的鉴别诊断：

(1) 青壮年，无自发性气胸病史，无突发严重胸闷、喘憋病史。

(2) 症状轻、病史长、耐受性好。

(3) 胸片及 CT 示肺压缩 90%，萎陷肺组织居于心膈角，并非萎陷于肺门处，有纵隔移位，但无加重趋势，CT 有时可见对侧肺内有一至数个肺大疱存在。

(4) 胸穿抽气后肺基本不复张，或放置胸腔闭式引流管后 (通常不易置入大疱腔内)，只有少许气体溢出，有液面波动，但患者症状和肺压缩程度无明显改善。

(5) 若术前疑为巨型肺大疱，放置胸腔闭式引流时，应先置入手指探查胸腔，若触及有一定张力的巨型肺大疱壁即可确诊。

5. 其他

消化性溃疡穿孔、胸膜炎、肺癌、膈疝等，偶可有急起的胸痛、上腹痛及气促等，也应注意与自发性气胸鉴别。

（六）治疗

自发性气胸的治疗目的是促进肺的完全复张和防止再次复发，目前的治疗方法多种多样：包括以暂时缓解或者消除症状为目的的措施，如穿刺抽气或者置管引流等，但这种措施往往只能暂时部分解决问题，大部分患者会再次复发，最好采用以手术为主的彻底根治为目的的治疗措施，包括常规开胸及最近几年广泛兴起的 VATS 下肺大疱切除术等。当然，还有一小部分患者即便手术切除了病灶，还是会存在一定概率的复发可能，为了能够彻底去除这小部分复发的可能，就需要采用一些辅助性的措施，比如胸膜粘连术、壁层胸膜剥脱及脏层胸膜加固术等。通过辅助这些措施，可以将气胸的复发概率大大降低。

二、以暂时缓解或者消除症状为目的的治疗措施

对于初次发作的，无法接受手术的原发性自发性气胸的患者所采取的治疗措施以保守及创伤小为主。另外，对于患者体质较差，肺功能无法耐受手术创伤的继发性自发性气胸的患者来说，也只能采取这类治疗措施。这些治疗方案效果并不理想。其原因之一就是，无论单纯的抽气还是闭式引流，其 1.5 年内复发率高达 34% ～ 65%。如此高的复发率以及由于复发而导致的不安焦虑使这些年轻人无法以正常的心态参加工作学习。理想的治疗方案除了安全、有效、复发率低以外，还应该让患者获得较高的治疗满意度。

（一）单纯观察，保守治疗

无明显呼吸困难症状，肺压缩体积小时，可以采取单纯观察，待其自行吸收。具体指征可以包括如下几点：

(1) 肺压缩在 20% 以下。

(2) 初次发作，CT 未见明显肺大疱形成。

(3) 无伴随的血胸等。

患者坚决拒绝任何有创检查或治疗。由于胸腔内气体分压和肺毛细血管内气体分压存在压力差，每日可自行吸收胸腔内气体容积 (胸片的气胸容积) 的 1.25% ～ 1.8%，即一个肺压缩 15% 的气胸完全吸收约需 12 天。如果给予吸氧，可将吸收率提高 3 ～ 4 倍。高浓度吸氧可加快胸腔内气体的吸收，经鼻导管或面罩吸入 10L/min 的氧，可取得比较满意的疗效。在气胸发生后 12 ～ 48h 内建议留住观察室，密切监测病情改变。12 ～ 48h 复查胸片，如果气胸量没有进展，患者要求的话可以出院，但要明确告知患者病情进展时可能出现的症状。如果无明显症状进展，1 周后再次复查胸片，观察气胸吸收情况。如果病情进展，需行进一步的治疗措施。

(二) 胸腔穿刺抽气

适用于小量气胸，呼吸困难较轻，心肺功能尚好的闭合性气胸患者。抽气可加速肺复张，迅速缓解症状。通常选择患侧胸部锁骨中线第 2 肋间为穿刺点，局限性气胸则要选择相应的穿刺部位。其优点是简单且费用低廉，但是复发率高。单纯性原发性自发性气胸，无伴随血胸及胸腔积液的患者，为减轻置管创伤，可采取中心静脉穿刺导管穿刺留置于锁骨中线第 2 肋间或者相应气胸定位点。可重复多次抽气或者接一次性引流袋，患者耐受性较好。

(三) 胸腔闭式引流术

适用于经单纯抽气失败的原发性自发性气胸和绝大部分继发性自发性气胸患者，呼吸困难明显、肺压缩程度较重，交通性或张力性气胸，反复发生气胸的患者。无论其气胸容量多少，均应尽早行胸腔闭式引流。插管部位一般多取锁骨中线外侧第 2 肋间，或腋前线第 4 ～ 5 肋间，如为局限性气胸或需引流胸腔积液，则应根据 X 线胸片或在 X 线透视下选择适当部位进行插管排气引流。胸管导管口径的选择应结合胸膜破口大小、是否伴发胸腔积液及血胸以及是否接受机械通气等综合考虑。血气胸以及机械通气患者选择的引流管口径应相对粗一些。

(四) 胸腔闭式引流 + 负压吸引

适用于：

(1) 呼气时胸腔内压力小于大气压。

(2) 胸腔引流时间超过 2 周，气体不易排出的患者。

(3) 肺压缩时间过长，肺表面纤维素形成，不易复张。

(4) 行胸腔闭式引流的患者出现皮下气肿或者纵隔气肿的患者。

自发性气胸行胸腔闭式引流术的一个并发症是复张性肺水肿，虽不是很常见，但存在着潜在的危险。表现为置管后突然出现 (通常在 1h 之内) 咳嗽、呼吸急促以及体温过低。其病理生理机制尚不是特别明确，但是我们常见到的易患因素包括：气胸发生时间较长以后行闭式引流，全肺不张，张力性气胸以及肺复张过快等。正因如此，大量气胸（肺压缩＞30%）病情稳定者置管后不要应用负压吸引以尽可能避免发生这种情况。一旦发生后，可以采取的处理措施包括激素的应用以及必要时呼吸机及循环支持等。

三、以彻底去除病因为目的的治疗措施

虽然大部分患者通过住院行胸腔穿刺抽气或者胸腔闭式引流可暂时治愈，但30%的患者的气胸迁延不愈或反复发作，并且随着复发次数的增加，再发气胸的可能性会增大，首次气胸后再次同侧气胸发生率达到25%，在第二次气胸非手术治疗后第三次气胸复发率＞50%，三次后复发率在80%。对于反复发作的自发性气胸的唯一有效治疗方法是外科手术切除肺大疱加胸膜固定术。

对自发性气胸，有学者主张术前行CT、HRCT检查，其目的：

(1) 协助选择手术适应证，如肺大疱弥散、胸腔内粘连严重，则行普通开胸手术。

(2) 了解气胸侧肺部病变情况，以指导手术切口的选择及术中重点探查部位。

(3) 明确对侧是否有肺大疱，以决定是否同期治疗。

Vanderschueren将自发性气胸分为4期：Ⅰ期，肺部正常，没有肺大疱；Ⅱ期，没有肺大疱，但肺与胸膜有粘连，说明既往有过气胸；Ⅲ期，肺大疱直径＜2cm；Ⅳ期，有多发的直径＞2cm的肺大疱。

（一）传统切口开胸

常规开胸行肺尖部肺大疱切除术外加胸膜摩擦术曾一度被公认为防止气胸二次复发的"标准式式"，这种手术方式只有1%不到的复发率，成人并发症发生率小于15%。常规后外侧切口开胸虽治疗彻底，但损伤重、出血多、痛苦大、瘢痕长约20～35cm，不美观，患者心理负担重，此种手术方法已经逐渐被微创小切口以及胸腔镜手术方式所取代。

（二）腋下小切口微创入路

Becker和Munro于1976年首先描述了这一手术入路。1980年Deslauriers等再次详细描述了这种手术方式。

1. 手术方法

健侧卧位，患侧上肢前伸固定。由腋前线第3肋间至腋后线第8肋间5～8cm切口，沿第3或者第4肋骨切开部分前锯肌，选择第3或者第4肋间进胸，这样其肋间切口与皮肤切口呈垂直交叉。可以将肺拖到切口外边行肺大疱切除闭合。除胸腔镜手术外，小切口也提供了一个创伤小、恢复快的开胸入路，其操作方式类似于传统开胸，但创伤小，术后疼痛轻，对呼吸影响小。小切口用电刀分离粘连速度较快；能及时止血，减少术中出血量；手术中应注意术前尽量明确肺大疱和粘连带的位置，上叶病变经第3肋间，中下叶经第4肋间进胸；各种操作均要在良好暴露下进行，适当调整手术床，随时调整手术灯，最好使用头灯及长柄器械；处理肺大疱，尽量在切口外进行，牵拉肺时动作要轻柔。

通过小切口也可以完成大部分气胸手术，但如存在广泛粘连，尤其是与胸内大血管粘连，宜采用胸腔镜或后外侧开胸手术。

进胸后先分离不规则粘连，以免影响术后肺复张。重点探查 HRCT 提示病变部位。由于视野限制、术中患肺萎陷致肺大疱空瘪等原因，肺大疱位置有时不能确定，可以请麻醉师重新让患肺充分鼓起，再缓慢瘪肺，在肺萎陷的过程中仔细查找，因与肺大疱相通的细小支气管多有病变，且肺大疱弹性回缩差，肺大疱萎陷一般较正常肺组织慢，反复几次，多能找到。对不易发现的肺破口，应鼓肺进行注水试验。切除病变时，注意切除部位应位于正常肺组织处，以免残留病变肺大疱，术后持续漏气或远期复发。

采用这种手术切口进行操作的一组 362 位成人患者，平均住院天数 6 天，复发率 0.4%，并发症发生率只有不到 10%。

2. 适应证和禁忌证

腋下小切口与 VATS 治疗自发性气胸的手术适应证和禁忌证基本相似。

(1) 适应证：

1) 自发性气胸第 1 次发作经胸腔闭式引流超过 5 天仍有漏气者，肺不复张，说明肺破口较大。

2) 同侧自发性气胸 2 次或超过 2 次发作。

3) 自发性血气胸、双侧自发性气胸伴双侧肺大疱者行同期手术。

4) 单侧自发性气胸伴双侧肺大疱者，与患者及家属充分沟通，向其说明对侧自发性气胸概率会明显升高，征求同意，再决定术式。

5) 特殊职业者的首次发作，如野外工作者、飞行员、潜水员等。

(2) 禁忌证：

1) 胸腔内有广泛粘连者。

2) 既往曾有患侧开胸手术史或曾患有可能导致胸腔粘连的胸部疾病史。

3. 优缺点

(1) 腋下小切口术式具有以下优点：

1) 腋下 5 ～ 8cm 切口，胸部肌肉的损伤小，能快速进胸及缝合切口，缩短了麻醉和手术时间。

2) 术后较低的疼痛水平，基本不需要 PCA 止痛泵镇痛。

3) 手术切口在腋下，采用皮内缝合，双上肢自然下垂隐蔽手术瘢痕，达到一定的美容效果，患者心理上能够接受。

4) 由于可以不采用双腔气管插管及一次性腔内切缝器等进口耗材，手术费用明显减少。

5) 相对较低设备及技术要求，能够开展气管插管全麻的医院基本能开展此术式，普及面广。

6) 与 VATS 相比具有相同的治疗效果。

(2) 腋下小切口也存在一些缺点：

1) 手术视野小，不能窥视整个胸腔，手术视野不如胸腔镜好，不利于对肺全面探查；分离粘连时若暴露不好，易出现伴随损伤。如遇有较重粘连及出血时此设计的切口延长有一定困难。

2) 撑开肋间粗暴，易肋骨骨折，或损伤肋间神经造成术后胸痛。

由于我国目前医疗资源分布不均衡，VATS 普及率不很均衡，患者医疗费用支付能力有限，使其在临床中的应用受到了一定程度的限制。腋下小切口与 VATS 有着相同甚至更好的疗效以及可以接受的疼痛水平，费用和设备与技术要求低，符合我国目前国情，而且自发性气胸是外科常见急诊，大多数患者首诊在基层医院，所以此术式还是具有一定的可行性和实用价值，不能因 VATS 的出现而对腋下小切口的临床价值完全否定。两种术式在临床工作中的具体应用可根据患者病情、经济条件及就诊医院技术和设备条件而定。

（三）听诊三角小切口入路

听诊三角小切口手术入路在心外科微创手术当中应用较多，对于自发性气胸的治疗，应用不多。国内向小勇 (1995) 曾报道过 10 例用于治疗自发性气胸的病例。全麻下在听诊三角区沿肋间作 10 ～ 12cm 切口，切断背阔肌前缘 3cm，经第 4 肋间进胸，将切口上缘至胸顶部的壁层胸膜切除，注意勿损伤锁骨下动脉，仅需切断少许背阔肌即可顺利进胸。手术创伤小，术后疼痛轻，主动咳嗽容易，肺复张快，患者住院时间短，疗效可靠，不易复发，是自发性气胸患者易于接受的一种术式。

（四）电视辅助胸腔镜手术 (VATS)

胸腔镜手术由于不需要撑开肋骨、创伤小，对胸壁损伤小，出血少，术后恢复快，伤口瘢痕细小美观而易被患者接受，随着技术水平的日益成熟，VATS 已成为治疗自发性气胸的首选方法。

1. 腔镜操作的不同方法

针对我国经济发展不均匀的特殊国情、手术者开展腔镜的不同熟练程度以及患者对手术及术后的不同程度的要求，胸腔镜下操作可以分为以下几种不同的操作途径。

2. 胸腔镜辅助小切口手术 (VAMT)

VAMT 治疗自发性气胸是指在电视胸腔镜引导下辅以 3 ～ 7cm 小切口并应用胸腔镜器械与常规开胸手术器械结合进行的一种较灵活的手术，其通过触觉反馈进行胸内操作，符合微创外科要求。VATS 技术已在我国迅速发展，电视辅助胸腔镜切除肺大疱一般多采用切割缝合器、套扎、钛夹等方法，但因其使用一次性器械价格较贵，而 VAMT 将肺病变处牵至切口下，在直视下应用常规器械进行缝扎或楔形切除，安全可靠，降低了一次性医疗器械的消费，减少了手术费用。与 VATS 相比，手术适应证进一步扩大，费用明显降低，同样获得良好治疗效果，更适合我国国情，在某些经济不发达地区有一定的推广价值，同时也适合早期开展胸腔镜、手术技术不娴熟的医院开展。

3. 常规三孔法

VATS 治疗自发性气胸国内外多采用三孔操作，这也是应用最早，使用最成熟，操作起来最容易上手的一种方案。

具体方法：标准健侧卧位，腰部垫高，双腔管气管插管单肺通气。胸腔镜观察孔利用原引流口或选在第 7 肋间腋中线，腋前线第 4 肋间为操作孔，必要时在腋后线第 5 肋间做辅助操作口，切口长度 1.0 ～ 1.5cm。

4. 二孔法

二孔法指的是一个操作孔外加一个观察孔。

(1) 操作方法：双腔气管插管静脉复合麻醉后取健侧侧卧位，腋下垫枕，使术侧肋间隙增宽，双上肢前伸固定。选择腋中线第 7 肋间做一长约 1.5cm 观察孔，置入硬质 trocar，选择第 3 或第 4 肋间腋中、前线间的胸大肌外侧缘做一 2cm 操作孔，置入硬质 trocar。于观察孔进 10mm 胸腔镜。

(2) 特点：两孔分别位于腋前线和腋中线相应肋间，免掉背侧辅助操作孔，由于背部肌肉层次多、血供丰富、肋间隙窄，易出血且不易自止，常常在术中处理被动或反复花费时间对背部操作孔进行止血；胸腔较小的患者，器械进入胸腔后行程短，三孔操作空间小，操作困难，二孔法反而有一定优势；由于肌肉及神经损伤，术后背侧切口疼痛明显，且易产生感觉异常和运动障碍。不做背侧辅助操作孔，所有操作器械均经前侧操作切口进出。减少了对背侧胸壁肌肉和神经的损伤，术后疼痛、感觉异常和运动障碍明显减轻；前侧切口部位主要为肋间肌，肌肉层次少，弹性高，且肋间隙宽，操作方便；由于胸腔内操作无特殊变化，手术相关费用与传统三孔法 VATS 无差异；同时减少了背部操作孔的手术瘢痕，更能符合患者对美观的要求。缺点是由于只有一个操作孔，所有操作器械均经此孔出入，有时器械可能相互干扰，尤其在刚开始运用这一方法时可能会很不习惯，增加手术难度和延长手术时间。本法更适于术者操作熟练，肺粘连轻，肺大疱窄基底或者肺大疱范围局限，数量少，位于肺尖者。

5. 单孔法

指观察孔与操作孔共用一个孔道。具体位置视患者病变位置及手术者个人习惯而定，一般选取腋中线 5 ～ 7 肋间。由于单孔手术操作难度较大，手术器械互相影响，有时候需要特殊的腔镜器械，所以开展不多。国内部分学者对其手术理念以及手术效果抱怀疑态度，文献报道不多。

6. 胸腔镜下肺大疱的处理

VATS 探查要按照一定的顺序，特别需要注意肺尖部、背段、叶裂间、肺底、脊柱旁、肺门和心包之间，以免遗漏。有时镜头进胸后，由于肺萎陷，漏气口已经关闭或隐蔽病变部位可能被遗漏，但肺表面却能发现覆盖的纤维膜，甚至肺表面有灰白色瘢痕性收缩以及周围有疱性气肿存在。手术技巧在于：术中仔细探查整个肺脏，切割缝合器切除部分要包括正常肺组织，术末鼓肺时要轻柔；同时联合可靠的胸膜固定可消除可能遗漏的肺大疱。

(1) 单纯结扎或者圈套器结扎法：适合于小于 3cm 以下的肺大疱，找到肺大疱后，钳夹肺大疱根部留下压榨痕迹便于打结操作，再通过丝线或者圈套器套索结扎肺大疱根部。由于大疱较小，结扎后肺表面不会形成明显的皱缩，对肺功能影响微小。由于不使用一次性切割缝合器，可明显降低手术费用。

应用 Endoloop 圈套器行肺大疱结扎术要考虑两方面的因素：首先，肺大疱的部位。对于位于纵隔侧肺门附近的肺大疱操作稍有困难。其次，肺大疱基底部的宽度。对于基底部过宽的病变，结扎后可能会造成正常肺组织的过多丧失，要引起注意。

(2) 直线切割缝合器切除：适合大多数气胸肺大疱的处理，也是使用最多的，方法简单可靠，缺点是切割缝合器费用较高。确定肺大疱根部位置后，用长的卵圆钳钳夹相应位置，将其压榨变薄后便于置入切割缝合器。根据大疱的大小可以选用不同规格的缝合器。可以缩短手术时间，降低手术难度，切除后的肺组织缝闭可靠，不会皱缩，对肺功能影响小。

(3) 直接切除缝扎：对于较大的肺大疱，需要仔细寻找大疱的边缘后于局部切除后缝扎。用无损伤 Prolene 缝线连续缝合，缝合时避免引起肺的过度皱缩以影响肺功能。缝合对于术者的操作技巧以及器械的要求比较高。

(4) 其他措施：包括激光以及氩气刀或超声刀烧灼等，适用于较小成串的肺大疱或肺小疱的处理。

7. 胸腔镜手术的优缺点

(1) VATS 治疗自发性气胸的优点在于：

1) 在胸壁上做 3 个 1 ～ 2cm 切口即可完成整个手术，不损伤胸壁肌肉。

2) 由于进胸时不需使用胸撑，缝合切口时肋间不需要丝线缝合，可以避免损伤肋间神经，使术后疼痛降到最低水平。

3) 术后微小的手术瘢痕，达到最佳美容效果。

(2) 缺点：

1) 由于目前尚无国产设备，进口价格高昂，使其在我国普及受到限制。

2) 对麻醉技术要求高，要求有娴熟的双腔气管插管技术，否则不能满足手术要求。

3) 须用一次性进口腔内切缝器等耗材，增加手术费用。

VATS 较腋下小切口开胸切除肺大疱来说，由于 VATS 可能忽略了一些肺大疱没有处理，从而导致了气胸的复发率较腋下小切口开胸增加。所以，有学者建议为了预防气胸复发，VATS 治疗，自发性气胸的时候最好行胸膜摩擦术以促进胸膜粘连。

（五）双侧气胸的处理

Baronofsky 等于 1957 年最先提出治疗单侧气胸同时处理双侧肺大疱的概念。对于年轻的气胸患者，术前行 HRCT 发现对侧可见明显大疱组织，与患者及家属充分沟通，向其说明对侧自发性气胸概率会明显升高，征求同意后可以按双侧气胸一起处理。

传统的处理双侧气胸的方法为正中胸骨劈开，但是由于其创伤太大，并发症多，对患者以后影响较大，患者很难接受。比较容易接受的方法为病变严重一侧 VATS 下切除肺大疱后翻身改变体位再切除另一侧大疱。也有学者采用平卧位改变手术床角度的办法，但是由于改变的角度不能完全达到侧卧位，手术操作受限，应用有一定局限性。除此之外，国内外的学者尝试了各种不同的其他途径。

1. VATS 下跨前纵隔对侧肺大疱切除术

最早由 Kodama 于 1995 年提出，当时的一例患者接受了 VATS 下跨纵隔对侧肺转移瘤切除术，虽然不是应用在气胸的治疗，但提供给我们一种崭新的思路。

中国台湾的 YiChengWu 于 2003 年报道了 6 例双侧气胸患者接受了这种径路的手术方式，其中 4 例成功，另外 2 例转为同期双侧 VATS 下治疗。国内学者上海市肺科医院姜格宁等于 2011 年将此途径第一次应用到双侧肺大疱切除。

2. 腋下小切口跨后上纵隔对侧肺大疱切除术

Nazari 于 2000 年描述了这种手术途径，报道了 13 例自发性气胸伴对侧肺大疱的患者。自第 1 胸椎前缘切开纵隔胸膜，用钝性牵开器将食管上提，经食管后间隙进入对侧。找到肺大疱后可将其牵拉到开胸侧胸内用切割缝合器闭合。需要注意的是避免胸导管的损伤，术中需要用到较长的手术器械。2003 年台湾学者 YiChengWu 发表了其采用的上述 VATS 下跨前纵隔对侧肺大疱切除方式以后，Nazari 按照其方法尝试了几例患者采用腋下小切口跨前纵隔对侧肺大疱切除的手术方式，发现跨前纵隔对侧肺脏的暴露要比跨后纵隔差一些，并把这个经验写信告诉了《AnnThoracSurg》的编辑，该信发表于 2005 年的《AnnThoracSurg》杂志。

四、以不再复发为目的的治疗措施

无论是单纯的保守治疗、微创治疗还是 VATS 治疗，气胸的复发都是一个客观存在的问题。从以往的文献来看，越是创伤大的治疗手段，复发的概率越小，越是创伤小的手段，复发的概率反而越大。这就为气胸的治疗提出了挑战，如何在二者之间掌握平衡，不能单纯为了微创而失掉治疗本身的意义。传统的开胸切除肺大疱的远期复发率大约 1% ～ 3%，甚至多篇文献报道可以达到 0。而 VATS 下手术，如果单纯仅仅行肺大疱切除术而不行其他的胸膜粘连术等辅助措施的话，远期复发率可以达到 10% ～ 20%。为了防止气胸复发或者术后漏气，可以采取各种不同的措施，主要是针对患者情况的不同。比较常用的是胸膜粘连术，胸膜粘连术的关键是人工造成脏、壁层胸膜的广泛粘连，消灭胸膜腔间隙，即使术后肺内再次形成肺大疱也不易破裂，不会造成再次气胸，达到防止远期复发的目的。比较年轻的单纯原发性自发性气胸患者，可以仅仅给予机械胸膜摩擦术以促进胸膜粘连。当然，也有学者考虑患者将来二次开胸等因素，不采取任何措施。而老年 COPD、肺气肿、肺大疱患者可能需要采取肺创面垫片加固覆盖以及滑石粉胸膜粘连等比较强有力的措施。当然，对于具备接受肺移植条件的患者来说，就不能给予滑石粉粘连，以免增加二次手术大出血的风险或者由此而失去肺移植的机会。

（一）胸内或胸管放置粘连剂

这种方法除了适用于年轻的单纯原发性自发性气胸患者之外，还适用于老年继发性自发性气胸的患者，这类患者针对患者肺功能以及患者全身状况的考虑，不能接受手术治疗，而这种办法可以有效地解决长期漏气的问题。这些物质形成胸膜粘连的机制是能够促使胸膜形成纤维性胸膜炎，从而在脏壁层胸膜之间形成粘连。所以，在肺不张或者肺膨胀不全的气胸患者，这种方法是无效的。

1. 化学类粘连剂

(1) 滑石粉：喷洒滑石粉胸膜固定法是公认的方法，以前较常用。但是，致密的胸膜粘连形成后不利于再次手术，尤其是肺移植手术，目前已不列为首选。然而，它对弥散性肺大疱无肺移植可能者，仍是较好的选择。滑石粉固定术可能会出现发热，考虑为化学刺激或制剂不纯所致，经对症处理后大多不影响恢复。对肺大疱多且弥散、无法彻底切除、有复发可能、而今后又无肺移植可能的老年患者，用滑石粉行，胸膜固定术更安全可靠。国内学者曾有报道应用滑石粉术后出现渗出增多，双肺广泛湿啰音，多量白色泡沫痰，胸引量较多，怀疑为滑石粉过敏引起。滑石粉胸膜粘连术后发生 ARDS 的可能性在 1% 左右。曾有 2 例因滑石粉引起的炎症反应继发炎性假瘤报道，8 例致死的报道。关于滑石粉胸膜粘连术的远期观察报道比较罕见。应用滑石粉对于肺功能的影响也不是很肯定。22 ～ 35 年以后观测这些患者的肺功能，没有发现很明显的影响。尽管相对来说这些患者的病死率比较高一些，这可能与患者的选择偏差有关，因为接受滑石粉治疗的患者往往都存在着一些潜在的肺部疾病。也有人担心滑石粉里面可能掺杂一些石棉的成分，可能会导致患胸膜间皮瘤的可能性增大，但是这种想法并没有被证实。

(2) 抗生素类：以四环素为代表。四环素现在很难找到了，如果能找到的话，其胸膜粘连效果也非常好，但是胸痛也非常明显。建议用米诺环素替代四环素的，效果也可以，但是治疗剂量下可以引起患者前庭系统反应以及血胸发生。其他替代的还有红霉素，需要注意的是胸膜反应较重，患者疼痛明显，注意清醒患者应用时的止痛。我们一般在应用之前 20 分钟给予患者哌替啶或者地西泮注射，2% 的利多卡因 10 ～ 15mL 胸管内注入以起到局部麻醉的作用，这样可以大大降低患者的疼痛反应。

(3) 碘伏：同样可以获得较好的粘连效果，不良反应还小一些。在一项应用碘伏做胸膜粘连剂的大型荟萃分析研究中，包含了 6 项研究共 265 例患者，最常见的并发症是胸痛，偶见有 3 例出现低血压的患者，没有死亡报道。

(4) 其他：如硝酸银等，应用较少。

2. 生物蛋白胶及自体血

这两者的作用基本相似，传统的胸膜粘连方法能够在肺与胸壁之间形成较强程度的粘连，一定程度上限制肺脏的运动，丧失一部分肺功能。相反，通过动物实验表明纤维蛋白胶粘连术只是形成轻度的胸膜增厚及粘连。尽管向患者胸腔内注入了量比较大的混有造影剂的纤维蛋白胶，但是术后 1 个月对患者进行胸部 X 线检查，没有看到造影剂残留，也没有看到胸膜增厚。由此看出，纤维蛋白胶胸膜粘连术应该对肺功能的影响程度小一些。

胸腔内注入自体血胸膜粘连术的病理生理机制应该有如下两点：

(1) 自体血可以起到类似蛋白胶的作用以闭合漏气点。

(2) 胸腔内血液有促纤维生成作用，激发脏壁层胸膜产生炎症反应，形成纤维粘连，粘连后封闭漏气点。

Robinson 于 1987 年首先描述了胸腔内注入自体血胸膜粘连术。他描述了向 25 位肺已经复张的难治性的反复发作的气胸患者胸内注入 50mL 自体血 1 ～ 3 次，通常于上胸部置管内注入，未应用抗凝，成功率为 21 例 (85%)。Dumire 及其同事首先于 1992 年描述了用自体血来封闭漏气点的 2 例成功患者，患者同样是肺功能较差不适合再次手术。并总结了自体血较化学粘连剂有如下几个优点：

(1) 自体血刺激性小，实施过程中患者不需要接受额外的镇定止痛药物。

(2) 对于较大瘘口的患者来说，不会像化学粘连剂那样可以反流入支气管内造成刺激性咳嗽或者其他病变。

(3) 自体血凝集后本身可以形成类似于补片样的结构，直接堵住瘘口，发挥作用快。而化学粘连剂只能靠刺激胸膜形成的炎症反应或者瘢痕挛缩来闭合瘘口，起效时间稍长。

(二) 物理方法胸膜粘连

1. 机械方法

即通常我们采用最多的纱布壁层胸膜摩擦固定术。对于开胸患者，可以用海绵钳钳夹消毒干纱布或者尼龙海绵于脏壁层胸膜间反复摩擦，至可以见到轻微渗出点为止。需要注意的是，操作动作要轻巧，特别是对于胸顶部锁骨下静脉处及纵隔处大血管的保护。效果较好，安全，痛苦小，对再手术影响小。用消毒纱布或者尼龙海绵进行胸膜摩擦术可以提供与胸膜切除术同样的粘连闭合效果，但却能保留胸膜间隙，这使以后的手术治疗成为可能。但 VATS 下用消毒纱布或者尼龙海绵进行胸膜摩擦术耗时费力，因为通过这么小的孔用这么小的纱布垫能完成的工作实在是太有限。有学者最新设计的方法采用了 VATS 下电动毛刷进行摩擦术。Maier1999 年报道了 47 例自发性气胸接受这种电动毛刷机械摩擦胸膜粘连术的患者，其中 68.1% 的患者发现肺大疱或者肺小疱接受部分病肺楔切 (采用腔镜下肺切割缝合器)。平均随访 20 ～ 56 个月，无明显术中及术后并发症，仅有 1 例患者复发，复发率为 2.1%。证实这种方法是有效安全的。

2. 胸膜部分切除术

壁层胸膜切除术广泛应用，优点是可以闭合漏气，但同时也增加了出血等并发症，由于粘连致密，导致这些患者后期接受肺移植成为不可能，而其中很多患者存在着一些潜在性疾病，这些病变往往需要肺移植，所以这种方法的应用要慎重。

3. 电凝或激光烧灼固定法

尽管胸膜粘连术应用广泛，但有学者提出有关胸膜粘连术的顾虑：

(1) 显然气胸是胸膜下或者肺脏的病变，胸膜粘连术好像把治疗的方向侧重在胸壁。

(2) 胸膜粘连术或多或少会影响肺功能。特别是在有些呼吸功能不全的患者，这些损失的肺功能会变得举足轻重。

(3) 胸膜粘连术后患者复发气胸会增加再次手术的难度。

(4) 用做胸膜粘连术的物质成分太杂乱。

(5) 以后如果因为其他的疾病 (特别是心脏或者食管) 需要开胸的话，手术难度增大。

(6) 术后气胸二次复发需要再次手术治疗的话，如果还是单纯应用胸膜粘连术辅助治疗的话不是十分可取，需要一种新的有效的治疗方法辅助。

(7) 现今在决定治疗方案的时候有必要考虑患者本身的生活质量。胸科医生应该多多倾听患者本身的声音，他们迫切需要一种新的治疗方案来代替胸膜粘连术。

(三) 脏层胸膜包埋或者加固覆盖

Muramatsu 等深入研究观察气胸复发的原因，于 2007 年报道其一项分析研究，1992 年 3 月到 2005 年 12 月期间共观察了 499 例自发性气胸患者接受腔镜下肺大疱切除术。其中二次复发 39 例。通过术中观察或者术前 CT 检查等方法，发现复发的原因主要是新大疱形成 (37 例)，这 37 例中有 19 例患者大疱复发位置位于闭合器残端附近 (距离闭合线 1cm 以内)，15 例与闭合线没有什么关系。作者发现气胸也多复发于前次手术抓钳或者肺钳钳夹牵拉的部位。这项研究报道也更加支持我们临床当中常用的针对脏层胸膜所采用的加固方法。

1. 切割缝合线局部胸膜加固

残端创面漏气的主要原因是闭合不严，大疱切除不彻底，大疱切除周围肺组织发生肺气肿样改变，以及闭合线互相交叉。可吸收纤维网 (TX，USA) 是一种可以短期内被人体吸收的材料，3 周后其力学稳定性会降到 50%。在动物实验研究中，置入可吸收纤维网 6 周后其已被吸收，剩下寥寥无几，大约 60 ~ 90 天以后几乎完全被吸收。在其吸收过程中，能够促使形成新生结缔组织从而促使粘连形成。肺大疱先用腔内直线切割缝合器切除闭合，以 20cmH$_2$O 的气道压力测试以确保没有漏气点，然后将可吸收组织纤维网切割成相应大小，根据切割缝合器闭合的长度大小应用不同数量的可吸收纤维网。每块纤维网浸以 1mL 纤维蛋白胶。将切割缝合创面覆盖。再将纤维蛋白胶喷洒于纤维网上以促使其与脏层胸膜完全黏合。不再进行其他的化学或者机械胸膜粘连术。

Muramatsu 等 2007 年描述了一种于切割缝合线上加用纤维蛋白胶涂层纤维组织网的方法。该方法的目的在于加固病变部位以及其他切割缝合部位的脏层胸膜，而不是促进肺组织与壁层胸膜的粘连。有接受该方法手术的患者因为其他病因接受再次开胸手术时，证实这层纤维蛋白胶涂层纤维组织网能够持续加固 3 个月甚至更长时间。当然，在某些，切除范围及加固范围较大的病例术后肺脏膨胀稍差一些，胸顶部可能会有一段时间存在残腔。然而，他们认为相对于过早的膨胀以使胸膜粘连来说，加固缝合处脏层胸膜并且让其牢固地愈合更为重要一些，因为这种方法确实降低了二次复发率。TachoComb 是一种人体可吸收，以胶原纤维做载体，含有纤维蛋白原、凝血酶和抑肽酶的干式分层泡沫纤维网。在与出血创面或体液接触时，其中的凝血因子溶解，并将胶原载体和创面表面连接起来。纤维蛋白原分裂出肽，使纤维蛋白单体聚合。聚合反应如二元胶水般产生黏合作用，在创面上形成纤维蛋白凝块稳定的交联。抑肽酶则提高纤维蛋白溶解稳定性，延缓其降解。通常在 3 ～ 6 周左右胶原纤维网逐渐被肉芽组织吸收，转化成内源性结缔组织。

我们应用较多的是一种称之为奈维的可吸收性聚乙醇酸修补材料，其在修补肺组织漏气方面有很好的效果。可以将其套入直线切割缝合器前端。

2. 全胸膜覆盖法

用于治疗顽固性双侧复发性自发性气胸，由 MasafumiNoda 等于 2011 年报道了 5 例患者，分别是肺嗜酸性肉芽肿肺病、肺淋巴管平滑肌瘤病 (LAM)2 例、Birt-Hogg-Dube 综合征以及白血病行骨髓移植后由于排斥反应导致的细支气管阻塞性肺病。手术方法是在 Kurihara 于 2010 年报道的方法的基础上改进的。具体操作方法是，腔镜下以 EndoGIA 处理漏气点，EndoGIA 前端可套入可吸收性聚乙醇酸修补材料奈维，整个脏层胸膜覆盖可吸收止血氧化再生纤维棉絮即 ROCM。我们通常称之为 1962，于肺塌陷以后，用器械将 ROCM 置入胸腔，然后让肺处于半复张状态，将 ROCM 覆盖于整个脏层胸膜表面，包括叶间裂以及膈面。最后让肺脏完全复张，没有覆盖的地方继续以 ROCM 覆盖。最后在以生物蛋白胶和凝血酶溶液喷洒于整个 ROCM 膜上。生物蛋白胶可以用生理盐水稀释，具体方法为：15mL 蛋白胶加入生理盐水稀释至 60mL 制成溶剂 A，15mL 凝血酶加入 45mL 生理盐水稀释至 60mL 制成溶剂 B，然后先后分别注入 A、B 两种溶剂。除最后一例患者于术后 23 天死亡以外，其余的 4 例患者术后平均随访 23 个月均未复发。死亡的那例患者术前由于漏气严重导致肺不张，虽然经过手术控制漏气，但由于无法纠正的高碳酸血症导致呼吸功能不全最终死亡，并不是由于手术本身导致。

第六节　漏斗胸

一、概述

漏斗胸是相对常见的胸廓畸形，占胸廓畸形总数的 90%。发病率约 0.1% ～ 0.3%，男女比约为 4：1。因主要表现为下段胸骨、两侧部分肋（软）骨包括剑突向内弯曲凹陷，呈漏斗状而得名。漏斗胸通常在出生后1年内出现，占86%，随着年龄增长畸形日益明显，至青春期加剧，有些婴幼儿前胸壁凹陷伴反常呼吸。漏斗胸经常发生不对称凹陷，右侧凹陷较左侧深而明显，胸骨也随之旋转右偏，造成胸椎右突和腰椎左突的脊椎侧突畸形占26%。轻则因胸廓外观不佳对患者心理产生不良影响，重则可伴发心、肺及脊柱压迫症状影响心肺功能。

二、病因

漏斗胸可为单一疾病也可为某些综合征（如Marfan综合征、Prune-Belly综合征等）临床表现的一部分。其病因尚无定论，可能与多种因素相关。Brodkin提出膈肌中心腱缩短牵拉胸骨和肋软骨使之向后凹陷，从而形成漏斗胸畸形；Gilmartin等则认为漏斗胸的形成与呼吸道阻塞后迫使患者用力呼吸和肺容量的增加有关。但漏斗胸的形成是因为胸骨和肋软骨发育障碍，过度向后方错位生长，形成胸骨体及其邻接肋软骨极度凹陷，继而造成胸骨和肋软骨生物力学性能下降的理论得到目前较为广泛的认可。当然，漏斗胸骨及软骨生成不良常合并骨骼肌肉系统疾病，如脊柱侧弯、后凸等，提示漏斗胸的形成与结缔组织异常有一定关系；而微量元素参与体内多种酶的合成代谢，与骨的发育也密切相关，缺乏钙、磷、维生素D等物质也可能导致漏斗胸。另外，漏斗胸有一定的遗传因素，据报道11%～37%的患者有家族史。

三、病理生理

漏斗胸为中下段胸骨及相应肋软骨（多为第3～7对肋软骨）向后凹陷。因胸腔容积的减少导致患者潮气量，肺总容量和最大通气量不同程度减少。

Shamberger和Welch通过研究证实漏斗胸患者术后症状、通气弥散功能改善表明术前肺功能确有损害。同时患者双侧膈肌明显下降，影响肺内气体交换，容易引起呼吸道感染。胸骨凹陷导致心脏受压可迫使心脏转位、移位，影响心搏量。Peterson等应用心血管放射性核素扫描证实术后左右心室的容积、心搏量有明显的增加，说明胸骨上抬后确实减轻了心脏压力。

四、临床表现

（一）症状

轻度漏斗胸除胸廓外形改变外多无临床症状，中重度患者因肺受压可出现呼吸系统的症状，表现为不喜运动，运动耐量降低，易患呼吸道感染，反复发生肺炎者达80%，多见左下叶或右中叶，但伴哮喘者少见。严重者运动后常感疲惫、心悸、气喘，甚至口唇发绀；因为心脏受压、心排血量在运动时不能满足需要，心肌缺氧引起心前区疼痛，有些患者还可以出现心律失常。另外，患者的心理症状也不容忽视，由于胸廓畸形导致的自卑、精神抑郁而出现心理障碍。漏斗胸的患者常常合并其他肌肉骨骼的异常如脊柱侧弯、Marfan综合征、哮喘、关节脱位、关节形成不全、腹股沟疝、心脏畸形等疾病。

（二）体征

中重度漏斗胸患者多体型瘦小，可有两肩前倾，后背弓起，前胸壁凹陷，腹部膨隆，低位肋骨边缘的突起，深吸气时可呈现胸骨反常凹陷的典型漏斗胸体征。有的漏斗胸患者因心脏压迫导致心律失常，临床上可闻及Ⅱ～Ⅸ级收缩期喷射样杂音者占57%～92%。

（三）实验室检查

1. 血液检查

血微量元素检测，部分患者可有血钙、血铜浓度降低，但缺乏特异性，不能作为诊断标准和病情严重程度的指标。

2. 心电图

心电图可以表现为V1的P波倒置或双向，也可以有右束支传导阻滞、心室肥厚、窦性心律失常、T波改变或心肌劳损等。

3. 心脏超声

Fonkalsrud报道漏斗胸患儿的左心结构及收缩功能有不同程度的损害。Ghory等研究结果表明，心功能受损程度与漏斗胸畸形程度无明显相关，而与年龄密切相关，即年龄增大，漏斗胸患儿心功能损害程度加重。

4. 肺功能

有研究表明漏斗胸患者存在一定程度限制性通气功能障碍，与漏斗胸程度以及年龄有关。肺功能检查中肺活量可减低25%～30%，最大通气量下降50%。

（四）影像学表现

1. 胸部X线片

胸部X线正位片检查可以显示肋骨的后部平直，前部向前下急倾斜下降；心脏左移与主动脉、肺动脉圆锥一起同脊椎形成狭长三角形；心脏右缘与脊椎相齐。年龄较大的患者脊柱多有侧弯；侧位胸片可以看到胸骨体明显向后弯曲，胸骨下端呈特征性凹陷，胸骨后与脊椎前间隙距离明显缩短，严重者几乎接触，胸椎侧弯，正常生理后弯消失，骨性胸廓前后径明显缩短。

2. 胸部CT

CT图像可显示漏斗胸的畸形范围与程度以及心脏受压移位程度，还可测量心脏的旋转角、Hdler指数等描述漏斗胸的畸形程度及其对心脏的影响，为手术做参考。因骨性胸廓的改变，下段胸骨体和剑突在CT横断面上胸廓呈类似哑铃状表现；同时还伴有胸骨的倾斜，部分患者肋软骨不对称膨大，使两侧胸腔的形态、大小均不对称。同时胸廓畸形凹陷，压迫肺血管和支气管，间接影响了气道的通气功能，一方面可引起该区域的肺过度充气表现，另一方面因支气管排痰引流不畅，易出现肺部炎性反应。

五、诊断

漏斗胸具有胸廓特征性畸形外观，在临床上诊断不难。但关键的是确定漏斗胸的严重程度，并对其影响进行充分评估。

漏斗胸畸形大小范围的评估方法主要有下列 3 种：

（一）漏斗胸指数

根据前胸壁与凹陷畸形大小的比例，作为手术指征的参与（图 3-1）。

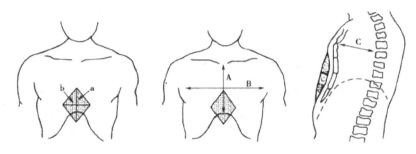

图 3-1　漏斗胸指数测定法

漏斗胸指数 = > 0.2 具有手术指征。

式中：a 漏斗胸凹陷外口纵径长度；

b 漏斗胸凹陷外口横径长度；

c 漏斗胸凹陷外口水平线至凹陷最深处长度；

AX 线胸片（后前位）胸骨长度（胸骨柄上缘至剑突间长度）；

BX 线胸片（后前位）胸部横径（两侧腋前线间长度）；

CX 线胸片（侧位片）胸骨鲁氏角后缘至脊椎前缘间长度。

（二）胸脊间距

根据 X 线胸部侧位片测算，胸骨凹陷深处后缘与脊椎前缘间距表示漏斗胸畸形的程度。如胸脊间距＞ 7cm 为轻度；5 ～ 7cm 为中度；＜ 5cm 为重度，较为实用。

（三）Haller 指数

胸部最大内横径与同层面最小前后深度之比。

六、治疗

漏斗胸治疗目的在于整复前胸壁畸形，改善外观、解除对呼吸循环系统的压迫。故手术是唯一有效的选择。

（一）手术指征和禁忌

因有些婴幼儿前胸壁凹陷在 2 ～ 3 岁之际可自行消退，称之为假性漏斗胸，故手术整形不宜过早进行，但 3 岁后前胸壁凹陷畸形日益明显者，可以考虑手术矫治。Martinez

首先报道入学前患儿作漏斗胸矫治术后胸廓发育不良，经动物实验也观察到切除过多肋软骨后胸壁发育明显减退。Haller(1996) 指出漏斗胸手术对 4 岁以下的幼儿作 5 根肋软骨以上切除的胸壁整形术后阻碍胸壁的生长发育，产生呼吸功能减退，难以忍受跑步等运动，提出手术最佳时期选择 6～8 岁以后进行，以免婴幼儿早期因接受广泛前胸壁手术而阻碍胸壁发育，影响心肺功能。Nuss 认为漏斗胸最佳手术时机为 6～12 岁，目前一般认为可放宽至 5～15 岁，大龄患者也可进行手术治疗，但手术效果相对较差同时手术并发症相应升高。

临床上，经常发生上呼吸道感染或者劳累发生疲乏倦怠者，根据畸形程度、胸脊间距和漏斗胸指数作为分级依据，供手术指征参考 (表 3-1)。

表 3-1　漏斗胸分级和手术指征

	级别	胸骨凹陷	心肺受压	胸脊间距	漏斗胸指数	手术指征
I	轻度	稍为明显	-	＞ 7cm	＜ 0.2	-
II	中度	显著	+	5～7cm	0.3 或＞ 0.2	+
III	高度	更为显著	显著	5～7cm	＞ 0.2～0.3	++
IV	重度	严重	更显著	＜ 5cm	＞ 0.3	+++

(二) 手术方法

自 1911 年 Meryer 及 1920 年 Sauerbruch 最早提出手术治疗漏斗胸以来，设计出的漏斗胸手术方式较多，效果不一，各有利弊。概括来讲分为微创漏斗胸矫正术 (Nuss 手术) 和传统手术 (胸骨翻转术、胸骨抬举术及其衍生术式)。

1. 微创漏斗胸矫正术 (Nuss 手术)

由于传统手术切口大、出血多，创伤大，美国医师 Nuss 基于少年儿童胸廓骨骼可塑性大的原理，自 1987 年开始不断尝试，1998 年系统报道新式的微创漏斗胸矫正术。经胸腔镜辅助下矫形板置入胸骨后抬举术，该术式在欧美国家已经广泛开展，我国也有数千例报道。其优点在于切口小、创伤小、无须截骨，保持了胸廓的完整性和稳定性，出血少、能同时纠治胸廓外观和有效改善心肺功能，术后预后良好。

(1) 术前准备：用软尺在胸廓表面测量经胸廓凹陷最低点两侧腋中线的距离减 2cm 为备选支架长度，据此选用与其相等或稍短的矫形板，用折弯器将支撑钢板塑形弯曲成状。弧度与预设抬举高度一致。

(2) 全麻气管插管，仰卧位，胸背部稍垫高，双上肢外展。一般以胸廓凹陷最低点或稍上方水平作为支撑钢板通过平面，标记胸骨最低点、与其相平的两侧肋骨最高点 (作为矫形板穿入和穿出胸腔处)，以及切口 (腋前线和腋中线间的相应肋间隙)。

(3) 切口标记处行 2cm 横切口，分离皮，下组织和肌肉，一般至两侧肋骨最高点。单肺通气(如单腔管可临时停止肺通气),于同一切口偏下第 1～2 肋间置入胸腔镜,在电视胸腔镜监视下,从切口将引导器在预选的肋间隙由凹陷边缘刺入胸腔,紧贴胸壁分离胸骨后间隙,缓慢通过胸骨预定支撑点,越过纵隔至同一水平左侧胸腔凹陷边缘标记点处穿出。

(4) 把支撑钢板用粗线连到引导器上,引导支撑钢板凸面朝后通过胸骨后隧道。支撑钢板到位后,用翻转器将其翻转 180°,将胸骨顶起,从而使胸壁达到预期的形状。

(5) 支撑钢板套入固定器,将固定器缝在肋骨骨膜上,再把固定器、支撑钢板与胸壁肌肉缝在一起。

(6) 检查胸内无出血后,胸腔镜置入口处细丝线缝合数针,嘱麻醉医生膨肺排除胸腔气体后打结,可置或不置引流管。

手术注意点:术中引导器穿越胸骨最低点如无胸腔镜监视,应注意紧贴胸骨后壁以免损伤心脏,同时应密切观察心电监护,避免因压迫心脏引起的严重心律失常甚至停搏。

2. 胸骨抬举术

1965 年 Ravitch 的三点固定胸骨抬高法,被全球广泛应用于不同性别和各年龄段的所有漏斗胸患者,使漏斗胸无论在胸廓外的矫正、心肺功能的改善还是心理障碍的消除等方面都取得了满意的效果。

(1) 根据骨性体征选择手术切口(前胸正中切口或乳房下横切口均有采用),充分显露胸骨和肋软骨凹陷畸形区,离断胸大肌附着胸骨部分。

(2) 在肋软骨骨膜下将畸形的肋软骨游离出来,在胸骨两侧附近切断第 3～6 肋软骨,切断附着于胸骨下部肋软骨的腹直肌肌束,游离出剑突,剪断与胸骨相连部分。

(3) 游离胸骨体,在胸骨柄斜行楔形切开,以示指推开胸骨后间隙与两侧胸膜返折,同时沿胸骨两侧分离附着于胸骨缘的肋间肌和肋软骨膜,自下而上地分离胸骨后直至第 2 肋软骨水平,可充分将游离后的胸骨抬起,用巾钳把肋软骨向前上方牵拉,使向前下方斜行的肋骨肋软骨上移到正常的肋骨走行部位,即可使凹陷的胸骨下部能抬高上举的位置下,缝合固定两侧各相应的肋软骨断端,务必使胸廓前后径增大,由于两侧肋软骨向上牵拉的合力,可将凹陷的胸骨抬起保持上举前挺的位置,适用于骨质较为柔软的小儿畸形。

为取得更佳胸骨抬举效果有外科医师将双侧胸大肌于胸骨后缝合但支撑力仍有限,部分大龄骨质较硬患者远期效果不佳。Shamberger 和 Welch 楔形切除部分胸骨前壁后植入支架或克氏针于肋骨固定以抬高胸骨,再将双侧胸大肌于胸骨前缝合,Fonkalsrud(2000) 报道疗效满意率达 92%。

手术注意点:不对称漏斗胸的胸骨多向右旋转,可在胸骨柄斜行切开整形基础上,再在胸骨体右侧介于第 2、第 3 肋软骨之间作斜向楔形切开,有利于胸骨体进一步扭转与抬高胸骨前举位置,再用合成线作褥式缝合固定。

3. 胸骨翻转术

胸骨翻转术是 1944 年 Nissen 首先进行尝试，后经不断发展，Schener(1957) 考虑效果与肋软骨整块骨瓣游离后的血供，在剑突下腹直肌不切断保留腹壁上动静脉提供游离胸肋软骨瓣的血供，当翻转骨瓣时两侧腹直肌蒂虽有交叉也不影响血管通畅。Taguchi(1975) 改良上述方法，采取广泛游离胸廓内血管或作胸廓内动脉重建提供胸肋骨瓣的血源。主要是防止翻转术的骨坏死与窦道形成。但由于此术式创伤大，出血多，常常需要输血，胸骨缺血坏死和伤口感染等严重并发症多，胸骨翻转术仅在日本应用较多，现已基本弃用。

该技术使胸骨及其邻近肋软骨作为游离骨瓣作 360° 翻转后固定在相应的胸骨柄和肋骨软骨交界处。

（三）手术并发症及其处理

传统手术并发症：一般在 5% ～ 8% 之间。气胸较为多见，常在剥离软骨膜时易于发生。较小的胸膜破损可在术中修补，很少需用闭式引流，胸骨坏死、伤口感染是比较危险的并发症。微创漏斗胸矫正术 (Nuss 手术) 的并发症主要是钢板移位或旋转、气胸、血胸、肺不张、胸腔积液、心包炎、心包及心脏损伤等。Shamberger 和 Welch 报道传统漏斗胸手术术后复发畸形总发生率为 5.7%，其中严重复发约占 40%，多需要进行二次手术。Nuss 微创手术开展时间不长，尚缺乏术后复发畸形长期随访结果。

作为漏斗胸的手术治疗，胸骨翻转术已基本弃用，而微创纠治术 (Nuss 术) 广泛开展，但其纠治系统材料价格不菲，且手术往往需要胸腔镜辅助，无法覆盖经济情况差的患者和基层医院，同时 Nuss 术对于严重的不对称漏斗胸疗效欠佳，故而各种改良型的胸骨抬举术仍在应用发展。我们认为，微创纠治术 (Nuss 术) 不损伤胸廓，故手术时机可以提前，但低龄儿童术后管理困难，一般仍建议 5 ～ 15 岁手术。虽大龄患者骨骼可塑性差，但有报道＞ 18 岁成人接受 Nuss 手术预后仍佳，或可放宽手术年龄指征。Nuss 手术是否需要胸腔镜辅助尚存争议，但无胸腔镜监视，盲操作的确存在损伤心脏血管、出血、气胸、胸腔积液等并发症相对较多，所以如有条件，胸腔镜辅助手术更为安全。由于漏斗胸多压迫心脏左移，而传统的 Nuss 手术引导器多由右胸径路进左胸径路出且胸腔镜也是右侧径路，引导器通过胸骨最低点后不再能监视容易损伤心脏，不少临床医师提出左胸径路进右胸径路出，优势在于可以直视下避免损伤心脏，但也存在引导器压迫心脏的问题。为减少矫形板滑脱概率，矫形板应放于骨性平面避免剑突平面，最好放于胸骨最低点水平的略上方，这样可以有效避免矫形板滑脱。

第四章　心脏外科疾病

第一节　先天性肺动脉口狭窄

先天性肺动脉口狭窄是指心室间隔完整的单纯肺动脉口狭窄，是较常见的先心病之一，在先心病的发生率中占 8% ～ 10%。在复旦大学附属中山医院统计的 1085 例中本病占 13.5%。单纯肺动脉口狭窄可以是唯一的畸形，也可伴有房间隔缺损或卵圆孔未闭，若肺动脉口狭窄严重，使右心房压力增高，引起右向左分流而出现发绀，则被称为法洛三联征。

一、胚胎学与病理解剖

目前有把先天性肺动脉口狭窄归属于右心室流出道梗阻分类中，因从解剖的观点看，它包括右心室漏斗部狭窄（瓣下狭窄）、肺动脉瓣膜部狭窄（瓣膜狭窄）和肺总动脉及其分支狭窄（瓣上狭窄）。

（一）肺动脉瓣膜部狭窄

在胚胎发育的第 6 周，动脉干开始分隔成为主动脉和肺动脉，在动脉腔内膜开始形成 3 个瓣膜的原始节，并向腔内生长，继而吸收变薄形成 3 个肺动脉瓣，如果瓣膜在发育过程中发生障碍，3 个瓣叶交界融合成为一个圆顶状突起的鱼嘴状口，即形成先天性肺动脉瓣狭窄，严重病例瓣口直径可仅为 1 ～ 2mm。瓣叶可缩短、增厚和僵硬，有时为两瓣畸形，在狭窄的瓣口上可见疣状的赘生物或钙化。

（二）右心室漏斗部狭窄

在胚胎期相当肺动脉瓣下圆锥部的心球近端吸收不完全，是形成右心室漏斗部狭窄的原因。漏斗部狭窄可呈纤维性、肌性和纤维肌性广泛狭窄呈管状，也可局限性狭窄形成环状狭窄（隔膜型），后者则将整个漏斗部或漏斗部的一部分与右心室分开，造成所谓的第三心室，此外肌肉型的狭窄未累及整个流出道也可形成第三心室。

（三）肺动脉瓣上狭窄

可呈隔膜样狭窄或局限的内膜增生，也可累及肺动脉总干或左右分支，可单发或多发，后者大多伴有其他的心血管畸形。

以上几种类型的狭窄可以同时存在，单纯肺动脉口狭窄患者中以瓣膜型多见，占 70% ～ 80%，右心室漏斗部狭窄者较少，肺动脉段狭窄则更少。

在狭窄后的肺动脉壁常较薄并扩张，称狭窄后扩张，常见于瓣膜型的肺动脉瓣狭窄，而在漏斗部狭窄中少见。扩张的原因可能是此时肺动脉本身发育也有缺陷，以及来自右心室的血流通过狭窄的瓣膜孔冲击肺动脉所致。

右心室呈向心性肥厚，肺动脉口狭窄越严重，右心室肥厚越显著，右心室的厚度有时甚至超过左心室。瓣膜型肺动脉口狭窄患者，漏斗部可有继发性的心肌肥厚，三尖瓣可有纤维增厚，右心房可扩大，右心衰竭时则右心室扩大。

二、病理生理

正常肺动脉瓣口面积为 $2cm^2$，当狭窄瓣口面积减少 60% 才出现血流动力学改变，这时右心室排血受阻，因而右心室压力增高，而肺动脉压力则减低或尚正常，右心室与肺动脉之间形成跨瓣压力阶差。右心室压力增高的幅度和跨瓣压力阶差的程度与肺动脉瓣狭窄的程度成正比。在右心室排血明显受阻者中，长时间的右心室收缩负荷增加引起右心室肥厚、扩大，三尖瓣环扩大，产生三尖瓣相对性关闭不全，继而右心房与周围静脉压力增高，最后发生右心室衰竭，出现右心衰竭的一系列临床症状和体征。当右心房压力增高到超过左心房压力时，如患者同时有心房间隔缺损或卵圆孔未闭（约 1/4 的患者），即可出现右向左分流而出现发绀。

三、临床表现

（一）症状

轻度狭窄患者可无症状，中度狭窄患者在活动后有气急、乏力、心悸。重度狭窄患者在日常生活时即出现气急、心悸、心力衰竭和心律失常、昏厥，甚至猝死。伴有房间隔缺损的患者，可能出现发绀与杵状指（趾）。患者较易有肺部感染，患肺结核的颇不少见，偶可并发感染性心内膜炎。

（二）体征

狭窄程度轻者对生长发育无影响，严重者发育差，体格瘦小。肺动脉及分支狭窄患者常伴有一些遗传性疾病的表现。单纯瓣膜狭窄者在胸骨左缘第2肋间有Ⅱ～Ⅴ级响亮而粗糙的吹风样喷射性收缩期杂音，有时在第1肋间与第3肋间也有同样响度，杂音的响度与狭窄的程度成正比，多数伴有收缩期震颤。杂音常向左锁骨下区、左颈根部及背部传导。漏斗部狭窄者杂音的最响处多在胸骨左缘第3、4肋间，甚至在第5肋间。肺动脉及其分支狭窄患者杂音可在肺动脉瓣区或向两侧腋部与背部传导。肺动脉瓣第二心音减弱或消失。部分患者在肺动脉瓣区可听到肺动脉收缩期喷射音（收缩早期喀喇音），此音出现在收缩期杂音之前，第一心音之后，为一短促而高亢的声音，可能由于右心室排血时引起扩大的肺动脉突然振动所致，多见于轻度或中度瓣膜型狭窄患者，漏斗部和肺总动脉狭窄患者则无此种喷射音。重度狭窄患者胸骨左缘可能听到第四心音，颈静脉可见明显的心房收缩波"a"波。个别患者可在肺动脉瓣区听到肺动脉瓣关闭不全引起的舒张期吹风样杂音。

中重度狭窄者可有右心室增大的体征，心前区可有抬举性搏动，三尖瓣区有相对性关闭不全的杂音。右心衰竭时患者出现颈静脉怒张、肝大和下肢水肿或腹腔积液等。

若患者同时有心房间隔缺损或卵圆孔未闭（约 1/4 的患者），可出现右向左分流而出现中央性发绀和杵状指（趾）。无房内分流的重度狭窄患者则可有周围性发绀。

四、辅助检查

（一）X 线检查

轻型瓣膜狭窄的患者，心肺 X 线征可能正常。中、重型瓣膜型狭窄患者的 X 线改变有：肺血管影细小以致肺野清晰，肺总动脉段明显凸出，此为狭窄后扩张所致，其凸出程度与肺动脉瓣狭窄的程度成正比，有时甚至呈瘤样突出，搏动明显，但肺门血管搏动减弱，半数患者则有左肺门血管影增大。右心室增大，心影呈葫芦形。伴有心房间隔缺损或右心室压力显著增高的患者，右心房可有增大。漏斗部和肺动脉及其分支狭窄的患者，则肺总动脉多不扩大，且偶有凹下者。有第三心室的患者，右心室流出道扩张，可在左心室阴影的左上缘部形成向左突出的阴影。

（二）心电图检查

心电图的改变与病变程度、病程长短及右心室内压力的变化有关，随右心室内压力的高低而显示轻重不一的 4 种表现，即正常心电图、不全性右束支传导阻滞、右心室肥大、右心室肥大伴劳损，心电轴有不同程度的右偏。部分患者有 P 波增高，显示有心房肥大。

（三）超声心动图检查

二维彩色超声心动图可显示肺动脉口狭窄的类型，单纯瓣膜型狭窄可见瓣膜增厚，交界处粘连，开放受限，呈圆拱状，肺总动脉狭窄后扩张及右心室肥厚。从肺动脉瓣水平的短轴切面可检出肺动脉瓣二叶式畸形。对漏斗部狭窄者可检出隔膜型还是管状肌肉型，以及第三心室。通过二维彩色超声心动图结合连续多普勒技术可以显示肺总动脉及其分支近段的狭窄情况。

（四）心导管检查

在过去无二维超声心动图时，心导管检查是诊断先天性肺动脉口狭窄非常重要的一种手段，它可以通过压力曲线显示狭窄的类型，测定跨瓣压力阶差，判断狭窄病变的程度。

将右心导管从肺动脉撤至右心室进行连续测压记录，可以判别瓣口狭窄的类型。正常右心室收缩压为 15～30mmHg，舒张压为 0～5mmHg，肺动脉收缩压和右心室收缩压相一致。当肺动脉瓣膜狭窄时心导管由肺动脉撤至右心室，可记录到收缩压突然升高而舒张压则降低，显示肺动脉与右心室两种不同的压力曲线。如右心室收缩压＞30mmHg且右心室与肺动脉收缩压阶差＞10mmHg，即提示存在肺动脉瓣狭窄。跨瓣压力阶差的大小可反映肺动脉口狭窄的程度：压力阶差在 40mmHg 以下为轻度狭窄；压力阶差在 40～100mmHg 为中度狭窄；压力阶差＞100mmHg 为重度狭窄。

右心室漏斗部狭窄，心导管顶端经过漏斗部时，可记录到收缩压与肺动脉压力相等而舒张压与右心室相等的压力曲线。合并瓣膜及漏斗部狭窄时，可记录出第三种曲线，即漏斗部处的压力曲线，其收缩压高于肺动脉收缩压，而舒张压等于右心室舒张压，右心室收缩压则又高于漏斗部收缩压。右心室的压力曲线除增高外，还呈现顶峰较尖，上升支与下降支对称类似等腰三角形的形态。

肺总动脉及其分支狭窄者狭窄的近段肺动脉呈高压，其远段才有压力的降低。

无房间隔缺损的患者，血氧含量无异常改变。有心房间隔缺损时，右心房血氧含量增高，但当右心房压力增高而出现右向左分流时，则周围动脉血氧含量降低。

（五）选择性心血管造影

通过右心导管进行选择性右心室造影，显示瓣膜狭窄者造影剂受阻于肺动脉瓣处，在心室收缩期，瓣膜融合如天幕状，凸出于肺动脉内，瓣叶增厚，呈穹隆状，瓣孔如鱼嘴状，肺总动脉有狭窄后扩张。少见有肺动脉瓣发育不良，瓣膜增厚、僵硬，瓣环小，肺动脉狭窄后扩张不明显。漏斗部狭窄者则见右心室狭长如管道或有局限性肥厚与瓣膜间形成第三心室。肺总动脉或其分支的局部狭窄。

五、诊断与鉴别诊断

本病的体征、X 线、心电图、超声心动图有其一定的特征性，可作为诊断的参考。右心导管检查和选择性右心室造影，不必作为常规检查。对某些病例，为了进一步明确诊断或鉴别诊断的需要，有助于正确的手术选择时才做。

鉴别诊断时要考虑下列各病。

（一）心房间隔缺损

心房间隔缺损的患者也可在胸骨左缘第 2 肋间听到收缩期杂音伴有收缩喷射音，X 线示肺动脉总干凸出、右心室增大，心电图示不全性右束支传导阻滞或右心室肥大，与轻度、中度的肺动脉瓣狭窄颇有相似之处，临床常易混淆。但房间隔缺损的患者肺动脉瓣区第二心音亢进并呈固定分裂，X 线示肺部主动性充血，与肺动脉瓣狭窄的患者表现不同。超声心动图显示心房间隔部的回声缺失，声学造影有心房水平的左向右分流，肺动脉瓣无明显病变。但也要注意左向右分流量较大的心房间隔缺损患者，由于右心室排血量大增，可造成相对性的肺动脉瓣狭窄而出现右心室和肺动脉间的收缩期压力阶差。此外，心房间隔缺损可和肺动脉瓣狭窄合并存在。

（二）心室间隔缺损

高位心室间隔缺损与肺动脉瓣狭窄患者均可在胸骨左缘听到响亮的收缩期杂音及震颤，但其最响处的位置在第 3 肋间且为全收缩期型并向心前区传播，可与肺动脉瓣膜狭窄相鉴别。漏斗部狭窄患者的杂音，位置也较低，与一般的心室间隔缺损鉴别有时仍有困难。心室间隔缺损多有左心室增大，如左向右分流量大时，则肺动脉总干也凸出，但此时肺血管将变粗，与肺动脉口狭窄有所不同。超声心动图显示心室水平左向右分流，可以明确诊断。但也要注意心室间隔缺损可和肺动脉口狭窄尤其是漏斗部狭窄合并存在。

（三）先天性原发性肺动脉扩张

本病的临床与心电图变化与轻度肺动脉瓣膜狭窄相类似，因此鉴别诊断时可以造成一定困难。X线虽见肺动脉段总干凸出，但肺血管影不细小，且超声心动图未见肺动脉狭窄，右心室压力正常。

（四）特发性肺动脉高压

肺动脉分支狭窄的患者，近段的肺动脉压力增高，要注意避免误诊为特发性肺动脉高压，必要时做选择性心血管造影、X线、CT或磁共振检查。

（五）肺动脉瓣口狭窄伴其他的心血管畸形

较为常见的是法洛四联征、法洛三联征（严重肺动脉瓣狭窄伴心房间隔缺损，且有右向左分流）、室间隔完整型肺动脉闭锁等，这些病症有中心性发绀和杵状指（趾），超声心动图可检出伴发的心内畸形。

六、治疗

中度单纯肺动脉瓣膜型狭窄患者，首选心脏介入治疗即经皮肺动脉球囊扩张术，其远期效果可与外科手术相媲美，且术后关闭不全的发生率低。肺动脉分支狭窄位于近端且狭窄段较短的患者，也可采用经皮球囊扩张伴支架植入术。伴有肺动脉发育不良、其他类型的肺动脉口狭窄及合并有其他心血管畸形，仍以外科手术治疗为主，手术年龄以学龄前为宜。婴幼儿重度狭窄合并发绀或心力衰竭须行急症手术。手术结果满意，手术病死率较低，术后症状改善或完全消失，可恢复正常生活和工作。术前有心功能不全者，术后易出现心律失常及心力衰竭。术后有残余梗阻及相对性肺动脉瓣狭窄者，术后往往仍可听到Ⅰ～Ⅱ级收缩期杂音。

七、预后

轻度肺动脉狭窄患者，临床上无明显症状，生长发育正常且可适应日常生活能力，不需手术，需注意预防感染性心内膜炎。

中度狭窄患者，一般在20岁左右出现活动后心悸、气急症状，如不施行介入或外科手术治疗，最后必然会导致右心衰竭。重度狭窄患者常在婴幼儿，甚至新生儿期出现心力衰竭和发绀，如不及时手术治疗常致死亡。

第二节　心房间隔缺损

心房间隔缺损是最常见的先心病之一，女性较多见，男女比例为 1：(2 ～ 4)。

一、胚胎学

胚胎发育初期，心房只有一个腔，在胎儿成长过程中的第4周，在原始心房的背部上方，从中线生长出第一隔膜，将心房分隔为左右两半；同时在房室交界处也分别从背侧和腹侧向内生长出心内膜垫，在发育过程中这两片心内膜垫逐渐长大并互相融合，心内膜垫其上方与心房间隔相连，下方生长成为膜部室间隔，与室间隔肌部相连接，在房室间隔的两侧生长成为房室瓣组织。心房的第一隔呈马蹄形向心内膜垫方向生长，其前后部分分别与相应的心内膜垫互相连接，而在马蹄形的中央部分则留有新月形的心房间孔，称为第一孔（原发孔）。第一隔的中央部分与心内膜垫互相连接，第一孔闭合，此时第一隔上方组织又自行吸收形成另一个心房间孔，称为第二孔（继发孔）。由在第一隔的右侧心房壁生长出另一个也呈马蹄形的隔组织（第二隔）的上部遮盖了第一隔的继发孔。第二隔的中部卵圆形缺口称卵圆孔，其马蹄形的前下端与腹侧的心内膜垫融合后分成两部分，一部分向后沿第一隔组织的底部生长与第二隔的后下端相连接，形成卵圆孔的下缘；另一部分参与形成下腔静脉瓣。卵圆孔左侧被第一隔组织（卵圆瓣）所衬盖，由此形成的浅窝称为卵圆窝。心房间隔的发育在胚胎的第 8 周完成，但在卵圆窝与卵圆瓣的上部，两侧心房仍留有血液通道，但由于卵圆瓣起着活门作用，胚胎时右心房压力比左心房压力高，血液仅能从右心房的卵圆窝第二孔流入左心房，卵圆孔与卵圆瓣的全部融合则在出生后完成。出生时卵圆孔仍持续存在 20% ～ 30%。但多数只留下细小的裂隙。

在胎儿时期，肺无呼吸功能，呈不张状态，肺动脉的血流仅很少量进入高阻力的肺循环，大多数通过未闭的动脉导管进入降主动脉，从将动脉送往胎盘换氧。左侧心腔的血液绝大部分由右心房通过卵圆孔进入左心房、左心室，继而进入主动脉完成体循环。

二、病理解剖

根据胚胎发育进程中的不同阶段的障碍，心房间隔缺损可分成下列几种类型。

（一）卵圆孔未闭

由于出生后肺扩张，新生儿用肺呼吸，肺血管阻力下降，肺血流增多，左心房压力比右心房压力高，从而使卵圆瓣紧盖卵圆窝。但在 20% ～ 25% 的成人中，可留下极细小的裂隙，即使卵圆孔与卵圆瓣在解剖上未融合，在正常的生理情况下不产生心房间的分流，无多大的临床意义。但当合并有肺动脉瓣狭窄、右心室流出道梗阻或任何病理情况下的重度肺动脉高压时，右心室压力显著增高，右心房压力继而增高，使该活瓣开放，则右心房的血液可通过未闭的卵圆孔进入左心房，产生右向左分流。

（二）第一孔型心房间隔缺损（原发孔型）

从胚胎发育过程的角度看，因心内膜垫发育不全，未能与第一隔中央部分留有的新月形第一孔（原发孔）融合，使出生后第一孔未闭合，因此属于心内膜垫缺损（现称房室管畸形或房室通道畸形）一类。第一孔型心房间隔缺损是房室管畸形中症状最轻的，但此型甚少见。缺损位于心房间隔的下部，呈半月形，其下缘为房室瓣瓣环，上缘为第一隔的下缘，冠状窦开口位于缺损的后上方，二尖瓣、三尖瓣无异常，心室间隔完整。如果心内膜垫发育不全的程度加重，除第一孔型心房间隔缺损外，尚有二尖瓣或伴有三尖瓣的裂缺，产生瓣膜关闭不全，但室间隔膜部无缺损，此时称为部分型房室共道，为房室管畸形中最常见的类型。心内膜垫发育不全的程度更重时，则为完全型房室共道，此时第一孔型心房间隔缺损加上心室间隔膜部缺损外，二尖瓣和三尖瓣均发育不全，左右房室环互相沟通，形成共同房室环，共同房室环的前半叶和后半叶替代了二尖瓣和三尖瓣。

（三）第二孔型心房间隔缺损（继发孔型）

在胚胎发育过程中第一隔上方组织自行吸收形成另一个心房间孔，称为第二孔（继发孔），由第二隔与第一隔融合遮盖第二孔形成卵圆窝，当此阶段发育障碍时构成继发孔型心房间隔缺损，是常见的先心病，占 10%～15%。按缺损所在的部位可分成以下数型：

(1) 中央缺损型（卵圆窝型），最常见，约占心房间隔缺损的 70%，缺损位于房间隔中部卵圆窝处，缺损面积可较大，直径为 2～4cm 或更大。缺损的边缘较完整，其下缘与二尖瓣及三尖瓣环之间常有间隔组织分开。它可为单个巨大缺损，也可被不规则的条索状残留的第一隔组织（卵圆瓣）分隔呈筛状的许多小孔。

(2) 高位缺损（静脉窦型缺损），位于上腔静脉与右心房交界处，占心房间隔缺损的 5%～10%，根据胚胎发育称为静脉窦型房间隔缺损，通常伴有部分性肺静脉（右肺静脉）畸形引流入右心房。

(3) 低位缺损，累及下腔静脉开口，位于心房间隔的后下部，相当于正常冠状窦在右心房开口处的位置，可同时有冠状静脉窦缺损和左侧上腔静脉引流入左心房。心房间隔完全缺失，如此时心室间隔仍然完好，则形成一房两室的三心腔畸形。此种畸形极为少见，预后甚为不良，其表现与一般心房间隔缺损有所不同。

除非缺损甚小，心房间隔缺损患者心脏多增大，以右心室及右心房为主，常肥厚与扩大并存，左心房与左心室则不扩大，肺动脉及其分支扩大而主动脉则较小。在第一孔型心房间隔缺损伴有二尖瓣关闭不全时，左心室也有增大。心房间隔缺损合并二尖瓣狭窄患者称为心房间隔缺损二尖瓣狭窄综合征或 Lutembacher 综合征，此时右心室和右心房显著增大，因二尖瓣狭窄使左心房血液流入左心室受限，左心房血液流入右心房增多，故左心房不增大，而右心容量增加，右心房和肺动脉总干增大更明显。

房间隔缺损常合并其他先天性畸形，较常见的有肺静脉畸形引流入右心房、肺静脉瓣狭窄、二尖瓣狭窄、二尖瓣关闭不全、畸形的左上腔静脉、心室间隔缺损、动脉导管未闭等。此外，还可以伴有瓣膜脱垂。心房间隔缺损常出现在有发绀的先天性心脏血管病中，如三尖瓣闭锁、大血管转位等。

三、病理生理

由于左心房压力通常高于右心房压力，因此心房间隔缺损的分流一般是左向右，分流量的大小随缺损的大小及两侧心房的压力差而不同。如缺损极大则两侧心房的压力相等，此时分流的方向将取决于两侧心室的阻力，即取决于肺循环与周围循环（体循环）的阻力，由于右心室的阻力通常较低，因此分流仍是左向右。由于右心室不但接受由上下腔静脉流入右心房的血液，而且同时也接受由左心房流入右心房的血液，右心室的工作负荷增加，排血量增大，大量的血液在从右心房到右心室、肺血管，进入左心房，最后又回到右心房这一途径中进行无效循环，此时肺循环血流量增加，甚至可达体循环血流量的 4 倍，而体循环血流量正常或稍降低。肺动脉与右心室压力可能正常或增高，肺动脉阻力可能增高。右心室与肺动脉收缩压之间可能由于相对性的肺动脉瓣狭窄而有显著的压力差。在晚期的病例由于长期肺血流量增加，导致肺小动脉内膜增生，管腔狭窄，肺小动脉阻力增高而引起显著的肺动脉高压。显著的肺动脉高压或右心衰竭使右心房压力高于左心房时，可以出现右向左分流，当动脉血氧饱和度＜85% 时（正常 94% ～ 98%）可出现发绀。在高位和低位缺损中，上腔静脉和下腔静脉的血液也可有一部分直接流入左心房，但一般不引起发绀。

四、临床表现

（一）症状

本病的症状随缺损的大小而轻重不一，轻者可无症状，仅在体格检查时发现，这是本病在成人先天性心脏血管病中最为常见的主要原因。第一孔未闭型缺损一般较大，症状常较明显。

有症状者表现为劳累后心悸、气急、乏力、咳嗽与咯血。患儿可有进食困难，易患呼吸道感染，甚至发育障碍。患者并无发绀，但有前述引起右向左分流的情况则可出现发绀。显著的肺动脉高压常在 20 岁以后出现，因此发绀出现的年龄较晚。初生婴儿由于胎儿期的肺循环高阻力状态尚存在，可能有短期的右向左分流而有短暂的发绀。

在疾病后期可以出现右心衰竭，有静脉充盈、肝大、水肿、发绀等表现。本病可有阵发性房性心动过速、心房颤动等心律失常。由于扩大的肺动脉压迫喉返神经患者也可出现声音嘶哑，但并发感染性心内膜炎者少见。若存在右向左或双向分流时可使从静脉系统形成的血栓由右心房进入左心房而引起动脉栓塞。

（二）体征

缺损小的患者可无明显的体征。缺损较大者发育较差，皮肤苍白，体形瘦小，而左侧前胸由于长期受增大的右心室向前推压而隆起，有些患者甚至有胸部脊柱的后突或侧突。视诊与触诊时，可发现心前区有抬举性而弥散的心搏。叩诊时心浊音界增大。听诊时在胸骨左缘第2肋间可听到Ⅱ～Ⅲ级的收缩期吹风样喷射性杂音，大多不伴有震颤，但在第1肋间及第3肋间胸骨左缘往往也有同样响度的杂音，此杂音是由于肺循环血流量的增多和相对性肺动脉瓣狭窄所致。部分患者，在胸骨左缘下段甚至心尖部，可听到舒张期低调杂音，由相对性三尖瓣狭窄所引起，与流经三尖瓣口的血量增多有关，手术治疗后大多消失。肺动脉瓣区第二心音多数增强，并有明显分裂，这种分裂在深吸气时多不加重，称固定分裂。部分患者尚可听到出现在杂音之前、第一心音之后的短促而高亢的肺动脉收缩喷射音（收缩早期喀喇音）。并发显著肺动脉高压时，左向右分流量减少以致消失，并可出现右向左分流，患者有发绀。肺动脉瓣区第二心音分裂此时可不甚显著。沿胸骨左缘可有高调的舒张期吹风样递减型杂音，为相对性肺动脉瓣关闭不全所致。

伴有二尖瓣关闭不全患者（常见第一孔未闭型），在心尖部常有响亮、高调的收缩期吹风样杂音，而在三尖瓣区有低调的舒张期隆隆样杂音。伴有二尖瓣脱垂者，心尖部可有收缩中、晚期喀喇音和收缩晚期杂音。伴有二尖瓣狭窄者，心尖部有低调的舒张期隆隆样杂音，第一心音亢进。

伴有肺动脉瓣狭窄的患者，则胸骨左缘第2肋间的杂音甚响，且常有震颤。而肺动脉瓣区第二心音则减弱。

晚期患者发生心力衰竭时，肺部出现啰音，颈静脉怒张，肝大，周围水肿。三尖瓣区可出现收缩期吹风样杂音，为相对性三尖瓣关闭不全所致。发生心房颤动者心室率快而不规则，心音强弱不等，并有脉搏短绌。

五、辅助检查

（一）X线检查

典型的X线改变有：肺门血管呈主动性充血，肺总动脉明显凸出，肺门血管影粗而搏动强烈，形成所谓的肺门舞蹈症。肺野中肺血管也变粗。并发显著肺动脉高压时则周围肺纹细小。心影中度到高度增大，以右心室及右心房扩大为主，因而心脏被向左推移，心影大部分在左侧胸腔内。主动脉弓影则缩小。第一孔未闭型缺损而伴有二尖瓣关闭不全者则左心室也有增大。伴有二尖瓣狭窄时肺动脉可呈瘤样扩张，常被误认为肿瘤，右心房、右心室增大更为显著。

（二）心电图

心电图的变化有三类主要表现：完全性右束支传导阻滞、不全性右束支传导阻滞和右心室肥大，伴心电轴右偏，其中以不全性右束支传导阻滞较为多见，此变化可能是由于室上嵴肥厚所致，而并非真正的右束支传导阻滞。心电图改变是由于右心室舒张期负荷过重之故。此外P波可能增高，显示右心房增大。P-R间期在约20%的患者中延长。第一孔未闭型缺损的病例P-R间期延长较常见，尚有电轴左偏，并可能有左心室肥大表现。晚期可出现心房颤动或扑动。

（三）超声心动图检查

经胸二维超声心动图的心尖四腔心切面，可显示右心房、右心室扩大，三尖瓣叶开放幅度增大，心房间隔处可见回声脱失，此切面对提示心房间隔缺损的可靠性较高，而且可帮助观察缺损的类型、部位和大小。右心声学造影是确诊心房间隔缺损的最佳无创方法，从肘静脉注入声学造影剂，可观察到在心房间隔的右心房侧出现负性显影区，其面积的大小取决于分流量。左心房出现声学造影的回声，是心房水平右向左分流的重要证据。经食管超声心动图为诊断心房间隔缺损的最佳方法，可清晰显示整个心房间隔的形态结构，明确缺损部位、大小、心房间隔周边残存组织多少，以及与周边组织结构的毗邻关系，是确定可否行经皮心房间隔封堵术必须的检测手段。

卵圆孔未闭者经胸超声心动图检查常产生假性回声脱落，经食管超声心动图往往可清晰显示整个心房间隔的卵圆窝部位比较细微的形态结构，卵圆孔未闭者多显示该部位回声呈两层，中间有斜行缝隙，通过多普勒超声检查或声学造影，可观察到该缝隙有少量右向左分流，将提高卵圆孔未闭的检出率。

（四）心导管检查和选择性心血管造影

右心导管检查可发现右心房的血氧含量较上腔静脉高出 1.9% 容积，心导管可能通过缺损而由右心房进入左心房，这在从股静脉送入心导管时机会最大，甚至再通过二尖瓣而进入左心室。在第一孔未闭型的病例，心导管如进入左心房时，多在右心房下部进入，而且极易于随即进入左心室。

通过右心导管检查可以了解肺动脉压力和阻力、分流量的大小，发现同时伴有的器质性肺动脉瓣狭窄，以及由于通过肺动脉瓣的血流量增多而引起功能性的肺动脉瓣狭窄。选择性心血管造影在诊断本病时不常用。如要判定是否有第一孔未闭型缺损或有无二尖瓣关闭不全，可做左心室造影。

目前多由超声心动图和彩色多普勒超声技术替代心导管检查和选择性心血管造影。但对于存在较显著的肺动脉高压的患者，为了进一步确定肺动脉高压为阻力性还是高动力性，以判断是否适合外科手术治疗时，需做右心导管检查，测定肺动脉压和肺小动脉楔嵌压，计算肺总动脉和肺小动脉的阻力。

六、诊断与鉴别诊断

根据典型的体征、X 线、心电图、超声心动图所见，诊断本病不太困难。但需要与瓣膜型单纯肺动脉口狭窄、心室间隔缺损、部分性肺静脉畸形引流、原发性肺动脉高压等相鉴别。

（一）胸骨左缘正常生理性杂音

正常儿童可在胸骨左缘第 2 肋间听到 II 级收缩期吹风样杂音，伴有第二心音分裂或亢进，常易与本病缺损较小、体征不明显者相混淆。如进行 X 线、心电图检查发现有本病的征象，可以做超声心动图结合声学造影得到确诊。

（二）瓣膜型单纯肺动脉口狭窄

本类型可在胸骨左缘第 2 肋间听到响亮的收缩期杂音，X 线片上可见右心室肥大，肺总动脉凸出，心电图有右心室肥大、不全性右束支传导阻滞等变化，因此和心房间隔缺损有相类似之处。但肺动脉口狭窄的杂音较响，传导较广，常伴有震颤，而肺动脉瓣第二心音则减轻或听不见。X 线片上可见肺纹稀少，肺野清晰等可资鉴别。超声心动图可见肺动脉瓣病变。右心导管检查发现右心室与肺动脉间有较明显的收缩期压差而无分流。

（三）较大的心室间隔缺损

本类型因左向右分流量较大，其 X 线和心电图表现可与心房间隔缺损相似，肺动脉瓣区第二心音可以亢进或分裂，因此可能造成与心房间隔缺损在鉴别上的困难。但心室间隔缺损的杂音为全收缩期反流型，最响处的位置较低，常在第 3、4 肋间，多伴有震颤，除右心室增大外，左心室也常有增大等，这些均有助于鉴别。超声心动图显示心室间隔有回声的失落，右心导管检查发现分流部位在心室水平。但在心房间隔缺损患者行右心导管检查时，由于血液在右心房中混合不均，可以出现层流现象，在右心房中未能抽出含氧量高的血液标本，但血流在右心室得到充分的混合，因而右心室的血标本含氧量高于右心房，可以造成心室间隔的错误诊断，因此在分析心导管材料时，须全面考虑以避免错误。

此外，一种特殊类型的心室间隔缺损即左心室右心房沟通的患者，其体征类似高位心室间隔缺损，而右心导管检查的结果则类似心房间隔缺损，可由超声心动图予以鉴别。

（四）部分性肺静脉畸形引流

本类型可引流入右心房或右心房附近的静脉，产生于右心房部位的左向右分流，其所引起的血流动力学改变与心房间隔缺损极为相似。因此，两者临床表现也颇类同，从临床症状和体征进行鉴别有时几乎不可能。但临床常见的是右侧肺静脉畸形引流入右心房与心房间隔缺损合并存在，右心导管检查时心导管可以从右心房不经左心房而直接进入肺静脉，胸部 X 线断层显像可见畸形引流的肺静脉影，有助于诊断。超声心动图在单纯性者容易遗漏，当在四腔心切面应注意寻找四根肺静脉在左心房的开口，如有肺静脉的入口显示不清时，应考虑本病的可能，则需行经食管超声心动图检查，可清晰地显示所有四支肺静脉的入口。

（五）特发性肺动脉高压

特发性肺动脉高压的体征和心电图表现与心房间隔缺损颇类似。X 线检查也可发现肺动脉总干凸出，肺门血管影增粗，右心室和右心房增大，但肺野不充血或反而清晰。右心导管检查发现肺动脉压明显增高而无左向右分流的证据。超声心动图可显示右心房、室增大，右心室流出道增宽外，最主要的是还可显示肺总动脉和左、右肺动脉内径扩张，但未发现存在心内分流。特发性肺动脉高压者，肺动脉系统扩张的程度较左向右分流性心血管疾病者轻，且心室的容量改变也较轻。

七、防治

预防主要是在妊娠期避免前述足以引起先天性心血管畸形的因素。已患本病时，则宜避免过度劳累和感染，以免引起心力衰竭。

本病主要的治疗方法是非开胸心脏介入行心房间隔缺损封堵术和开胸手术进行直视修补两种方法。第二孔型心房间隔缺损多采用经皮心房间隔缺损封堵术治疗，成人可在局麻下进行。与手术修补比较，其无须开胸，创伤性小，住院时间短，且疗效肯定。可能的并发症有封堵器的移位或脱落造成动脉栓塞、心房穿破等，但在有经验的术者极少发生。心房间隔封堵术的适应证和禁忌证参见第九篇第二章。对于心房间隔缺损的类型不适于做封堵术或合并有部分性或完全性肺静脉畸形引流，以及其他心血管畸形者宜行外科手术纠治。

本病的病情常是进行性的，因此凡 X 线和心电图上有肯定变化、超声心动图证实心房部位有左向右分流，宜及早进行心脏介入或手术干预，手术越早越能避免本病对右心室功能的不良影响。当发展到有显著肺动脉高压、肺动脉压等于或高于周围动脉压或已有双向或右向左分流时，则失去心脏介入和手术治疗的机会。第一孔未闭型缺损常需修补二尖瓣，易导致房室束的损伤，可能造成房室传导阻滞而需安置人工心脏起搏器。

做开胸手术的部分患者在术后可发生心包切开综合征，严重者需用肾上腺皮质激素治疗。在做心脏介入或开胸心脏手术纠治前已有心房颤动的心律失常者，术后心房颤动一般不会消失，常需再用电复律或药物治疗。在术后 10 ~ 20 年部分患者可能出现心律失常，较常见的心律失常依次为心房扑动、心房颤动、频发房性期前收缩和室上性心动过速，较少见的有病窦综合征、房室传导阻滞和交接处性心动过速。

对病程已届后期，不能采取心脏介入或开胸心脏手术纠治者，可予以内科对症治疗。

八、预后

本病预后与缺损的大小相关，平均自然寿命约为 50 岁，也有存活到 70 岁者。但缺损大者易发生肺动脉高压和心力衰竭，预后差。第一孔未闭型缺损预后更差。

第三节　心室间隔缺损

心室间隔缺损可为单独畸形，也可作为法洛四联征或艾森门格综合征的一部分而存在，也常见于主动脉干永存、大血管错位、心内膜垫缺损、右心室双出口、肺动脉瓣闭锁等畸形中。一般所说的心室间隔缺损是指单纯的心室间隔缺损。单纯的心室间隔缺损甚为常见，但在成人中其检出率低于心房间隔缺损，可能由于部分的心室间隔缺损能自然闭合有关。本病在男性中略多见。

一、胚胎学

在胎儿期第 2 个月，肌肉部分的心室间隔在心室的下部沿心室的前缘向上生长，将心室分隔为两腔。到达心室的上部后，此间隔的后缘与房室管的后心内膜垫融合而趋于完整，但其前缘则并不完整而遗留一孔，称为心室间隔孔。在正常情况下，此孔在胎儿期第 8 周，由于动脉球的间隔向下伸长与心室间隔及后心内膜垫相融合而关闭，心室间隔乃完全长成。心室间隔缺损的形成大多数是由于动脉球的间隔不能完全关闭心室间隔孔或间隔肌小梁发育不全留下小孔所致。

二、病理解剖

一个完整的心室间隔由后心内膜垫纤维组织组成的膜部心室间隔和三个肌肉组成的心室间隔构成。三个肌肉组成的心室间隔为：

(1) 流入道间隔，从三尖瓣延伸至三尖瓣附着处。

(2) 小梁间隔，从心尖流入道至流出道的光壁部分。

(3) 流出道间隔或漏斗部间隔延伸到肺动脉瓣。

1980 年，Soto 等提出一种便于手术治疗选择的心室间隔缺损分类，即将缺损分成：

(1) 在心室间隔膜部的膜周部缺损，包括房室通道型的心室间隔缺损。

(2) 完全围绕肌肉组织的肌肉部缺损。

(3) 漏斗部间隔 (或流出道间隔) 内由主动脉瓣或肺动脉瓣形成缺损边缘的干下缺损。

膜周部缺损可延伸至流入道间隔、肌小梁间隔或流出道间隔。房室通道型心室间隔缺损 (左心室右心房间隔缺损)，是一种延伸入流入道间隔的膜周缺损，位于三尖瓣叶的下后，向前伸到左心室流出道，其上缘为三尖瓣瓣环，其下缘为心室间隔的顶部，较少见。膜周部心室间隔缺损与三尖瓣的前尖、隔侧尖交界有关，也和主动脉瓣相关，这些瓣膜的瓣环常形成缺损的部分边缘。10% 的心室间隔缺损在漏斗部间隔或流出道间隔，大部分室间隔缺损是干下型，由主动脉瓣瓣环或肺动脉瓣瓣环构成缺损边缘。少数缺损在漏斗部间隔，周围完全是肌肉组织，称漏斗部肌部缺损。

缺损的大小直径为 0.2 ～ 3.0cm，膜部缺损大多数较大而肌肉部则较小。巨大的缺损或心室间隔缺失则可形成极少见的单心室，如此时心房间隔完整则形成一室两房畸形。缺损边缘可因血流的冲击而增厚，右心室面向缺损的内膜也因同样的理由而增厚，此两处可能因感染性心内膜炎而有赘生物。心脏房室传导组织可能维持正常途径或向后下偏移。

心脏本身的增大多不显著，缺损小者以右心室增大为主，缺损大者则左心室肥厚与扩大较右心室显著。肺动脉高压时右心室显著肥厚与扩大，高位而大的心室间隔缺损则肺总动脉扩大。

心室间隔缺损可与肺动脉瓣狭窄、右心室异常肌束、心房间隔缺损、动脉导管未闭、大血管错位、主动脉瓣关闭不全、主动脉口狭窄、主动脉缩窄等合并存在。

三、病理生理

由于左心室收缩压高于右心室，因此心室间隔缺损所造成的分流是从左到右，故一般无发绀。轻度患者，左向右分流量小，肺循环血流量仅较体循环血流量略为增高。重度患者，左向右分流量大，肺循环的血流量可为体循环血流量的 3～5 倍。大量血流冲击肺血管床，久而久之肺循环的阻力可增加，产生肺动脉高压。但在心室间隔缺损患者中，肺动脉高压也可能因为先天性缺陷使胎儿期中肺循环的高阻力状态持续到出生后而引起，此种肺动脉高压在婴儿期即可出现，患者的肺小动脉呈现中层肥厚。当肺动脉阻力逐渐增大使肺动脉高压显著时，若右心室压力水平仍略低于左心室，左向右分流仍存在，但分流量可能甚小。当肺动脉高压明显高于体循环血压时，在心室部位可出现双向或右向左分流，引起发绀，后者即称为艾森门格综合征。左向右分流量大而使肺动脉压力增高，但尚无肺动脉阻力的增高时，称为高动力性肺动脉高压。部分左向右分流量大有肺动脉高压的患者可逐渐发生右心室漏斗部狭窄，而使肺动脉压有所降低。

心室间隔缺损有自然闭合的趋势，一般在 1 岁半内完全闭合或缺损变小。小的心室间隔缺损易发生感染性心内膜炎，通常是右心室心内膜炎，抗生素治疗效果常较好。大的室间隔缺损在婴儿期即可出现难治性心力衰竭而死亡。

四、临床表现

（一）症状

缺损小、分流量小的患者，相当于以往所称的 Roger 病，一般无症状，预后良好。缺损大而分流量大者，可有发育障碍、心悸、气急、乏力、咳嗽、反复肺部感染等症状，以后可出现心力衰竭。肺动脉高压而有右向左分流的患者，可出现发绀。有些患者则仅在心力衰竭、肺部感染或体力活动时出现发绀。本病易发生心内膜炎，个别患者伴有心脏传导阻滞。

（二）体征

本病的典型体征是在胸骨左缘第 3、4 肋间出现响亮而粗糙的全收缩期反流性杂音，常达Ⅳ级以上。此杂音占据整个收缩期，常越过第二心音主动脉瓣成分而将心音淹没，并在心前区广泛传播，有时也传向颈部，几乎所有的患者均伴有震颤。缺损位于间隔的肌肉部的患者，由于肌肉收缩可在心脏收缩期的后期将缺损关闭，此时杂音就不是全收缩期而仅在收缩期的前部出现缺损大、左心室分流量大的患者，心尖附近可能有第三心音和由于二尖瓣相对性狭窄所引起的舒张期隆隆样杂音。肺动脉瓣区第二音多亢进与分裂，此种分裂在深吸气时可加强。肺动脉阻力增加而引起肺动脉高压时，收缩期杂音所占时间缩短，肺动脉瓣区可出现收缩期喷射音（收缩早期喀喇音）和喷射性收缩期杂音，且第二心音亢进。当肺动脉高压显著时，典型的胸骨左缘第3、4肋间的收缩期杂音可能减轻或消失，心尖部的杂音也消失，肺动脉瓣区可能存在由于相对性肺动脉瓣关闭不全而引起的舒张期吹风样杂音，患者往往出现发绀。

缺损大的患者一般发育差，较瘦小，有右向左分流的患者，有发绀及杵状指（趾），发生心力衰竭的患者，有相应的心力衰竭的体征。

五、辅助检查

（一）X线检查

X线表现与缺损的大小及其引起的血流动力学改变有关。缺损小的患者，分流量小，心肺X线检查均无明显改变，或只有轻度的肺动脉段凸出。大的心室间隔缺损，有不同程度的左向右分流，X线改变很显著，有左心室和右心室扩大，肺总动脉轻度至中度凸出，肺门血管影轻度至中度增大，可能有肺门舞蹈症，肺血管影轻度至中度增粗，主动脉影则正常或较小。肺动脉高压显著时，X线表现以右心室增大为主，也可见右心房增大，肺动脉段显著凸出，肺门血管影粗大，搏动强而远段肺血管影细小，主动脉影小。

（二）心电图检查

缺损小者，心电图在正常范围内。缺损大者，可有右束支传导阻滞、左心室肥大表现。肺动脉高压者，可有左、右心室合并肥大和右心室肥大等改变。本病胸导联的过渡区QRS波群的振幅常甚大，也可有P波增宽或增高的改变。

（三）超声心动图检查

心室间隔缺损二维超声心动图直接的征象是室间隔回声的连续中断，断端部位回声增强，可显示缺损的部位、形态，以及大小和类型。二维图像还可显示心室间隔缺损的血流动力学变化，及其所产生的左右房室的扩大、肺动脉的扩张等继发性改变，结合彩色和连续多普勒超声技术可以判别左向右分流、右向左分流或双向分流，以及分流量的大小、肺动脉压力增高的程度，也可作声学造影了解血液分流的方向。二维超声心动图对小的肌肉部心室间隔缺损容易漏诊，但可通过彩色多普勒超声观察到血流通过心室间隔缺损的部位，从而对肌肉部的心室间隔缺损做出明确的诊断。当经胸超声心动图显示不清时，可行经食管超声心动图进一步明确。

（四）心导管检查和心血管造影

右心导管检查的主要变化是在右心室水平有左向右分流，凡右心室血氧含量高于右心房达0.9容积，即可认为在心室水平有左向右分流的存在。本病伴有肺动脉高压者颇多，故右心导管检查时，常可发现肺动脉与右心室压力增高。部分患者肺楔嵌压增高，反映左心房压和左心室舒张末期压增高。选择性左心室造影，一般通过周围动脉逆行送猪尾巴导管进入左心室进行造影，在侧位或左前斜位片上，可见左心室显影时，右心室内出现造影剂。目前多由超声心动图和彩色多普勒超声技术替代此项检查。但对于存在较显著肺动脉高压患者，为了进一步确定肺动脉高压为阻力性还是高动力性，以提供是否适合外科手术治疗时，可考虑行右心导管检查，测定肺动脉压和肺小动脉楔嵌压，计算肺总动脉和肺小动脉的阻力。

六、诊断与鉴别诊断

根据临床表现、X 线、心电图、超声心动图的发现，诊断本病不太困难。本病需与下列情况相鉴别。

（一）肺动脉瓣口狭窄

漏斗部型的肺动脉口狭窄，杂音常在胸骨左缘第 3、4 肋间，易与心室间隔缺损的杂音混淆。但前者肺循环不充血，肺纹理稀少，超声心动图可做出鉴别。但心室间隔缺损和漏斗部型的肺动脉口狭窄可以合并存在，形成所谓的"非典型的法洛四联征"，且可以无发绀，因此需注意鉴别。

（二）心房间隔缺损

大的心室间隔缺损，尤其在儿童患者，需与心房间隔缺损鉴别。

（三）心室间隔缺损伴有主动脉瓣关闭不全

需要与动脉导管未闭、主动脉窦瘤破裂入右心或主肺动脉隔缺损鉴别。位置较高的心室间隔缺损如恰位于主动脉瓣之下，可能将主动脉瓣的一叶拉下，或由此瓣叶下部缺乏支持而被血流冲击脱垂进入心室，而产生主动脉瓣关闭不全。此时心室间隔缺损本身所引起的收缩期杂音，加上主动脉瓣关闭不全所引起的舒张期杂音，可在胸骨左缘第 3、4 肋间处产生来往性杂音，与上述这些畸形所产生的连续性杂音有些类似。但仔细听诊时可发现此杂音缺乏典型的连续性，X 线和超声心动图的发现均可与动脉导管未闭、主动脉窦瘤破裂入右心或主肺动脉隔缺损予以鉴别。逆行性主动脉造影可以证实主动脉瓣关闭不全的存在。

（四）主动脉瓣口狭窄

主动脉瓣口狭窄中的主动脉瓣下型，可在胸骨左下缘听到收缩期杂音，可能不向颈部传导，需与心室间隔缺损相鉴别。

（五）原发性肥厚型梗阻性心肌病

原发性肥厚型心肌病有左心室流出道梗阻者可在胸骨左下缘听到收缩期杂音，其位置和性质与心室间隔缺损的杂音相类似。但此病杂音在下蹲时减轻，半数患者在心尖部有反流性收缩期杂音，脉搏呈双峰状，X 线片示肺无主动性充血，心电图呈左心室肥大和劳损的同时有异常深的 Q 波，超声心动图未能发现在心室水平由左向右分流，而显示左心室腔小，心室间隔明显肥厚，左心室后壁也增厚，包括乳头肌部分，但左心室后壁的增厚程度较心室间隔轻呈不对称，使左心室在收缩时，二尖瓣前瓣叶收缩期前移 (SAM 现象)，造成流出道狭窄。结合连续多普勒超声技术可测出左心室与流出道的收缩期压力阶差。右心导管检查未能发现有分流，而左心室腔与流出道之间存在压力阶差。选择性左心室造影显示左心室腔小，肥厚的室间隔凸入心腔。

七、治疗

本病的治疗方法是非开胸心脏介入，行心室间隔缺损封堵术和开胸手术直视修补。不适于施行封堵术者，则施行外科手术纠治。一般心室间隔缺损直径＞ 1cm 者，主张在 2 ~ 3 岁前行心脏介入封堵或外科手术，小的心室间隔缺损可在学龄前期予以处理，若很小的心室间隔缺损，X 线、心电图和超声心动图均无房室增大表现，肺动脉压力正常者，可不必手术，但注意预防感染性心内膜炎，并随访心腔的大小。

八、预后

本病的预后随缺损的大小和肺动脉高压的有无而有不同。缺损不大者预后良好，其自然寿命甚至可达 70 岁以上。小的心室间隔缺损有可能在 2 ~ 3 岁自行关闭，但以后自然闭合的可能性极小。缺损大者婴儿期即可出现心力衰竭，但以后可能好转数年。有肺动脉高压者预后差，如大量分流仍属左向右，则可发生左心室衰竭，以后再发生右心室衰竭，如分流主要为右向左则发生右心衰竭。

第四节　动脉导管未闭

动脉导管未闭是常见的先天性心血管畸形，占先心病的 20% 左右，女性为男性的 2 ~ 3 倍。约 10% 的患者合并其他心血管畸形，本病的发生与母亲妊娠第 1 ~ 3 个月感染风疹密切有关。

一、胚胎学

动脉导管位于左肺动脉基部与降主动脉起始部之间的管道，胎儿时肺呈萎缩肺状态，肺血管的阻力大，右心室血液绝大部分通过动脉导管进入降主动脉，供应下半身的需要，只有极小部分的血液进入尚未发挥作用的肺。出生后肺膨胀，肺循环压力下降，右心室血液从肺动脉进入肺部，在出生后 20h 左右动脉导管功能上闭合，形成动脉韧带，此功能上的闭合与出生后肺动脉压力的降低、肺通气引起的血氧分压突然升高，以及与血管活性物质合成和代谢变化均有关。而内皮增生和纤维化则缓慢地进行，因此需要几周的时间才完成解剖上的关闭。95% 在 1 年内闭合，其中 80% 在出生后 3 个月内闭合。在 1

周岁后仍未闭合则为动脉导管未闭，因 1 年后自然闭合的可能性极小。

二、病理解剖

动脉导管连接左肺动脉或肺动脉总干与降主动脉，位于左锁骨下动脉开口之下，未闭的动脉导管其长度和直径可有很大的不同，最长可达 3mm，最短仅为 2 ～ 3mm，直径多数为 5 ～ 10mm，最粗可超过 20mm，最细者仅为 1mm。最常见的是圆柱形（管形），也可为漏斗形。大多是动脉导管的主动脉端较粗，大于肺动脉端，偶尔相反；最少见动脉导管极短，主动脉和肺动脉直接沟通成为窗形。有时动脉导管的两端较细，中段膨大呈哑铃状或明显膨大呈动脉瘤状。本病可与其他先心病合并存在，常见的是主动缩窄、大血管转位、肺动脉口狭窄、心房间隔或心室间隔缺损等。

三、病理生理

在无并发症的动脉导管未闭，主动脉压力高，故不论在心脏收缩期或舒张期，血液的分流均由左向右，即由主动脉流向动脉，此时肺动脉接受右心室和主动脉两处的血液，肺循环血流量增加，肺血管遂扩大与肥厚，搏动增强。由于主动脉血液在收缩期及舒张期均流入肺动脉，因此周围动脉舒张压下降，脉压增宽。分流量的大小，取决于动脉导管口径的大小与主动脉和肺动脉间的压差。左向右分流时，肺动脉同时接受右心室和自主动脉分流来的血液，使左心室血量增多，加重左心室的容量负荷，左心室扩大、肥厚以致左心衰竭。长期肺动脉血流增加，引起肺小动脉反射性痉挛，后期发生肺小动脉管壁增厚、硬化、管腔变细，阻力增加，形成肺动脉高压。右心室负荷增加，以后出现左、右心室合并肥大，以至于发生全心衰竭。当肺动脉压力高于主动脉时则出现右向左分流，由于动脉导管多开口于降主动脉左锁骨下动脉的远侧，躯体下半部动脉血氧含量降低，出现特征性的下肢明显发绀，称为差异性发绀。

四、临床表现

（一）症状

症状随病变的轻重程度而不同，轻型者无症状，较重者出现的症状主要为心悸、气急、咯血、咳嗽、乏力、胸闷等。小儿可有心动过速、出汗、活动受限、体重不增、发育迟缓、屡发肺炎，甚至左心衰竭。部分病例发生感染性动脉内膜炎，常发生在未闭动脉导管的肺动脉开口端。重症者可发生心力衰竭。肺动脉高压而有右向左分流出现差异性发绀。未闭动脉导管瘤样扩张和破裂很少见。偶尔未闭的动脉导管内形成血栓被冲入肺血流造成肺栓塞。

（二）体征

典型体征是在胸骨左缘第 2 肋间有连续性机器声样杂音，此杂音甚响，有如机器开动的轰隆声，占据几乎整个收缩期与舒张期，在收缩末期最响。此杂音可向左上胸部、颈部及背部传导，个别病例最响的位置可能在第 3 肋间。绝大多数伴有震颤，震颤以收缩期为多，呈连续性者则舒张期震颤较轻。肺动脉瓣区第二心音增强或分裂，但多数被杂音所掩盖不易听到。随着肺动脉压力增高达到与主动脉的舒张压相等时，连续性舒张期部分逐渐减弱缩短，甚至完全消失，仅有收缩期杂音。肺动脉压力极度增高时，因主动脉与肺动脉间分流量减少，或呈双向，甚至出现右向左分流，杂音可完全消失或仅有相对性肺动脉瓣关闭不全的舒张期杂音。分流量大者，由于体循环舒张压降低，脉压增大，可产生水冲脉、股动脉枪击音和毛细血管搏动等类似于主动脉瓣关闭不全的周围血管征。少数患者在心尖部可听到二尖瓣相对性狭窄所引起的舒张期隆隆样杂音。

五、辅助检查

（一）X线检查

少数轻型患者X线检查时可无异常发现。分流量较大的患者，可见肺总动脉凸出，且超出增大的主动脉结影。肺充血，肺门血管影变粗而搏动明显，一般肺门血管的搏动不如心房间隔缺损所引起的搏动显著。分流量大者，可有左心房和左心室增大。半数患者的主动脉增宽，有肺动脉高压者右心室也增大。左前斜位摄片有时可在降主动脉开始部见主动脉骤然向内收缩，形成所谓的漏斗征。偶尔可在主动脉弓的下端附近见到未闭的动脉导管小片的钙化影。

（二）心电图检查

心电图可能正常，一般为左心室肥大和左心房肥大。左心室增大者，左侧心前区各导联除R波增高外，S波常较深，S-T段可抬高，而T波直立。这是由于左心室舒张期容量负荷过重所致。肺动脉显著高压者右心室可增大，此时心电图显示左右心室合并肥大图形。

（三）超声心动图检查

超声心动图可在大动脉短轴切面清楚地显示肺总动脉在分出左肺动脉处有一异常管道与降主动脉沟通，为未闭的动脉导管；可测出管径的粗细、长短，并可确定解剖形态为管形、窗形、漏斗形、哑铃形或动脉瘤形；并可用彩色多普勒超声检查加以验证；又可显示左心室扩大，心室间隔活动增强，左心房增大，主动脉增宽。

（四）心导管检查和选择性心血管造影

右心导管检查可发现肺动脉血标本的血氧含量较右心室高出0.5容积（多数达2容积%），说明在肺动脉水平有左向右分流，肺动脉与右心室压力可正常或增高。部分患者检查时右心导管可通过未闭的动脉导管，由肺动脉进入降主动脉。逆行主动脉造影，可见主动脉和肺动脉同时显影，并可使未闭的动脉导管显影，此外还可能看到同时存在的动脉畸形，如主动脉缩窄。综合性超声心动图检查技术出现后，诊断本病时一般不需做右心导管检查。

六、诊断与鉴别诊断

根据典型的杂音、X线、心电图和超声心动图的改变,可以相当准确地做出本病的诊断。但应与其他有连续性杂音的疾病加以鉴别。

(一)先天性主肺动脉隔缺损

此病与较大的动脉导管未闭极为相似,同样可引起左向右分流,产生相同的临床表现。与动脉导管未闭的不同点为此病分流的部位较前者低,杂音最响的部位较动脉导管未闭者低1个肋间且较向右侧,但此点并非绝对可靠,较可靠的鉴别方法是应用二维超声心动图和多普勒超声技术,在大动脉短轴切面可显示两条半月瓣发育完好的大动脉之间有间隔缺损。

(二)主动脉窦动脉瘤破裂入右心

由于先天性、梅毒或感染性心内膜炎的原因,产生主动脉窦部动脉瘤侵蚀并穿破至肺动脉、右心房或右心室,从而引起左向右分流。其临床表现酷似动脉导管未闭,同样有连续性机器样杂音。但此病有突然胸痛史,如突然心悸、胸部不适、感觉左胸有声响等,随后发生心力衰竭,杂音的位置较动脉导管未闭者为低,其舒张期的部分较响,都可作为鉴别的依据。

(三)心室间隔缺损伴主动脉瓣脱垂

此病可在胸骨左缘听到收缩期和舒张期来往性杂音,与动脉导管未闭的连续性杂音有些相似,但杂音的位置在胸骨左缘第3、4肋间,且杂音缺乏典型的连续性,超声心动图检查可较易予以区分。

(四)其他足以引起类似动脉导管未闭杂音的疾病

如冠状动静脉瘘、冠状动脉肺动脉瘘、左上肺动静脉瘘、胸壁的动静脉瘘等,也需考虑鉴别。

此外,本病在婴儿期或肺动脉高压显著时,可能只有收缩期杂音,要注意和心室间隔缺损、心房间隔缺损、肺动脉瓣狭窄等相鉴别。

七、防治

预防本病与预防其他先心病相同。鉴于孕妇在妊娠初期患风疹者,其婴儿患本病者较多,故妊娠期防止患风疹对预防本病有重要意义。本病易发生感染性动脉内膜炎,对未施行手术治疗者要注意预防此并发症。

动脉导管未闭诊断确立后如无禁忌应及早予以封堵或手术干预。经皮导管封堵术能封堵绝大多数的动脉导管未闭,目前已成为首选的治疗措施。不适于做封堵术者,则做外科手术纠治。

有心力衰竭或感染性动脉内膜炎的患者,在两者得到控制后也可施行手术。动脉内膜炎时，若抗生素不能控制感染，也可考虑施行手术，术后动脉内膜炎可较易得到控制。显著肺动脉高压出现右向左分流有发绀者，则只能内科对症处理。

八、预后

分流量小者预后好，许多无症状者的生存寿命如常人。但分流量大者可发生心力衰竭，有肺动脉高压而发生右向左分流者预后均差。个别患者肺动脉或未闭的动脉导管破裂出血可迅速死亡。

第五节　法洛四联征

法洛四联征是指心室伺隔缺损（通常为较大的膜周部室间隔缺损）、肺动脉瓣，口或漏斗部狭窄、主动脉右移骑跨于缺损的心室间隔上及右心室肥厚等4种情况合并存在的先天性心脏血管畸形，其中以心室间隔缺损与肺动脉口狭窄两者为主。它是临床上最常见的发绀型先心病。

法洛四联征的4种畸形各自的病变与严重程度在各个患者中可有不同。只有心室间隔缺损、肺动脉口狭窄与右心室肥大而无右位主动脉的患者，有时称为非典型的法洛四联征。

一、胚胎学

在胎儿期中，原始心室的头端另有一室称为动脉球，介于心室与动脉干之间。在胎儿期第5～8周，动脉球的尾端与心室融合而成为右心室的漏斗部或动脉圆锥部。动脉球的其余部分和动脉干则被一顺时针向扭曲的隔膜分开而成肺动脉和主动脉。此隔膜向尾端伸展而构成心室间隔的膜部，关闭了心室间隔孔，此动脉球隔膜的正常成长与扭曲使肺动脉自右心室出口而主动脉自左心室出口。在心脏大血管的发育期中，如动脉球与动脉干及其隔膜间的顺时针向扭曲不充分甚至成为逆时针向扭曲，而在正常发育过程中应该萎缩的类似两栖类的右侧主动脉仍然存在，即成法洛四联征的畸形。

二、病理解剖

本病中的心室间隔缺损多为嵴下型的膜周部缺损，缺损一般较大，有时整个心室间隔可以完全阙如。肺动脉口狭窄可发生于瓣膜、肺动脉瓣环、右心室漏斗部或肺动脉段等各个部位，有时为多水平的狭窄同时存在。瓣膜型狭窄者瓣膜发育畸形则可能为单瓣化、二瓣叶或三瓣叶畸形。肺动脉口狭窄常合并有漏斗部狭窄。漏斗部狭窄可为隔膜型狭窄或管型狭窄，前者与肺动脉瓣口之间存在第三心室，后者呈广泛肌性狭窄。肺动脉段狭窄型可为瓣上狭窄、局限性狭窄、肺总动脉发育不良呈假性肺动脉闭锁（假性动脉干永存）

和合并分支狭窄。有时左肺动脉可阙如（右侧极罕见）和肺动脉闭锁，此时右心室与肺动脉之间无通道存在，肺血流的维持依靠来自动脉导管未闭或支气管肺动脉侧支循环的血流。本病右心室显著肥厚，大多厚于左心室壁。主动脉右位的程度变化很大，最多见的是主动脉向前向右方移位骑跨在左、右两心室之上，升主动脉粗大，如主动脉骑跨程度超过75%，应该考虑诊断为右心室双出口。主动脉弓的位置可在左侧，20%～30%合并右位主动脉弓。此外，体循环动脉和肺循环动脉之间常有侧支循环建立。右心室肥厚是由于肺动脉口狭窄所致，多属于继发性改变，右心室压力的升高和心内分流都起一定作用。法洛四联征如合并有未闭卵圆孔或心房间隔缺损即称为法洛五联症。心房间隔缺损或未闭卵圆孔的存在对法洛四联征的临床表现并无多大的影响，但可能增加左心室的负担。

此外本病还可合并右位心、双侧上腔静脉、动脉导管未闭、心内膜垫缺损、三尖瓣闭锁或严重狭窄、肺动脉瓣阙如，以及主动脉瓣狭窄、脱垂、瓣下狭窄、二尖瓣畸形等。

三、病理生理

由于肺动脉口狭窄的存在，右心室压力增高，负荷加重，导致肥厚。因心室间隔缺损大，使左、右两心室的压力相等。右心室的静脉血即被送过心室间隔缺损而进入骑跨的主动脉，主动脉同时接受左心室的血液和部分右心室的血液，因而动静脉血流在主动脉处混合（呈双向性分流）被送达身体各部，造成动脉血氧含量的降低，临床上出现发绀与红细胞增多症。肺动脉口狭窄越严重、心室间隔缺损越大，则右向左分流量越多，发绀越严重。由于肺循环血流减少，在肺部氧合的血量也减少，右心室压力增高，静脉回流也增大，因而整个循环的氧合血液减少，遂又使发绀更为显著。肺动脉口狭窄轻且心室间隔缺损小的患者，右心室压力不太高，可无右向左分流，因而无发绀，称为非发绀型法洛四联征。

四、临床表现

（一）症状

症状的轻重取决于解剖畸形的严重程度，本病突出的症状是发绀，发绀在婴儿期即出现，但在出生后数月可由于动脉导管尚未关闭而不出现发绀，或仅在哭闹、吮奶时才出现，婴儿喂奶困难，体重不增。发绀产生数月至数年后可出现杵状指（趾）。气喘为本病的常见症状，多在劳累后出现，可能呈阵发性，这在2个月至2岁较常见，患者易感乏力。劳累后的气喘与乏力常使患者采取下蹲的姿势，这在2～10岁颇为常见。部分患者由于严重缺氧可有头晕、阵发性昏厥，甚至有癫痫样抽搐。个别患者有脑栓塞与脑出血等现象，鼻出血、咯血、呕血也可能出现，其他并发症尚有心力衰竭、感染性心内膜炎、肺部感染等，脑脓肿也时有发生。

（二）体征

发绀与杵状指（趾）为常见的体征，患者一般发育较差，智力正常，也偶有智力发育迟缓者。左胸或前胸部可能隆起。主要在胸骨左缘第 2、3 肋间有收缩期吹风样喷射性杂音。杂音位置的高低与肺动脉口狭窄的类型为肺动脉型、瓣膜型、右心室漏斗部型有关，后者杂音的位置可能低至第 4 肋间。杂音的响度与肺动脉口狭窄的程度呈反比，肺动脉口狭窄越重杂音越轻，因狭窄越重则右心室的血液进入骑跨的主动脉越多，而进入肺动脉的越少，此与单纯肺动脉口狭窄不同。杂音与单纯肺动脉口狭窄不同还在于所占时间较短，在第二心音之前结束，高峰出现较早，吸入亚硝酸异戊酯后杂音减轻。肺动脉口闭塞的患者可能没有杂音。可伴有震颤，但出现震颤的情况不如单纯性肺动脉口狭窄或心室间隔缺损中多见。

肺动脉瓣区第二心音可能减弱、消失且不分裂而呈单音，个别情况甚至可能亢进，这是由于第二心音的肺动脉瓣成分消失只由主动脉瓣成分构成，后者由主动脉瓣区传过来之故。主动脉瓣区和心尖部可有收缩期喷射性杂音。心脏浊音界区可扩大，心前区与中上腹可有抬举性搏动。

若合并动脉导管未闭或支气管动脉与肺动脉间有较粗侧支循环血管时，胸骨左缘可有连续性杂音。非典型的法洛四联征中肺动脉口狭窄程度较轻在心室水平仍有左向右分流者，还可在胸骨左缘第 3、4 肋间听到由心室间隔缺损引起的收缩期杂音。

五、辅助检查

（一）血液检查

红细胞计数及血红蛋白显著增高。

（二）X 线检查

典型患者心脏阴影呈靴状，肺动脉总干弧向内凹入，这是由于肺动脉小或萎缩所致。心脏左侧下边缘圆钝而显著，心尖翘起，呈靴形心。右心室增大，右心房也可增大。部分患者肺动脉平直或轻微隆起的，是由于第三心室形成或肺动脉瓣有轻度狭窄后膨出之故。肺门血管阴影小而搏动不显著，肺野血管纹纤细，有时可见网状的侧支循环影。

上纵隔阴影增宽，这是由于主动脉本身增大，向右前移位，上腔静脉被推向右方所致。近 1/4 的患者有右位主动脉弓，食管吞钡检查可见主动脉弓部有反压迹，降主动脉顺脊柱右侧下降。

轻型患者，如心室间隔缺损小，肺动脉狭窄也轻，则 X 线表现类似单纯肺动脉口狭窄。如心室间隔缺损较大而肺动脉狭窄轻，则 X 线表现类似心室间隔缺损。

（三）心电图检查

心电图的主要改变是右心室肥大和劳损，右侧心前区各导联的 R 波多明显增高，伴有 S-T 段压低与 T 波倒置，部分患者有右心房肥大征象，P 波高尖。心电轴常右偏在 +90° ～ +120°。

（四）超声心动图检查

二维超声心动图对显示法洛四联征的主要解剖畸形有较高的敏感性和特异性，能清晰地显示本病的心室间隔缺损和肺动脉狭窄的部位和类型、主动脉右位和骑跨的程度、右心室肥厚的病变及心内各部位相互之间的毗邻关系。多普勒技术能较清楚地观察心内各部位的血流及异常血流的流速和压差，必要时配合声学造影或经食管超声心动图检查，绝大部分患者不需做创伤性检查来确诊。

（五）心导管检查和心血管造影

右心导管检查可有下列发现：

(1) 肺动脉口狭窄引起的右心室与肺动脉间的压力阶差，分析压力曲线的形态可帮助判定肺动脉狭窄的类型。

(2) 心导管可能由右心室直接进入主动脉，从而证实骑跨的主动脉和心室间隔缺损的存在。

(3) 右心室的血氧含量高于右心房，证明心室水平存在左向右分流，动脉血氧含量的降低说明存在右向左分流。

(4) 在心室间隔缺损较大而主动脉骑跨较明显的患者，主动脉、左心室与右心室的收缩压几乎相等。

选择性右心室造影时可见肺动脉与主动脉同时显影，说明存在主动脉骑跨。此外，还可显示心室间隔缺损的部位与大小、肺总动脉和主动脉的大小、肺动脉口狭窄的情况。

六、诊断与鉴别诊断

本病的诊断和鉴别诊断牵涉发绀型先心病的鉴别诊断问题。存活至成年的发绀型先心病以本病为最多见。

在临床上本病需与下列发绀型先心病鉴别：

(1) 肺动脉口狭窄伴心房间隔缺损：有右向左分流（法洛三联征），本病发绀出现较晚，胸骨左缘的收缩期杂音较响，所占据的时间较长，肺动脉瓣第二心音减轻、分裂。X线片上见心脏阴影增大较显著，肺动脉总干弧明显凸出。心电图右心室劳损的表现较明显。右心导管和选择性心血管造影发现肺动脉口狭窄属瓣膜型，右向左分流在心房部位。

(2) 艾森门格综合征：出现发绀较晚，但和法洛四联征截然相反的是其有肺动脉高压的体征，肺动脉瓣区有收缩期喷射音和收缩期吹风样杂音，第二心音亢进和分裂。X线片示肺动脉总干弧明显凸出，肺门血管影粗大而肺野血管影细小。

(3) 其他：如三尖瓣下移畸形、三尖瓣闭锁、完全性大血管错位、主动脉干永存和假性主动脉干永存等也需要鉴别。

现在完全可以通过二维超声心动图结合多普勒超声技术，获得足够的解剖学和血流动力学详细的资料足以做出鉴别诊断。

七、防治

本病的预防与其他先心病的预防相同。要注意预防感染性心内膜炎、心力衰竭和肺部感染。

本病要早期进行干预，手术治疗有姑息性和纠治性两种：

(1) 分流手术，是在体循环和肺循环之间造成分流，以增加肺循环的血流量，使氧合血液得以增加，有锁骨下动脉与肺动脉的吻合、主动脉与肺动脉的吻合、腔静脉与右肺动脉的吻合等方法。本手术并不改变心脏本身的畸形，是姑息性手术，但可为将来作纠治性手术创造条件。

(2) 直视下手术，是在体外循环的条件下切开心脏修补心室间隔缺损，切开狭窄的肺动脉瓣或肺动脉或右心室漏斗部，是彻底纠正本病畸形的方法，疗效好，宜于 5～8 岁后施行，症状严重者 3 岁后也可施行。

八、预后

本病的预后差，多数患者在 20 岁以前死亡。死亡原因包括心力衰竭、脑血管意外、感染性心内膜炎、脑脓肿、肺部感染等。

第五章 胃外科疾病

第一节 消化性溃疡

消化性溃疡是指在胃酸和胃蛋白酶的作用下，黏膜屏障损伤加重，造成胃或十二指肠黏膜形成溃疡。随着 H2 受体拮抗剂和质子泵抑制剂 (PPI) 的发现，明显改善了消化性溃疡的自然病史。幽门螺杆菌是所有溃疡性疾病的主要病因之一，对幽门螺杆菌的治疗可使与幽门螺杆菌感染相关的消化性溃疡得到治愈。对医源性因素 [如非甾体类抗炎药 (NSAIDs)] 的认识进一步明确了消化性溃疡的性质和病因。

在上述发现出现之前，消化性溃疡被认为是一种急性或慢性疾病，需要长期的饮食、心理指导和外科治疗。然而，对消化性溃疡病因、溃疡形成和并发症的描述已经发生了很大的变化。手术治疗已极少应用，最常使用内镜诊断消化性溃疡。因此，未穿透的"浅表"溃疡这一概念已无临床意义。急性和慢性溃疡目前很难确定，不再符合传统的定义。

一、病因和分类

消化性溃疡的病因及分类可分为四种：感染性 (幽门螺杆菌)、药物 (NSAIDs) 相关性、分泌亢进性和其他。

(一) 感染性病因

幽门螺杆菌可能是消化性溃疡最常见的原因，这取决于特定地区的流行程度。幽门螺杆菌感染可穿透黏膜层。它需要酸来生存，并且通过自身分泌的碱性物质抵抗酸的破坏从而保护自己。

由于幽门螺杆菌影响着世界上大约一半的人口，感染该细菌的人群易于发生消化性溃疡。一旦感染细菌，其影响程度从轻度炎症到溃疡不等。幽门螺杆菌在胃黏膜会引起炎症，而在十二指肠黏膜会引起胃上皮化生从而造成损伤。约 60％的胃溃疡和 80％的十二指肠溃疡患者存在慢性幽门螺杆菌感染。据估计，只有 20％的感染者出现消化性溃疡。溃疡是否发生取决于一些因素，包括幽门螺杆菌菌株和宿主的其他危险因素。无论如何，治疗幽门螺杆菌感染可以显著减少溃疡的发生。

(二) 药物相关病因

为缓解疼痛和神经系统紊乱而在世界范围内广泛使用的 NSAIDs 已经成为消化性溃疡的第一位或第二位常见病因，这与使用的程度有关。NSAIDs 通过局部和全身作用造成胃肠道黏膜的损伤。类似地，当胃或十二指肠的黏膜屏障被破坏时，消化性溃疡就会发生。

尝试减少 NSAIDs 局部损害的方法包括使用肠溶包衣，但药物的全身影响持续存在，导致单纯、浅表的出血点最终发展成深溃疡。经仔细内镜检查发现 15％～ 30％的 NSAIDs 使用者会出现黏膜出血点或小糜烂。然而，严重的疼痛或出血仍然相对少见，估计不到 1％的患者会出现。某些危险因素包括吸烟、高龄和伴随幽门螺杆菌感染，均会增加消化性溃疡或出血的风险。选择性环氧合酶 -2(COX-2) 抑制剂可能比标准 COX-1 NSAIDs 产生更少的损害。综上所述，医生必须考虑到 NSAIDs 是消化性溃疡最常见的病因之一。

另外两种引起溃疡的药物为阿仑膦酸钠和利塞膦酸钠，常被用于治疗骨质疏松症。随着新的、更强效的药物出现，临床医生必须意识到它们是潜在的致溃疡药物。

（三）分泌亢进性病因

关于第三种病因分泌亢进状态，众所周知十二指肠溃疡患者可产生更多的胃酸，但随着幽门螺杆菌被发现是溃疡的主要病因，使得这一事实的重要程度下降。幽门螺杆菌本身能刺激酸的产生，并可提高胃泌素的水平。自从幽门螺杆菌的作用被熟知后，关于酸产生的研究越来越少。

在卓 - 艾综合征 (Zollinger-Ellison syndrome，ZES) 中，胃泌素瘤分泌胃泌素，伴胃内肠嗜铬样 (enterochromaffin-like，ECL) 细胞增殖，刺激胃酸分泌过多。胃酸的过度分泌超出黏膜屏障承受能力，使胃和十二指肠黏膜破坏导致溃疡发生。受不同患者和病变范围的影响，胃泌素瘤的治疗可能仅需高剂量的质子泵抑制剂 (PPI) 来拮抗分泌亢进，或者需行化疗、栓塞或手术切除。

胃酸分泌过多的另一个原因是系统性肥大细胞增多症，增殖的肥大细胞产生大量组胺，影响胃的分泌，并对皮肤、肝和骨髓产生全身影响。对于系统性肥大细胞增多症患者，无论使用或不使用环磷酰胺，应用 H1 受体和 H2 受体拮抗剂、抗胆碱药、口服色甘酸钠甚至糖皮质激素治疗都可能有效。

小肠大部分切除的短肠综合征患者常伴有高胃泌素血症和胃酸分泌亢进。由于吸收受影响，这些患者需要选择性治疗。此外，胃窦 G 细胞功能亢进综合征可能与 ZES 混淆，通常采用药物治疗。

（四）其他病因

所有临床医生都遇到过溃疡不符合上述任何一种类型的患者。自从幽门螺杆菌的作用被发现后，人们一直怀疑其他感染因素可能导致慢性溃疡。应激不再被认为是主要因素。然而，巴甫洛夫关于应激性溃疡的实验结果仍然是正确的。毫无疑问，心理应激可以刺激激素的释放，而消化性溃疡也可能是由严重的环境或心理应激引起的。然而，在溃疡形成中应激因素必须相当严重。同样，吸烟、饮酒、食用辛辣食物或大量咖啡因 (咖啡、茶、可乐) 也可能是消化性溃疡形成的原因。

二、病理生理学

胃和十二指肠上皮被一层黏液层保护，该黏液层通常被一层不流动的富含碳酸氢盐的液体所覆盖。胃上皮细胞和十二指肠布氏腺分泌黏液和碳酸氢盐。当酸和胃蛋白酶破坏黏液层，细胞可能受到损害。由刺激物引起的小损伤通常很快愈合。然而，当损伤在任何上述提及病因的长期作用下，就可能会出现溃疡。胃酸和胃蛋白酶的作用超过防御和再生过程时则会造成黏膜破坏。

三、十二指肠炎和十二指肠球部溃疡

由于严重的局部炎症，消化性溃疡发生于十二指肠球部或十二指肠降部。当炎症发生在球部或十二指肠近端，称为十二指肠炎。

（一）临床表现

十二指肠溃疡或十二指肠炎最常见的症状是上腹痛。然而，恶心、反复呕吐、便隐血阳性或大出血可能是患者的主要症状和寻求治疗的原因。令人惊讶的是十二指肠溃疡和十二指肠炎（近50%的患者）常表现为出血。出血可表现为慢性贫血或上消化道大出血。

（二）诊断

十二指肠溃疡和十二指肠炎最常见的原因是幽门螺杆菌感染。因此，一些临床医生采用非侵入性方法诊断幽门螺杆菌感染并进行治疗。症状可以完全消失，而无须内镜检查。然而，如果患者有贫血或急性出血，即使对幽门螺杆菌进行了非侵入性诊断，也必须进行内镜检查。

在内镜检查中，十二指肠球部常因水肿而难以扩张。因此，内镜医师可能会观察到十二指肠炎而漏诊了溃疡。

临床上很重要也更常见的是慢性十二指肠溃疡。除少数例外，病灶位于十二指肠球部。前壁和后壁的受累频率基本相同。十二指肠溃疡的平均大小为0.5cm，但后壁溃疡通常比前壁溃疡大，主要是因为后壁溃疡被位于溃疡下方的胰腺所分隔，可以扩大而不伴游离穿孔。

十二指肠溃疡通常呈圆形、穿凿状外观。小的溃疡可呈裂缝状、新月形或三角形。与可累及黏膜下层的急性溃疡不同，慢性溃疡会累及到各层，穿透至肌层及以上。前壁溃疡可有中等程度增生的表现，但后壁溃疡呈明显水肿和纤维化。愈合可以像胃溃疡一样，通过形成新的黏膜层覆盖纤维组织来消除缺损和弥合裂隙，但一旦肌层破坏过深，愈合就会变得更加困难。

慢性溃疡的典型症状以周期性的折磨人的腹痛为特征，通常位于上腹部。疼痛发生在餐后1～2小时，可以通过进食缓解。

十二指肠球部远端的消化性溃疡并不常见（少于所有十二指肠溃疡的5%），其发生率随与幽门的距离增加而降低。十二指肠降部的溃疡会引起与十二指肠球部溃疡相同的症状和并发症。然而，受毗邻结构的功能和解剖影响，急性溃疡的临床表现和临床意义可能更加复杂。由于病灶边缘及周围黏膜水肿以及病灶穿透和收缩的影响，急性溃疡可导致壶腹部乳头或胆总管下段梗阻并最终形成狭窄，伴或不伴胰管受累，以至于出现慢

性胰腺炎或胆道梗阻性黄疸甚至可能二者皆有。深部穿透可引起胆总管十二指肠瘘。

多发性慢性十二指肠溃疡常见，见于11%～45%的尸检病例。很少发现病灶超过两处。发生于前壁和后壁的溃疡被称为对吻溃疡。

只有一小部分患有活动性十二指肠溃疡的患者同时患有活动性胃溃疡。溃疡形成过程中最典型的十二指肠变形之一是狭窄前假憩室。从腔内看，它是一个相对平坦的窦状凹陷，通常位于幽门和溃疡之间或溃疡瘢痕造成的十二指肠狭窄的近端。虽然十二指肠壁各层都参与了囊袋的形成，但它与真正的十二指肠憩室的不同之处在于黏膜没有通过一个小的肌层间隙外翻。

（三）治疗和预后

十二指肠炎和十二指肠溃疡的治疗与急性胃溃疡的治疗类似（或相同），并取决于病因。再次强调，如果有感染因素（幽门螺杆菌），根除细菌可以治愈。如果病因是刺激性物质或代谢性疾病，治疗方法会有所不同，必须明确病因然后给予适当的治疗。在急性期，在特定治疗方法应用前可使用 H_2 受体拮抗剂或 PPIs 缓解疼痛，至溃疡愈合可能需要2～4周。抗酸剂和硫糖铝也有效。

（四）并发症

胃或十二指肠的急性或慢性溃疡可引起许多并发症，包括穿孔、出血、瘢痕狭窄和梗阻以及各种形式的吸收不良。

（五）急性穿孔

1. 临床表现和病理生理学

溃疡的穿孔可能是游离的，也可能延伸到腹膜腔或邻近的器官。游离穿孔是一种急性、危及生命的并发症。它在吸烟者和老年人中更为常见。

溃疡（胃或十二指肠）的持续时间并不影响溃疡和炎症过程穿透肌层和浆膜层的速度。急性消化性溃疡可迅速穿透胃壁或肠壁，以至于10%～25%的患者可能没有前述症状的病史。另一方面，尽管慢性溃疡可引起严重而持续的症状，但可能存在数年而没有进展到累及浆膜，而复发性或结痂的溃疡常可引起穿孔。具有消化作用的强酸性胃液破坏胃肠壁并累及浆膜的速度是无法预料的。

一旦发生穿孔，溃疡的位置对随后病程进展发挥重要作用。胃和十二指肠前壁的溃疡比后壁溃疡更容易进入游离腹腔。后壁溃疡可能穿入邻近的下方脏器，如肝左叶、胰腺或胃肝韧带。这可以封堵溃疡并防止胃或十二指肠内容物进入腹腔。这样封堵穿孔可以在脏器壁外形成新的溃疡基底，被称为慢性穿孔或穿透，而亚急性穿孔是指浆膜面保留了部分微小破损，仅发生于穿透进展相对缓慢的慢性胃溃疡。在溃疡穿透浆膜层之前，由于组织周围炎症反应，使得纤维粘连至邻近实质脏器或腹膜。粘连会阻拦少量可能从穿孔溢出的胃内容物，从而包裹住液体，进而形成局部脓肿。

游离穿孔最常发生于十二指肠球前壁的溃疡。急性穿孔形成的孔通常是圆的，直径

2～4mm。这些孔的特征之一是边缘锐利，使其看起来像是被钻穿。周围组织可能没有任何慢性硬化、水肿或炎症的征象。

无论是在胃或十二指肠，急性和游离穿孔都是急剧发作。穿孔会引起弥漫全腹的突然且剧烈的爆发性疼痛，并可向胸部和肩部放射。患者面色苍白，经常出冷汗。为了减轻腹痛，患者会僵硬地尽量将大腿向腹部弯曲。该早期阶段可能持续10分钟到数小时，其取决于进入腹腔的胃肠道内容物的量和种类。患者体温变得低于正常，但是脉搏和血压保持在正常范围内（脉率甚至可能很慢）。呼吸可能会变得浅快。在短时间内，有时经过一段明显的主观症状，所有严重、急性、弥漫性腹膜炎的典型症状（恶心、呕吐、舌干、脉搏快、发热、白细胞增多）都会出现。早期的压痛主要局限于上腹部，逐渐扩散到全腹部。当十二指肠溃疡穿孔时，若肠内容物沿升结肠进入右腰部，则可累及右下腹部。

2. 诊断

胃或十二指肠溃疡穿孔与胰腺炎或肠系膜血栓形成的鉴别可能是困难的，但这些征象很少与阑尾破裂混淆。其他情况必须加以考虑，如异位妊娠、憩室破裂、肾绞痛、胆道疾病急性发作、急性肠梗阻或肠扭转、冠状动脉血栓形成。

对确认疑似溃疡穿孔最有帮助的征象是腹腔内出现游离气体，特别是在膈下间隙，可通过立位 X 线检查证实。如果患者能坐或站，气体就会积聚在膈下。逸出的气体很少只存在于左膈下，可以在两侧膈下同时检出，但通常只在右膈下发现气体。当临床不确定或没有游离气体存在时，计算机断层扫描 (CT) 有助于做出正确的诊断。

3. 治疗和预后

如果发现游离气体，需要紧急手术。对于胃或十二指肠溃疡穿孔患者，早期手术预后更好。目前，选择的手术方法是穿孔修补。如果条件不理想，患者一般情况不佳，通过保守治疗如胃内留置导管吸引减压、大量抗生素和对症支持治疗的风险更大，不如手术效果好。目前常用的治疗方法是修补穿孔、冲洗腹腔和使用抗生素。在一些患者，可考虑施行更标准的溃疡手术如迷走神经切断术。

（六）慢性穿孔

1. 临床表现和病理生理学

胃和十二指肠后壁的慢性消化性溃疡对浆膜层的侵蚀及其穿透到邻近器官是一个缓慢的过程，患者甚至可能感觉不到穿孔。典型的溃疡疼痛与进食有关，并通过进食缓解，逐渐变成持续的、令人痛苦的疼痛，不再对进食有反应。疼痛可放射到背部、肩部、锁骨区、脐周或向下放射至腰椎、会阴或腹股沟区域。慢性穿孔的典型代表是十二指肠球后壁溃疡，它穿透进胰腺并被胰腺阻隔。在这种情况下手术，当外科医生试图切除位于胰腺组织的溃疡底部时，会面临造成胰腺损伤并开放副胰管的风险。因此，从十二指肠壁仔细分离溃疡后，最好不触及溃疡底部。

位于十二指肠后壁上部的溃疡易穿透入肝十二指肠韧带。这一过程通常伴随广泛、纤维化、增厚粘连的发展，大网膜可能参与其中。位于韧带内的胆总管的十二指肠上段和十二指肠后段可能在这些粘连中受损。由于胆总管的收缩或变形，轻微的梗阻性黄疸可使临床表现混淆。幸运的是，穿透入胆管并发胆管炎是罕见的。急性胃后壁溃疡穿孔很少有食糜进入网膜囊，只产生局限性腹膜炎不伴腹腔内游离气体。

2. 诊断

对于慢性症状，须进行内镜检查。评估有无幽门螺杆菌及损害程度。CT 对于进一步明确瘢痕所致损伤以及评估是否需要手术是必不可少的。如果胆管或胰管受累，可能需要磁共振成像 (MRI) 或内镜逆行胰胆管造影 (ERCP) 检查。

3. 治疗和预后

必须仔细评估每位患者，以便决定是否通过根除感染和 PPI 药物治疗能够使患者痊愈，或者是否需要外科手术干预。穿孔的部位会影响手术方式的选择。同样，病程将取决于这些因素。如果胰腺或胆管需要修补，病程将会延长，病残率和死亡率将会更高。

（七）梗阻

1. 临床表现和病理生理学

慢性复发性十二指肠或近幽门的溃疡另一个典型并发症是幽门狭窄，这是十二指肠壁逐渐增厚和管腔纤维化进展造成的。由于改善了这类溃疡的药物治疗并及时识别其初始阶段，完全幽门狭窄作为溃疡后遗症的发病率在近几十年已经下降。当幽门腔开始变窄，胃部会通过增加蠕动来克服阻碍，使其肌层变得肥厚，该阶段被称为代偿性幽门狭窄。因为有了这些适应现象，胃可成功地排出其内容物，仅有轻度的胃潴留。随后当幽门明显狭窄时，胃的排出受限，临床表现为胃的不断扩张所引起的持续呕吐和不适感，有时胃可显著扩张。

2. 治疗

失代偿性幽门狭窄导致胃内容物潴留，这是不可逆的，是手术治疗的明确指征。

（八）出血

大多数急性或慢性消化性溃疡患者发生少量出血。在大多数溃疡患者的粪便或胃液中都能发现隐血，这是溃疡性病变有渗出的特征。与穿孔一样，大出血是最危险的溃疡并发症，但幸运的是它的发生比少量出血要少得多。据估计，在所有消化道大出血中50％是由消化性溃疡引起的。

第二节 功能性（非溃疡性）消化不良

本节阐述消化不良的评估与处理，聚焦于功能性消化不良，即所谓的非溃疡性消化不良。消化不良这一术语来自于希腊语 "dys"（意思是不好的）和 "pepsis"（意思是消化）。消化不良是一组症状，而不是一个疾病的诊断。这一术语涵盖一组症候群，包括上腹痛、上腹不适、腹胀、早饱、餐后饱胀、伴有或不伴有呕吐的恶心、食欲缺乏、胃食管反流病 (GERD) 的症状、反流和嗳气等。

一、病因与分类

诸多引发消化不良的病因可分为器质性和功能性两类。器质性原因包括食管炎、胃炎、消化性溃疡、良性食管狭窄、上消化道恶性病变、慢性小肠缺血及胰胆管疾病。另外，一些药物也能导致消化不良症状。最值得关注的是非甾体类抗炎药 (NSAID)，它可以损伤黏膜导致胃炎。排除所有器质性病因后即认为是功能性消化不良。

此前，罗马 II 标准将消化不良定义为：以上腹部为中心的疼痛，内镜检查结果正常。其可细分为 3 个亚型：溃疡样、动力障碍样和非特异型。考虑到功能性消化不良患者可能表现为上腹痛之外的上消化道症状，2006 年修订的罗马 III 标准添加了饭后饱胀、早饱、上腹烧灼感等不适症状。因此，目前功能性消化不良的定义为：源于胃十二指肠区域的一组症状，且未发现能够解释症状的器质性、系统性和代谢性的病因。而且，罗马 III 标准对最初的分型进行了修改，提高了临床实用性。在罗马 III 标准中，功能性消化不良症状主要分为易于区分的两个主要亚型，上腹痛综合征和餐后不适综合征。餐后不适综合征包括与进食相关的胀气、饱胀、早饱，而上腹痛症状意指定位于上腹的烧灼感和疼痛，且与胆囊胆道无关。两者症状在功能性消化不良患者中可以共存。

二、发病机制

器质性消化不良的病因来自本章或其他部分提到的多种疾病过程。功能性消化不良的发病机制尚不明确，可能的因素包括内脏感觉反应的敏感性改变、动力紊乱、胃容受性改变、饮食因素及心理躯体因素等。关于幽门螺杆菌的致病作用仍有争议。

（一）胃肠动力改变

胃肠动力紊乱可能与消化不良症状有关，被认为是功能性消化不良的主要的病因。动力障碍，如胃食管反流、胃轻瘫、小肠动力紊乱和胆汁输送障碍都可能导致消化不良症状。胃排空障碍和胃肠运动障碍可见于功能性消化不良部分患者中，研究显示多见于女性患者。动力障碍的发病率在不同的研究中结果差别很大，可能由于采用的入选标准及研究方法所致。一项对功能性消化不良患者和间体胃排空障碍患者的荟萃分析发现，

40% 的功能性消化不良患者排空减慢，胃排空时间减慢至正常人的 1.5 倍。然而，另一项使用液体餐的前瞻性研究结果发现，患者最大耐受食物容量减少和餐后不适综合征加重都与胃排空加快有关。

前文提及，胃食管反流病症状经常与消化不良症状重叠。症状内脏定位不准确，常将发生的反流事件与源于其他上消化道的不适相混一项研究显示，接近 1/3 的功能性消化不良患者 (罗马Ⅲ标准) 有酸反流的病理征象另外，酸反流和非酸反流都可以引起症状，一篇报道称，与对照组相比，功能性消化不良患者常更频繁地吞入空气，这与非酸反流的增加有关，后者可引发上腹症状。

（二）胃容受性改变

胃容受性或顺应性的改变被认为是引发功能性消化不良症状的病因之一。正常摄取食物时，胃底松弛以容纳更多的食糜，这种容受是通过肠神经系统中迷走神经抑制性神经元 5- 羟色胺 (5-HTIP) 和 NO 通路调控实现的。闪烁扫描和超声检查发现，约 40% 的功能性消化不良患者容受性舒张功能受损，胃内恒压器方法或聚乙烯气球膨胀压力检测研究也提示功能性消化不良患者有进食相关的容受性舒张功能受损。

（三）内脏高敏感性

尽管胃顺应性不佳可以导致消化不良症状，但尚有部分患者胃顺应性正常，而疼痛阈值降低。因为内脏高敏感性或痛觉过敏，这些患者在胃舒张正常或者正常人不引起症状的胃扩张水平即产生疼痛和不适的感觉。其机制源于胃的感觉传入和传出信息增加。这种高敏感不仅限于机械性扩张，也可以是温度应激、酸暴露、化学物质或营养素刺激或者激素 (如胆囊收缩素和胰高血糖素样肽 -1)。内脏高敏感性患者的中枢神经系统处理这些刺激过程可能有所改变。有研究显示，功能性消化不良患者有 50% 对胃内球囊扩张高敏感。与对照组相比，功能性消化不良患者在对球囊扩张和疼痛感知阈值均显著降低。有人认为，这可作为鉴别功能性与器质性消化不良的关键因素。类似的病理生理机制在肠易激综合征中也有报道。

（四）饮食因素

饮食因素可能是功能性消化不良症状潜在的病因。功能性消化不良患者往往会有饮食模式和食物耐受的改变。他们经常主诉只能耐受很少的食物，常吃零食且很少多吃。这些患者中食物不耐受现象增多，特别是高脂食物，被认为与消化不良症状相关。也有报道称不耐受超过 40% 的食物包括：香料、酒精、辛辣食物、巧克力、胡椒、柑橘类水果和鱼。然而，最近一项流行病学研究报道，消化不良患者和对照组间在饮食中的总热量、蛋白、脂肪、碳水化合物的摄取上无明显差别。另外，他们饮食中蛋白、脂肪、碳水化合物的比例也相近。这项研究还发现，酒精和尼古丁不是消化不良的危险因素。

食物过敏被认为是消化不良症状发展的一个可能机制，特别对于餐后不适综合征。与对照组相比，功能性消化不良患者中一些常见食物的特异性 IgG 抗体水平升高。

（五）幽门螺杆菌感染

幽门螺杆菌在功能性消化不良中的作用是有争议的，没有清晰的证据证实他们之间存在因果关系。无论从症状的特点，还是病理生理方面都是这样。虽然部分流行病学研究提示，功能性消化不良和幽门螺杆菌感染有联系，但也有一些研究发现没有。造成研究结果不同的原因可能是研究方法对不同或未控制复杂的影响因素，如既往溃疡史、社会经济地位差异等未予充分考虑。有对照研究旨在确定根除幽门螺杆菌是否对功能性消化不良治疗有益，约半数的研究显示有益，而半数显示没有。此前，国际内科年鉴上发表的一篇关于根除幽门螺杆菌是否有益于功能性消化不良治疗的系统回顾认为，根除没有显著效果，根除治疗成功相对治疗组的 OR 比为 1.29(95% 可信区间，为 0.89 ～ 1.89，$P=0.18$)。然而，最近更新的一个 Cochrane 数据库的综述显示，根除幽门螺杆菌相对安慰剂，在缓解症状上有较小但有统计学意义的优势；（幽门螺杆菌比安慰剂，36% 比 30%，RRR为 8%，95%CI 为 3% ～ 18%，NNT=18)。虽然结果多有争议，美国主要消化协会最近更新的指南都推荐对于存在幽门螺杆菌感染的功能性消化不良患者，应当去除幽门螺杆菌。

（六）十二指肠嗜酸性粒细胞增多症

近年来，十二指肠黏膜嗜酸性粒细胞增多被认为可能是部分功能性消化不良的病因。最近的研究显示，相对于正常对照组，功能性消化不良患者十二指肠黏膜活检组织中嗜酸性粒细胞计数显著增多。这些研究认为，嗜酸性粒细胞增多可能在功能性消化不良中起作用，然而，嗜酸性粒细胞的浸润也可见于许多其他的临床状况，包括健康人群。因此，嗜酸性粒细胞是否在功能性消化不良中起作用仍有待阐明。

（七）心理因素

心理和认知因素在对慢性消化不良患者的评估中很重要。精神因素假说认为，消化不良症状可能来自于抑郁、焦虑情绪的增加以及躯体障碍。流行病学研究认为，功能性消化不良与心理疾病有一定关联。与健康人相比，一些症状，如神经衰弱、焦虑、疑病、抑郁等，更常见于有不明原因消化道症状的患者，另外，此前的研究也提示，消化不良症状与童年或青少年时期受虐史有关。将器质性消化不良与功能性消化不良的患者比较发现，功能性消化不良患者在被告知没有严重疾病后的 1 年随访期中，应激或焦虑减轻的可能性更低，这暗示着功能性消化不良症状相比器质性消化不良症状更为持久，与情绪的关系也更加密切。

三、临床表现

评估功能性消化不良最初着眼于症状的特征、起因及病程。临床医师应努力诠释症状，以鉴别可能的病因如胃食管反流、胆结石、药物不良反应（特别是 NSAID)、慢性胰腺炎、糖尿病性胃轻瘫或梗阻。医师应该询问患者有何其他疾病、外科手术史、上消化道恶性肿瘤家族史、烟酒史、饮食习惯或食物过敏、有无生活压力事件和心理应激等。

　　然而，在大多数情况下，病史对于鉴别器质性或功能性消化不良的意义有限。一项大型的系统回顾对进行胃镜后的患者分别使用临床问卷和电脑模型进行有效性诊断评估。电脑模型基于人口统计学资料、高危因素、既往事件及症状。研究发现，两者都无法可靠地区分功能性和器质性疾病。

　　最近一项在性别和年龄匹配的前提下开展的研究比较了消化性溃疡与功能性消化不良患者的症状。结果发现，虽然功能性消化不良组有更多的上腹胀、恶心及抑郁焦虑，但两者的症状谱几乎相同。

　　因此，根据病史区分器质性病变和功能性病变对临床医师来说是困难的，因为两者处置策略不同。前者需要更多的诊断性检查，后者则可能只需要经验性的对症治疗。检查的目的在于鉴别或排除器质性病因。传统观点看来，高危患者可以通过警报症状来区别。然而，这些特征对于鉴别是否存在上消化道恶性疾病仍有争议。一项荟萃分析研究了警报症状的敏感性和特异性，发现前者为 0% ～ 80%，后者为 40% ～ 98%，然而，这类研究的结果差异很大。

　　体检可能发现腹部压痛，虽然这一发现没有特异性，但其他一些体征可能会提示潜在的病因。Carnett 征阳性（即触碰或收缩腹壁时出现疼痛）提示腹壁肌肉组织的疾病。沿皮下神经分布的疼痛可能暗示胸部多发性神经根病。腹右上象限重击疼痛伴腹壁软可能提示慢性胆囊炎。然而，更多情况下，体检都是阴性的。

四、诊断

　　如果经详尽询问病史和体格检查，以及常规的实验室筛选实验未确立诊断，推荐使用其他一些特殊检查。

　　对于新发的消化不良，有几项主要的策略。

　　(1) 经验性的 H_2 受体阻滞剂治疗。

　　(2) 经验性的 PPI 治疗。

　　(3) 幽门螺杆菌试验并对阳性患者进行根除治疗，如仍有症状继以抑酸治疗。

　　(4) 早期内镜检查。

　　(5) 早期胃镜加幽门螺杆菌活检，如阳性则根除治疗。

　　以下几点是推荐的处置策略。

　　1. 食管胃十二指肠镜 (EGD)

　　未经检查的消化不良患者，如有警报症状或年龄大于 55 岁应接受胃镜检查，处于胃癌高发地区（中国、日本、智利等）的有症状患者也应考虑胃镜检查。上消化道内镜检查是评估上消化道疾病状态的金标准，它不仅可以直视观察，还可在需要时对黏膜进行活检。因此，胃镜应取代上消化道影像学检查，作为诊断的首选措施。英国评估了年龄大于 50 岁的患者接受早期内镜的花费 - 收益比率，发现内镜检查组经治疗症状评分、生活质量均有改善，其中 48% 的患者 PPI 用量减少，近期美国一项研究观察了 2741 名没有警报症状的消化不良患者，发现癌症发病率较低 (0.2%)，以大于 50 岁作为接受胃镜检查的年龄界限以排除恶性病变是足够的。

对于是否建议内镜检查，年龄是重要因素。55 岁以下的消化不良患者是否应接受内镜检查是有争议的。幽门螺杆菌检测阳性并对根除治疗有应答的患者可以不做更多的检查。

排除幽门螺杆菌或者根除治疗无应答、且症状持续存在的年轻患者，内镜往往对诊断有帮助。另外，经确认为功能性消化不良的患者，再次内镜检查的意义是有争议的，因为再次检查前后焦虑和抑郁的评估结果并没有改变。

2. 幽门螺杆菌检查

对于小于 55 岁且没有警报症状的患者，医师应首先考虑检测幽门螺杆菌检查，对于结果阳性的患者应予根除治疗。最佳的幽门螺杆菌检测试验方法为 ^{13}C 尿素氮呼气试验或粪抗原检测，幽门螺杆菌是非 NSAID 相关消化性溃疡的最主要病因，也可能和部分功能性消化不良患者的症状相关。幽门螺杆菌的常用根除方案包括两种不同类的抗生素（如阿莫西林和克拉霉素），双倍剂量（如奥美拉唑，1 天 2 次，一次 40mg）。如果患者对其中某一种类抗生素过敏或以往标准根除方案失败，还有更多的根除方案供选择。如果幽门螺杆菌阴性，建议进行抑酸治疗。抑酸首选 PPI。鉴于幽门螺杆菌的感染率区域差别较大，先行幽门螺杆菌检测和治疗，继以试验性 PPI 治疗的方案，特别推荐用于幽门螺杆菌感染率高（大于 10%）的地区。然而，在幽门螺杆菌感染率低（小于 10%）的地区，先行4 ～ 8 周 PPI 经验性治疗被认为是效益比最佳的策略。

3. 其他检查

如果患者的症状提示为胆源性疼痛，就应行腹部超声检查胆囊确定是否为胆石症或胆囊炎。典型的胆源性急腹症为突发持续性右上腹痛，常持续 2 ～ 6h，伴有恶心及饭后不适。这种疼痛属于内脏痛，定位不准确。胆结石伴有的胆源性疼痛应考虑胆囊切除术。胆囊收缩素激发胆道扫描成像检查结果如果喷射分数小于 50% 可提示慢性胆囊炎存在。

腹部 CT 也有助于提示症状的病因：无法解释的慢性腹痛，可能有慢性胰腺炎、胰腺囊肿、腹部肿瘤（如胃肠间质瘤）等。肠道 CT 造影能清晰地显示小肠，有助于发现尚未明确诊断的克罗恩病及少见的小肠息肉及肿瘤。

24 小时的 pH 检测，联合多腔导管阻抗检测，有助于查明引起胃食管反流症状是酸反流或非酸反流。然而多数情况下，经验性的 PPI 治疗是最经济有效的，虽然有 40% ～ 50% 的病例的胃排空核素扫描结果异常，但常无法给消化不良症状的病因诊断提供更多信息，未被纳入指南。

五、鉴别诊断

功能性消化不良的鉴别诊断很宽泛。病史、体检及前文提到的诊断检查都有助于鉴别器质性或功能性消化不良。

(一)胃食管反流病和非反流性食管炎

胃食管反流病和消化不良的症状常重叠表现于同一患者。因此,对于消化不良患者应常想到胃食管反流病的可能。如果症状以反流、胸骨下烧灼感和反酸等为主,胃食管反流病是最可能的病因。停用抑酸药(如 PPI)后进行正规的反流检测,24 小时 pH 值和阻抗联合检测能证明是否存在反流,是酸反流还是非酸反流,并评估反流事件与症状的联系。

(二)消化性溃疡

有消化不良症状的患者的胃溃疡或十二指肠溃疡的发生率约为 15%。一旦诊断为消化性溃疡,应该查其病因,许多溃疡的危险因素也可导致消化不良症状,包括使用 NSAID 药物及幽门螺杆菌感染。

(三)上消化道恶性肿瘤

消化不良患者患有胃癌的比例少于 2%。随年龄增加风险增加,98% 的胃恶性肿瘤发生于 50 岁以上的患者。其他胃癌的危险因素包括:幽门螺杆菌感染、胃癌高发地区(如东亚、南美、东欧等)、过多摄入盐及硝酸盐、吸烟以及胃癌家族史等。

(四)慢性小肠缺血

慢性小肠缺血(也称为肠绞痛)的特征为:慢性餐后痛和体重减轻。病因为消化期小肠肠系膜供血不足。典型患者有吸烟史及隐匿的动脉粥样硬化血管磁共振及 CT 血管造影有助于确立诊断。

(五)胰腺胆道疾病

慢性胰腺炎相关的疼痛可能出现在上腹或局限于中腹部、典型的还放射至后背中部,常伴有体重减轻。胰腺内分泌及外分泌不足(糖尿病、脂肪痢)的表现常不明显。胆石症与消化不良的症状部位不同,前者常明确定位于腹部的右上象限。

(六)动力紊乱

上消化道动力紊乱也与消化不良有重叠。很多功能性消化不良患者胃轻瘫症状按照罗马 II 的标准称之为"动力障碍样消化不良"。这一分类方法的临床价值存有争议,在罗马Ⅲ标准中已被舍弃动力紊乱引发主要的消化不良症状,如胀气、早饱和恶心、呕吐。动力障碍的原因可能包括糖尿病性胃轻瘫、慢性假性肠梗阻、硬皮病或迷走神经切断后症状。

(七)系统性疾病

消化不良是一些系统性疾病的伴随症状,如糖尿病、冠心病、胸腺疾病、甲亢、肾上腺功能减退和胶原血管病等。

（八）感染

除幽门螺杆菌之外的消化道感染也可以导致消化不良症状，包括 R 细胞病毒、结核或真菌感染也应考虑到寄生虫的感染，包括贾地鞭毛虫和粪类圆线虫。小肠细菌过度生长与一些非特异性症状如饱胀、胀气及腹部不适有关，这些症状和消化不良症状相似，且越来越多地被认识。低位消化道症状如腹泻等易与典型消化不良相鉴别，疑有感染的患者，可以通过呼气试验或抗生素试验性治疗等确立诊断。

（九）其他可能

鉴别诊断还需考虑慢性胃扭转、浸润性疾病（结节病、淀粉样变、嗜酸性胃肠炎、皱襞肥大性胃炎）、未确诊的炎症性肠病、乳糜泻及特发性病因。

六、治疗

功能性消化不良的主要治疗目标是缓解症状。研究显示，安慰剂有较高的症状缓解率，PPI、促动力药和抗抑郁药也能取得中等程度的疗效。良好的医患沟通对治疗成功非常重要。

（一）一般治疗

医患关系对功能性消化不良的疗效至关重要。富有亲和力，准确评估患者症状的严重程度及告知慢性病程特点有助于取得患者的信任，并帮助患者对病情重新得以认知，疾病早期评估时就应了解患者恐癌以及对疾病危及生命的担忧程度，评估焦虑程度和精神压力等。

使患者相信症状不危及生命且与癌症无关，往往就有明显的治疗作用。然而，仔细研判病史做出鉴别诊断依然重要，这样能帮助患者了解疾病诊治的阶段。临床上需要将功能性消化不良作为一个疾病实体来诠释，强调已知的病理生理学问题，也要明白尚有许多未知的病理生理学问题。

由于疾病呈慢性病程，许多患者已尝试过多种处置措施以缓解症状，就诊前患者往往已经了解何种处置措施有效，何种无效，如饮食种类、进食量、体位因素、居家经验等。了解症状的多样性、使症状加重和缓解的因素、患者对治疗的应答的个体化现象等都是非常重要的。

（二）生活模式调整

目前尚无权威的研究评价生活方式调整对功能性消化不良症状的疗效，饮食调整的疗效，评估来源于临床流行病学研究。常见引发症状的食物包括洋葱、辣椒、柠檬、咖啡、碳酸饮料、调味料等。推荐应避免进食高脂、重辣食物，避免进食过量。少食多餐对于胃食管反流病、胃容受舒张受损、胃排空延迟的患者有益，应该避免过敏食物。进食日志有助于鉴别诱因。乳制品规避试验有助于鉴别乳糖不耐受，氢呼吸试验有助于确立诊断。应尽量减少咖啡因和酒精的摄入，但最近的一项流行病学研究认为，酒精与功能性消化不良无关。规律锻炼和足够的睡眠也很重要，对缓解精神压力有益。

（三）药物

如果进行心理安慰和生活方式调整未能缓解症状，可以尝试药物治疗。然而，功能性消化不良的药物疗效研究结果并不一致，原因涉及多种因素。功能性消化不良治疗中安慰剂疗效较高，为32%～85%。研究常有样本量较小、单中心、功能性消化不良定义不一等局限性。另外，入组样本不能代表患者总体。胃食管反流病患者不可避免地纳入研究样本，可能会影响功能性消化不良患者对抑酸药反应率的判断。

除了根除幽门螺杆菌治疗药物，消化不良的药物治疗还包括抑酸药、促动力药、抗抑郁焦虑药及其他。

1. 抑酸药

几个大型的设计良好的随机对照试验观察了PPI的疗效。一项系统回顾纳入8个研究，总共3293例功能性消化不良患者接受PPI治疗2～8周，PPI能缓解或消除33%患者的症状，安慰剂为23%，PPI相对于安慰剂（RR=0.86；95%CI为0.78-0.95；P=0.003；NNT=9）有显著的治疗作用。

对于功能性消化不良的亚组分析显示，有反流样及上腹痛的患者对PPI治疗有明显的治疗反应，而有动力障碍样症状的患者没有。与此类似，另一项荟萃分析纳入7个有安慰剂随机对照研究，共有3725名患者。研究发现PPI对溃疡及反流样的消化不良症状有效，PPI对动力型和非特异型消化不良症状无效。至于H2受体阻滞剂，有证据认为其有效程度中等。有系统回顾发现其相对安慰剂对上腹痛症状有改善，但对总体症状无影响。

2. 促动力药

促动力药作用于某些神经递质受体，如5-羟色胺、乙酰胆碱、多巴胺、胃动素等受体，加速胃肠道平滑肌的蠕动。现在此类药物的开发集中在5-羟色胺和多巴胺类药物相关药物。其中在美国可用的促动力药为甲氧氯普胺和大环内酯类抗生素（最常见的是红霉素）。

增加促动力药物剂量与功能性消化不良症状改善程度间并无明确相关性，故促动力药的治疗作用不能仅仅归因于加速平滑肌蠕动。事实上，一些药物甚至会使症状恶化。举例来说，很多药物如红霉素和甲氧氯普胺会产生餐后胃底舒张及容受方面的负面影响。

一项纳入14项随机对照试验的系统回顾发现对功能性消化不良患者使用促动力药较安慰剂更有效。然而，大部分试验均采用西沙比利，一种5-HT$_4$激动剂和5-HT$_3$拮抗剂，而它已因致心律失常作用撤出美国市场。另一项系统回顾综述了17项关于西沙比利和多潘立酮（同样因为心律失常危险而未在美国上市）的研究，发现两者疗效均优于安慰剂，但只是症状总体评价有所改善。

甲氧氯普胺在两项较老的研究中被认为优于安慰剂，但是因为有潜在的神经系统不良反应，特别是帕金森病，长期使用仍有安全性顾虑。

最近研究的药物包括替加色罗 (一种 5-HT4 激动剂) 和伊托必利 (一种多巴胺受体拮抗剂)。两者现在均未在美国上市。替加色罗先前被许可用于以便秘为主的肠易激综合征女性患者和小于 65 岁的男性和女性便秘患者。它在III期随机对照研究中显示能加速胃排空并轻度改善功能性消化不良症状。但是，由于其与心肌缺血、中风相关的不良反应，在 2007 年已撤市。伊托必利在日本上市，是一种多巴胺阻滞剂，也是较弱的毒蕈碱激动剂。一项最近的 n 期随机对照试验发现，在功能性消化不良患者中，伊托必利相比安慰剂在总体症状评估上有剂量依赖的改善疗效，两者不良反应没有显著差异。最常见的不良反应包括腹痛、腹泻、恶心和便秘。一项对伊托必利的研究发现，其在健康人群中能降低餐后总容量，而不显著加速胃排空或改变胃运动感觉功能，这暗示伊托必利如果确实对功能性消化不良患者有效，可能是因为改变胃肠动力之外的机制。最近，2 个III期多中心随机双盲安慰剂对照的研究发现，伊托必利在患者总体症状评估上并不优于安慰剂，安全性与安慰剂相当，有很低的概率会发生催乳素升高 (3.1% 比 0.2%)。

3. 抗抑郁和抗焦虑药

抗抑郁抗焦虑药物的疗效很大程度上基于临床观察及主观性数据。小剂量的抗抑郁药 (TCA) 如阿米替林和地昔帕明，已用于治疗多种功能性障碍，包括功能性消化不良和肠易激综合征 (IBS)。用于功能性消化不良的剂量 (10 ~ 100mg/d) 一般比抑郁症治疗少得多。考虑到三环类药物的抗胆碱能效应会减慢胃排空，应避免用于合并胃瘫的功能性消化不良患者。一项高质量的随机对照试验观察 TCA 在治疗功能性胃肠病 (包括功能性消化不良和 IBS) 的疗效。结果发现，可以耐受地昔帕明的患者相比安慰剂更有效 (73%vs.49%，P=0.0005，NNT=4)。然而，28% 的患者因为不良反应退出试验 (最主要的报道是口干、睡眠障碍、便秘和意识障碍)，不良反应与 TCA 的抗胆碱能活性有关。在患者服用这些药物前应告知其可能发生的不良反应。

选择性 5- 羟色胺再摄取抑制剂在功能性消化不良中的使用尚未见于随机对照研究。这类药物可能对同时伴发抑郁的患者有益。

4. 其他药物

一些研究观察了抗酸药和铋剂对功能性消化不良的治疗作用，结果一致认为，与相对安慰剂相比，其没有使患者获益。有限的几项试验对硫糖铝进行了研究，发现其与安慰剂相比也无优势。总之，以上药物在功能性消化不良治疗中没有显著的作用。

5. 推荐药物

总的来说，如果经安慰治疗及基础饮食与生活方式干预后仍有症状，应考虑药物治疗。如果幽门螺杆菌检测阳性，推荐根除幽门螺杆菌，但应认识到根除幽门螺杆菌不一定能改善症状根除幽门螺杆菌后应继续给予抑酸药，如 H_2 受体阻滞剂 (雷尼替丁，150mg，每日 2 次；西咪替丁，400mg，每日 2 次；法莫替丁，20mg，每日 2 次) 或 PPI(奥美拉唑，20mg，每日 1 次埃索美拉唑，40mg，每日 1 次；泮托拉唑，40mg，每日 1 次；兰索拉唑，30mg，每日 1 次；雷贝拉唑，20mg，每日 1 次。抑酸药最可能使有胃食管反流病症状或溃疡型消化不良的患者受益。如果患者对治疗有反应，应继续使用 2～6 周，然后评估症状的缓解程度：如要使用促动力药，可考虑短期使用甲氧氯普胺（餐前 5～10mg），最好使用片剂，如果症状反复或持续不缓解，即使没有抑郁症表现的患者也能尝试使用低剂量 TCA，阿米替林、丙咪嗪、去甲替林、地昔帕明 10～25mg 睡前服用。

（四）心理治疗

心理治疗应着重于提高患者对功能性消化不良病理生理的认知。已被使用的方法包括：认知行为治疗、生物反馈治疗、催眠治疗、放松治疗及改变观点的心理治疗。一项系统回顾研究总结了一些心理治疗的随机对照试验的结果，其中 4 个符合条件的试验分别用了放松、心理动力、认知及催眠治疗，均发现治疗 1 年后症状有所改善。然而，研究样本量小，受限于技术原因无法为其有效性提供充分地证据。

（五）补充治疗和替代治疗

非处方治疗是功能性消化不良患者自己使用非处方药治疗的行为，其安全性和有效性也无法得到验证。但是，也有研究使用了其中几种药物。一项对草药的疗效研究收录了 17 个对当归、洋蓟、波尔多叶、平紫、姜汁、柠檬香油、牛奶蓟、薄荷油、姜黄等疗效的研究。虽然功能性消化不良的定义和研究方法差异较大，但比安慰剂更有效，治疗后症状评分改善了 60%～90%。这一类治疗几乎没有不良反应报道，但也没有正式的安全性报告。短期使用似乎是安全的。

第三节　上消化道出血

消化道出血是指急性或慢性消化道失血。出血可源于消化道的上部或下部。急性出血可能危及生命，慢性出血则缓慢甚至隐匿。消化道每天可丢失多达 50mL 的血液，这些失血会被代偿而不出现贫血，但这是消化道疾病的征象。

一、病因

上消化道出血的发病率约为 100/10 万。上消化道出血最常见的病因是胃或十二指肠的消化性溃疡，伴或不伴阿司匹林或非甾体类抗炎药（NSAID）的使用。约 50% 的十二指肠溃疡无症状。其他常见病因有剧烈呕吐引起的撕裂伤，以及单纯的胃或十二指肠糜烂。较少见的病因有血管扩张、Dieulafoy 血管畸形、上消化道肿瘤、严重的食管炎，以及罕见的引起严重出血的病因，如瘘管、胆道出血、食管溃疡或病变。年龄似乎是一个主要因素，老年人的出血风险更高，占上消化道出血患者的 30%～45%。

二、临床表现

大量上消化道出血的患者也可能有便血（大便中带血），导致他们迅速寻求就医。其他患者出血缓慢，在出现明显贫血和面色苍白后才寻求就医。通常缓慢出血的患者以乏力为主诉，但在首次检查时面色苍白明显。急性出血患者大量失血时可表现为突然晕厥，或在紧急情况下表现为低血容量伴明显血压下降，甚至发生休克。

消化道缓慢出血的患者会因贫血伴有面色苍白和乏力的表现而寻求就医。在其他患者中，出血可能是隐匿的，在常规检查时大便化验隐血阳性。

晕厥、便血、黑便和低血压是需要住院和稳定循环的紧急情况。

如果出血是隐匿的且仅表现为缺铁性贫血，该临床表现可能只是患者寻找铁缺乏的原因。检查和鉴别诊断可在门诊进行。

三、诊断

罕见的情况是患者在没有明确诊断的情况下因失血过多而被送入手术室，内镜检查在大多数紧急情况下都能开展。内镜检查前进行或不进行洗胃均可，这取决于患者的情况和内镜医师的偏好。鉴别胃或十二指肠疾病可能很简单，但常被胃中的血液或血凝块所掩盖。静脉曲张通常很容易识别。血管病变包括血管扩张、动静脉畸形、遗传性出血性毛细血管扩张症和血管瘤。血管病变很难识别，可能直到出血减缓和胃排空后才能变得明显。上消化道内镜检查是诊断消化道出血的最佳方法。然而，有时很难明确病灶，此时血管造影可能有帮助。当直接内镜检查无法确诊时，应尽快行无线胶囊内镜检查以确定出血部位或病变。

对于隐匿性出血或内镜检查不能明确是否为小病变引起出血的患者，可用的诊断工具是血管造影和胶囊内镜。带有较长的上部内镜的小肠镜检查可能有帮助，但全长到达回肠的小肠镜操作困难，使用频率低于无线胶囊内镜。无线胶囊内镜操作简单，已成为诊断不明时的选择。当胶囊内镜发现可疑病变时，使用双气囊小肠镜观察小肠是另一种选择，但小肠镜操作困难，许多机构无法开展。当患者有隐匿出血时，必须考虑到小肠病变。可使用胶囊内镜、小肠镜或计算机断层小肠成像。血管畸形占小肠出血的70%～80%，可通过胶囊内镜诊断。。

四、治疗

大约85%的上消化道大出血是通过输血、质子泵抑制剂(PPI)或显著抗酸治疗控制的。当内镜医生发现出血的血管时，内镜治疗已被证明是非常有效的。肾上腺素注射、烧灼和热探头处理可成功治疗大多数病变。然而，大约10%～15%的大出血患者需要外科手术干预。手术指征通常是不能控制出血，表现为输血量超过4～6U。当需要手术时，手术方式（单纯缝合还是切除）取决于患者的年龄、解剖结构和临床状况。

对于隐匿性出血和罕见病变的患者，最终的治疗通常需要外科手术。然而，血管扩张是一个主要问题。当血管扩张数量过多或无法烧灼时，治疗结果往往无法令人满意。如果病灶局限，手术切除是可行的；如果病灶弥漫，则需尝试各种治疗方式。雌激素治疗已经在不同的试验中使用，但没有取得普遍成功。对于5%～10%不明原因消化道出血的患者，可行支持治疗，包括间断输血和不断努力争取明确诊断。

第四节 胃、十二指肠溃疡穿孔

胃、十二指肠溃疡穿孔可发生于任何年龄，根据临床表现可分为急性、亚急性和慢性三种。十二指肠溃疡穿孔发生率高于胃溃疡。

一、诊断

(1) 多有溃疡病史，近期有溃疡活动症状。

(2) 突发上腹刀割样剧烈疼痛，迅速波及全腹，可有肩、肩胛部放射性疼痛。

(3) 急性痛苦面容，惧怕翻身活动及深呼吸。

(4) 可有恶心、呕吐等上消化道症状。

(5) 可有面色苍白、四肢发凉、出冷汗、脉搏细速、血压下降、呼吸短促等各种休克表现。

(6) 有腹膜炎体征(压痛、反跳痛、肌紧张)，典型者呈板状腹。

(7) 腹式呼吸受限，胃泡鼓音区缩小或消失，肝浊音界缩小或消失，肠鸣音减弱或消失。

(8) 立位腹平片可见膈下游离气体，或者CT扫描发现腹腔内气体影。

(9) 腹腔穿刺可见黄色或墨绿色浑浊液体。

(10) 对部分不典型患者或者难以明确诊断的患者，可应用水溶性造影剂行上消化道造影，可发现造影剂外溢。

二、治疗

(一)非手术治疗

1.适应证

空腹或者少量进食后穿孔，腹膜炎体征较轻，临床判断穿孔较小，腹腔渗出量不多等情况下可选择非手术治疗；患者年老体弱、不能耐受手术或无施行手术条件者也可选择非手术治疗；穿孔超过72h、临床症状和体征明显减轻的患者也可选择非手术治疗。

2.非手术治疗方法

(1) 禁食、持续胃肠减压，可给予斜坡卧位。溃疡穿孔的患者有时疼痛较为剧烈，可以在诊断明确的前提下，根据情况适当给予止痛药物以缓解疼痛。

(2) 静脉补液，以维持水、电解质平衡，并可根据病情决定是否需要给予全肠道外营养。

(3) 广谱抗生素应用。由于溃疡穿孔继发的细菌感染以口腔和咽部细菌污染为主，应选择适当的广谱抗生素。

(4) 根据病情变化调整治疗方案，病情加重、全身情况恶化时应考虑手术治疗。

（二）手术治疗

1. 适应证

症状重、腹痛剧烈的大量进食后穿孔患者，或者腹膜炎体征较重，或者在非手术治疗后症状和体征无缓解甚至加重的患者可以考虑手术治疗。

2. 手术方式

(1) 单纯穿孔修补术：适用于腹腔渗出较多、污染严重、体质较弱、一般情况差的患者。

(2) 胃大部切除术：适用于穿孔时间 < 12h，以及探查时发现腹腔污染轻，胃壁水肿轻或有出血或幽门梗阻，或怀疑癌变的患者。

（三）术中、术后注意事项

术中尽量彻底冲洗腹腔，根据情况放置引流管；术后持续胃肠减压，并给予 H_2 受体阻滞剂或质子泵抑制剂。

第五节 急性胃扩张

急性胃扩张系指非机械性梗阻性胃和十二指肠腔急性极度扩大，伴其腔内容物大量潴留，其病因是由于各种不同原因所引起的胃、肠壁原发性麻痹，如手术牵拉、腹膜后血肿、大量食物过度撑张胃壁引起的神经反射作用等。

一、诊断

（一）临床表现

(1) 可发生于手术或过量进食后，持续性上腹饱胀感，可有阵发性加剧，程度不剧烈。

(2) 溢出性呕吐，呕吐量由小至多，呕吐后不缓解，并可因胃出血而呕出血性物。

(3) 左上腹可见包块，腹部呈不对称膨胀，振水音阳性。

(4) 晚期可出现胃壁坏死或者穿孔导致腹膜炎。

（二）诊断要点

(1) 出现典型的临床表现应考虑急性胃扩张的可能。

(2) 胃肠减压可吸出大量胃内容物，但也可能由于胃内容物的堵塞而无法吸出。

(3) 实验室检查可有水、电解质及酸碱平衡紊乱。

(4) 可因胃穿孔出现腹膜炎体征。

(5) 立位腹平片可见巨大胃影。

(6) CT 或 MRI 检查可协助诊断。

二、治疗

（一）非手术治疗

急性胃扩张多首选非手术治疗，治疗措施如下所述。

(1) 禁食、禁水、持续胃肠减压，直至呕吐、腹胀症状消失、肠鸣音恢复为止。

(2) 可行温盐水洗胃，直至吸出正常胃液为止。

(3) 营养支持，纠治水、电解质及酸碱平衡紊乱等基础治疗措施。

(4) 症状缓解后可试进食流质饮食。

（二）手术治疗

1. 适应证

(1) 过度饮食所致的经粗大胃管亦无法吸出胃内容物者。

(2) 胃穿孔。

2. 手术方式

胃切开，清除胃内容物；可考虑行胃造瘘术。

第六章　泌尿外科疾病

第一节　慢性肾小球肾炎

慢性肾小球肾炎 (chronie glomerulomephritis，CGN) 简称慢性肾炎，是原发于肾小球的一组疾病。其临床特点是病程长，呈缓慢进行性，以蛋白尿、血尿、高血压、水肿为基本临床表现，可有不同程度的肾功能减退。

一、病因和发病机制

仅有少数慢性肾炎是由急性肾炎发展所致 (直接迁延或临床痊愈若干年后再发)，绝大多数病因尚不明确，部分与溶血性链球菌、乙型病毒性肝炎病毒等感染有关。

(一) 免疫反应

免疫反应主要包括体液免疫和细胞免疫，其中前者在慢性肾炎发病机制中的作用已得到了公认。

1. 体液免疫

通过以下两种方式形成肾小球内免疫复合物：

(1) 循环免疫复合物沉积：非肾小球抗原刺激机体产生相应抗体，在血液循环内抗原抗体结合形成循环免疫复合物 (CIC)。某些情况下，CIC 在肾脏沉积或为肾小球所捕捉，激活炎症介质后导致肾炎的产生。一般认为，肾小球系膜区和 (或) 内皮下 IC 常为 CIC。

(2) 原位免疫复合物形成：血液循环中相应抗体与肾小球内固有成分 (抗原) 或与肾小球内的植入抗原在肾小球原位结合形成原位免疫复合物 (IC)，从而引起肾炎。

(3) 自身抗体：如抗中性粒细胞胞浆抗体 (ANCA) 可通过与中性粒细胞、血管内皮细胞及补体活化的作用引起肾小球的免疫炎症反应，从而导致典型的寡免疫复合物沉积性肾小球肾炎。

2. 细胞免疫

抗体 – 补体系统介导的组织损伤中，其效应细胞主要为中性粒细胞，而 T 淋巴细胞介导的免疫机制中，其效应细胞主要为单核 – 巨噬细胞。单核 – 巨噬细胞除可以释放活性氧代谢产物和蛋白酶外，还可以释放在纤维素沉积和新月体形成中起重要作用的促凝组织因子；释放与细胞外基质堆积、组织修复和瘢痕形成有关的转化生长因子 β(TGF-β)。近年来的研究显示，T 淋巴细胞不仅可以帮助体液免疫系统产生免疫球蛋白，而且还直接参与免疫发病机制。

（二）炎症反应

免疫反应引起炎症反应，进而导致肾小球损伤。炎症介导系统可分为炎症细胞和炎症介质两大类。炎症细胞可产生炎症介质，炎症介质又可趋化、激活炎症细胞，各种炎症介质间又相互促进或制约，形成一个十分复杂的网络体系。

1. 炎症细胞

主要包括单核-巨噬细胞、中性粒细胞、致敏T淋巴细胞、嗜酸粒细胞、血小板及肾小球固有细胞等。炎症细胞可以产生多种炎症介质，导致肾小球炎症病变及持续进展，导致肾小球硬化与小管间质的纤维化。

2. 炎症介质

包括补体、凝血因子、中性蛋白酶、血管活性胺细胞因子、生物活性肽等及生物活性酯、活性氧和活性氨等。炎症介质可通过收缩或舒张血管影响肾脏局部血流动力学，作用于肾小球及间质小管等不同细胞，通过影响细胞的增殖、自分泌和旁分泌，影响细胞外基质的聚集和降解，从而介导炎症损伤及肾小球硬化。

（三）非免疫机制的作用

在肾小球免疫介导性炎症的基础上，非免疫机制参与并进一步加重肾单位损伤。剩余健存的肾单位可产生血流动力学改变，导致肾小球内高压力、高灌注及高滤过（"三高"机制），可促进肾小球硬化；肾小球病变合并体循环高血压、大量蛋白尿，以及肾功能不全时蛋白质和磷摄入不当等，均可导致或促进肾小球硬化。此外，高脂血症和某些细胞因子的作用，也加剧了肾小球硬化的进程。

二、病理

慢性肾炎为一种双肾弥漫性受累的肾小球病变，有多种病理类型，可表现为系膜增生性肾小球肾炎(IgA肾病和非IgA系膜增生性肾小球肾炎)、局灶节段硬化性肾小球硬化、系膜毛细血管性肾小球炎、膜性肾病等。随着病情的进展，各种病理类型均可转化为不同程度的肾小球硬化、肾小管萎缩和肾间质纤维化，最终进展为硬化性肾小球肾炎，肾脏体积缩小，肾皮质变薄。慢性肾炎中IgA肾病(IgA nephropathy)是亚太地区最常见的类型，占本病的 $1/3 \sim 1/2$。

三、临床表现

本病的临床表现多样、轻重不一，可发生于任何年龄，但以青中年男性为多见。本病多起病缓慢、隐匿，以蛋白尿、血尿、水肿和高血压为基本特征，早期无特异性表现，可有乏力、疲倦、腰部酸痛、食欲不振等。

（一）蛋白尿

慢性肾炎可有不同程度的蛋白尿，多为轻度蛋白尿。早期肾小球毛细血管壁破裂，滤过膜孔径加大，通透性增强或电荷屏障作用受损，使血液中相对分子量较小的血浆蛋白（以清蛋白为主）滤出原尿中；损害较重时，球蛋白及其他少量相对大分子量蛋白滤出也增多，表现为非选择性蛋白尿，提示预后较差。

（二）血尿

肾小球源性血尿的主要原因为肾小球基底膜断裂，红细胞通过断裂处时因血管内压力变形，同时在肾小管各段时受到不同渗透压和 pH 作用，故异形性红细胞比例大于 75%。

（三）水肿

首先发生在组织疏松的部位，如眼睑或颜面部、足踝部，以晨起明显，严重时可以涉及下肢甚至全身，质地软而易移动，临床上呈现凹陷性水肿。水肿主要由于肾小球滤过率下降，而肾小管重吸收功能基本正常，引起"球－管失衡"和肾小球滤过分数（肾小球滤过率／肾血浆流量）下降，导致水、钠潴留。

（四）高血压

几乎每一种肾脏病一旦发展到影响肾小球功能时，常出现高血压。因此，肾实质性高血压的发生率与肾小球的功能状态关系密切。肾小球功能减退时，血压趋向升高，终末期肾衰竭高血压的发生率可达 83%。肾性高血压可分为容量依赖型高血压和肾素依赖型高血压两种。肾小球疾病所致的高血压多为前者，少数为后者，但两型高血压常混合存在，有时难以截然分开。发生机制：

1. 水、钠潴留

肾实质损害后，肾脏处理水、钠的能力减弱，会出现水、钠潴留，导致血容量增加，引起容量依赖性高血压。同时，血管平滑肌细胞内水、钠含量增加，管壁增厚，阻力增加，以及对儿茶酚胺的反应增强，亦可使血压升高。

2. 肾素分泌增多

肾实质缺血刺激肾素－血管紧张素分泌增加，导致小动脉收缩，外周阻力增加，引起肾素依赖性高血压，肾素及血管紧张素 II 又能促使醛固酮分泌增多，导致水、钠潴留，使血容量进一步增加，从而加重高血压。

3. 肾内降压物质分泌减少

肾实质损害时，肾内前列腺素系统、激肽释放酶－激肽系统等生成舒张血管物质减少，也是肾性高血压的原因之一。此外，一些其他因素如心房利钠肽、交感神经系统和其他内分泌激素等均直接或间接地参与肾性高血压的发生。

（五）肾功能异常

在早期缺乏特异性的表现，故常被忽视，Ccr 可出现异常；严重异常时主要表现为血肌酐、尿素氮等水平升高，是慢性肾炎进一步恶化、预后不佳的指征。

四、辅助检查

（一）尿常规检查

是慢性肾炎的常规与基础检查项目，可以发现、确定与评价蛋白尿、血尿。当尿蛋白＞150mg/d，尿蛋白定性阳性，称为蛋白尿。肾炎患者多为轻度尿异常，尿蛋白常在1～3g/d，尿蛋白＞3.5g/d为大量蛋白尿。尿沉渣镜检红细胞可增多，可见管型。

（二）尿蛋白圆盘电泳

明确蛋白尿的性质。尿蛋白电泳可表现为选择性或非选择性蛋白尿，更多地表现为非选择性蛋白尿。

（三）尿红细胞相差显微镜和尿红细胞平均容积（MCV）测定

主要用于协助判断尿液中红细胞的来源。尿异形红细胞＞75％，尿红细胞MCV＜75fl，提示红细胞来源于肾小球。

（四）肾功能检查

早期正常或轻度受损（Ccr下降或轻度氮质血症），可持续数年至数十年；晚期出现血肌酐升高、Ccr下降。检测血液中肌酐、尿素氮水平及Ccr是临床评价患者肾功能与随访治疗疗效的基础方法。

（五）肾穿刺组织学检查

如有条件且患者无禁忌证，或治疗效果欠佳，病情持续进展者，宜尽早行肾穿刺病理学检查，已明确病理学类型，指导治疗与评估预后。

（六）肾脏超声检查

主要用于观察肾脏的大体形态与结构。慢性肾炎患者早期可无明显异常；一般为双肾一致的病变，表现为肾实质回声增强、肾皮质变薄，皮质与髓质分界不清，双肾体积缩小等变化；晚期患者出现双肾体积显著缩小，称为慢性肾炎固缩肾。

五、诊断与鉴别诊断

（一）诊断

凡存在临床表现如血尿、蛋白尿、水肿和高血压者，均应考虑慢性肾炎的可能。但确诊前需排除继发性肾小球疾病，如系统性红斑狼疮肾炎、糖尿病肾病、高血压肾病的可能。诊断疑难时，应做肾穿刺病理检查。

（二）鉴别诊断

凡尿检验异常（蛋白尿、血尿等）、水肿及高血压病史1年以上，均应考虑本病。主要应与下列疾病鉴别：

1. 继发性肾小球疾病

首先需与狼疮性肾炎鉴别。系统性红斑狼疮多见于女性，可伴有发热、皮疹、关节炎等多系统受累表现，实验室检查可见血细胞下降，免疫球蛋白增加，可找到狼疮细胞，抗 ds-DNA 抗体、抗 Sm 抗体、抗核抗体阳性等，血清补体水平下降，肾组织学检查可见免疫复合物广泛沉着于肾小球的各部位，免疫荧光检查 IgG、IgA、IgM、C3 常呈阳性。其他尚需鉴别的有过敏性紫癜性肾炎、糖尿病肾病、痛风肾、多发性骨髓瘤肾损伤、肾淀粉样变等，各有其特点。

2. 原发性高血压继发肾损害

本病患者年龄较大，先有高血压后见蛋白尿，尿蛋白量常较少，一般 < 1.5g/d，罕见有持续性血尿和红细胞管型，远曲肾小管功能损害一般早于肾小球功能损害。肾穿刺病理检查常有助于鉴别。

3. 慢性肾盂肾炎

多见于女性，常有尿路感染病史。多次尿沉渣检查发现白细胞、脓细胞、细菌和尿细菌培养阳性，对其活动性感染诊断有重要意义。肾功能损害多以肾小管损害为主，可有高氯性酸中毒、低磷性肾性骨病，而氮质血症和尿毒症较轻，且进展缓慢。肾脏超声和核素检查（肾图及肾扫描等）如发现有两侧肾脏损害不对称者，则更有助于诊断。

4. 其他原发性肾小球疾病

(1) 感染后急性肾炎：本病是常见病，好发于儿童及青年，临床特点是起病急，表现为血尿、蛋白尿、高血压、水肿、肾小球滤过率降低。以溶血性链球菌感染后 1 ～ 3 周发病为多见，血沉可增快。大部分患者循环免疫复合物阳性，血清总补体及 C3、备解素下降，补体水平于 8 周内恢复正常，如其持续下降，则应怀疑系膜毛细血管性肾炎或其他系统性疾病（如系统性红斑狼疮等）。可有一过性氮质血症，肾小管功能多正常。抗链球菌溶血素 O 抗体 (ASO) 滴度升高，提示近期曾有链球菌感染；抗脱氧核糖核酸酶 B 及抗透明质酸酶在由皮肤感染引起的急性肾炎中阳性率较高。本病的预后大多良好，而慢性肾炎无自愈倾向，呈慢性进展。

(2) 无症状性血尿和（或）蛋白尿：主要表现为无症状性肾小球源性血尿和（或）蛋白尿的一组肾小球疾病，无水肿、高血压和肾功能减退表现，病理改变多较轻；本病可长期迁延，也可间歇性时轻时重，大多数患者肾功能可长期维持正常。

六、病情评估

慢性肾炎呈进行性进展，最终发展至终末期肾衰竭，进展的速度主要取决于肾脏的病理类型、延缓肾功能减退的措施及避免加重肾脏损害的因素，包括感染、劳累、妊娠及肾毒性药物（如氨基糖苷类抗生素、含马兜铃酸中药等）均可能损伤肾脏。

七、治疗

本病治疗的主要目的是防止或延缓肾功能进行性恶化，改善缓解临床症状及防治严重并发症。应采用综合性防治措施，对水肿、高血压或肾功能不全患者应强调休息，避免剧烈运动和限制钠盐摄入，根据肾活检的病理类型进行针对性治疗。

（一）饮食治疗

肾功能不全患者应限制蛋白质及磷的摄入，根据肾功能减退的程度给予低蛋白饮食，蛋白质摄入量控制在 $0.8 \sim 1.0g/(kg \cdot d)$，以优质蛋白（牛奶、蛋、瘦肉等）为主，同时控制饮食中磷的摄入，适量增加碳水化合物的摄入以保证机体代谢所需的热量，防止负氮平衡。在低蛋白饮食 2 周后可给予必需氨基酸或 α- 酮酸 $0.1 \sim 0.2g/(kg \cdot d)$。注意控制每日钠盐的摄入量（$< 2g/d$）。

（二）控制高血压和保护肾功能

控制高血压尤其肾内毛细血管高压，是延缓慢性肾炎进展的重要措施。慢性肾炎时，正常肾单位和（或）有病变的肾单位处于代偿性高血流动力学状态，以及全身性高血压均可加重肾小球进行性损害，故应积极控制高血压，防止肾小球硬化。血压控制欠佳时，常主张联合用药。血压、蛋白尿的控制目标：血压控制在 $< 130/80mmHg$，蛋白尿 $< 1g/d$。

1. 血管紧张素转化酶抑制剂 (ACEI)/ 血管紧张素Ⅱ受体拮抗剂 (ARB)

肾小球有入球和出球小动脉，血管紧张素Ⅱ对出球小动脉的收缩作用明显强于入球小动脉。血管紧张素Ⅱ减少时，出球小动脉舒张，降低肾小球内高压力、高灌注和高滤过，发挥对肾小球血流动力学的特殊调节作用；并能通过抑制细胞因子、减少尿蛋白和细胞外基质的蓄积，起到减缓肾小球硬化的发展和肾脏保护作用，是治疗慢性肾炎高血压和（或）减少尿蛋白的首选药物，绝大多数患者应终生服药。ACEI 可选用福辛普利，起始剂量为 10mg，每日 1 次，血压耐受的情况下，剂量增倍则效更佳；ARB 可选用氯沙坦 50mg，每日 1 次，也可选用厄贝沙坦、坎地沙坦等。该类药物的不良反应有血肌酐、血钾升高，需注意监测肾功能、血钾等，ACEI 类可有咳嗽或轻度贫血等。该类药在患者 $Ccr < 30mL/(min \cdot 1.73m^2)$ 时应慎用。

2. 钙通道阻滞剂

可有效控制血压并改善肾功能，对非糖尿病性慢性肾脏疾病肾功能的保护作用尚不确定，多用于控制肾性高血压。常用氨氯地平 $5 \sim 10mg$，每日 1 次，不良反应主要有头痛、水肿，少数患者有疲劳、恶心、潮红和头晕等。

3. 其他

(1) β 受体阻滞剂：常用美托洛尔 $12.5 \sim 25mg$，每日 2 次；或比索洛尔 $2.5 \sim 10mg$，每日 1 次。

(2) α 受体阻滞剂：特拉唑嗪缓释剂 $1 \sim 5mg$，每日 1 次；或多沙唑嗪 $0.5 \sim 2mg$，每日 1 次，需注意避免发生直立性低血压。

（三）利尿剂

水、钠潴留明显者加用利尿剂。肾功能较差时，噻嗪类无效或疗效差的患者，应改用祥利尿剂，常用氢氯噻嗪 12.5～25mg 或呋塞米 20～40mg，每日 1～3 次。应用时注意检测血电解质、血脂、血糖、高凝状态等。

（四）抗凝和血小板解聚药物

据报道，抗凝和血小板解聚药可延缓病变进展，部分患者还可减少蛋白尿。高凝状态明显者和某些易引起高凝状态的病理类型有关，如膜性肾病、系膜毛细血管性肾炎患者，可长期应用该类药物，用法与"肾病综合征"相似。

（五）糖皮质激素和细胞毒性药物

一般不主张常规应用，但患者肾功能正常或仅轻度受损，肾脏体积正常，病理类型较轻（如轻度系膜增生性肾炎等），尿蛋白较多时，如无禁忌者可试用，用法与"肾病综合征"相似。

（六）其他

避免加重肾脏损害的因素如各类、各部位感染及劳累、妊娠等。积极防治各种感染，禁用或慎用肾毒性药物（氨基糖苷类抗生素、含马兜铃酸的中药如关木通、广防己等），积极纠正血脂异常，控制血糖，防治高尿酸血症与痛风等。另外，可选用人工虫草制剂和黄葵胶囊等中药治疗。

第二节　肾病综合征

肾病综合征 (nephrotic syndrome，NS) 是因多种疾病和不同病因、病理损伤所致的一组临床综合征，包括大量蛋白尿（尿蛋白＞3.5g/d），常伴有相应的低蛋白血症（血浆白蛋白＜30g/L）、高度水肿及高脂血症。

一、病因

根据病因，本病分为原发性和继发性肾病综合征。原发性肾病综合征主要依靠排除继发性肾病综合征而诊断。糖尿病、系统性红斑狼疮、过敏性紫癜、组织淀粉样变、肿瘤、药物及感染等，皆可引发继发性肾病综合征。本节主要阐述原发于肾小球疾病所表现的肾病综合征。

二、病理

原发性肾病综合征的病理改变分为以下 5 种类型：

（一）微小病变型肾病 (MCD)

在光镜下肾小球基本正常，仅近端小管上皮细胞可见脂肪变性，免疫荧光检查呈阴性。其特征性改变和主要诊断依据是电镜下有肾小球脏层上皮细胞足突融合。

（二）系膜增生性肾小球肾炎 (MsPGN)

光镜下系膜细胞和细胞外基质弥漫增生，可分为轻、中、重度。根据免疫荧光检查结果可分为 IgA 肾病（单纯 IgA 或以 IgA 沉积为主）和非 IgA 系膜增生性肾小球肾炎（以 IgM 或 IgG 沉积为主），常伴有 C3 的沉积，在肾小球系膜区或沿毛细血管壁呈颗粒状沉积。电镜下可见系膜区有电子致密物沉积。

（三）局灶性和（或）节段性肾小球硬化 (FSGS)

在光镜下部分肾小球呈节段性玻璃样硬化，有时可见硬化区周围上皮细胞增生并与肾小囊粘连。免疫荧光检查肾小球硬化区可见 IgM 和 C3 沉积。电镜下系膜基质增多，病变部位电子致密物沉积，肾小球上皮细胞广泛足突融合。根据硬化部位及细胞增殖的特点，可分为 5 种亚型：经典型、塌陷型、顶端型、细胞型及非特异型，其中非特异性最为常见。

（四）膜性肾病 (MN)

以肾小球基膜上皮细胞下弥漫的免疫复合物沉着、肾小球毛细血管基底膜弥漫性增厚为特点。

（五）膜增生性肾小球肾炎 (MPGN)

又称为系膜毛细血管性肾小球肾炎 (MCGN)，光镜下可见系膜细胞及系膜基质的弥漫重度增生，广泛插入肾小球基底膜 (GBM) 和内皮细胞之间，肾小球基底膜呈分层状增厚，毛细血管袢呈"双轨征"。

三、病理生理

（一）大量蛋白尿

正常生理状态下，肾小球滤过膜具有分子屏障及电荷屏障作用，当屏障作用受损导致原尿中蛋白含量增多，明显超过近端肾小管回吸收水平时，即产生大量蛋白尿。此时，如增加肾小球内压力及导致高灌注、高滤过的因素（如高血压、高蛋白饮食或大量输注血浆蛋白）均可增加尿蛋白的排出。尿液中主要含白蛋白和与白蛋白近似分子量的蛋白。大分子蛋白如纤维蛋白原、α_1 和 α_2- 巨球蛋白等，因其无法通过肾小球滤过膜，则在血浆中的浓度保持不变。

（二）低蛋白血症

NS 时大量白蛋白从尿中丢失，肝脏代偿性合成白蛋白增加，同时由于近端肾小管回吸收滤过蛋白增多，也使肾小管分解蛋白增加。当肝脏白蛋白合成增加不足以代偿丢失和分解时，即出现低白蛋白血症。另外，NS 时因胃肠道黏膜水肿导致食欲减退，蛋白质摄入不足、吸收不良或丢失，进一步加重低蛋白血症。严重者出现营养不良和生长发育迟缓。

除白蛋白减少外，NS 还有其他血浆蛋白成分的变化，如血浆的某些免疫球蛋白（如

IgG) 和补体成分、抗凝及纤溶因子、金属结合蛋白及内分泌激素结合蛋白也可减少，尤其是肾小球病理改变严重时，大量蛋白尿和非选择性蛋白尿尤为显著。少数患者可出现甲状腺功能减退，但会随着 NS 的缓解而恢复。患者易出现继发感染、高凝状态（血栓易形成）、微量元素缺乏、内分泌紊乱和免疫功能低下等。

（三）水肿

低白蛋白血症导致血浆胶体渗透压降低，水分由血管腔内进入组织间隙，是造成 NS 水肿的基本机制。组织间液增加，当其容量增加超过 5kg 时，出现可察觉的凹陷性水肿，程度常与低蛋白血症正相关，水肿多从下肢部位开始。此外，有效循环血容量不足时，可激活 RAAS，促进水、钠潴留。而在静水压正常、渗透压减低的末梢毛细血管，发生跨毛细血管性液体渗漏和水肿。另有研究发现，当血容量并不减少甚或增加时，血浆肾素水平正常或下降，则提示 NS 的水、钠潴留并不依赖于 RAAS 的激活，而是肾脏原发性水、钠潴留所致。心钠素对肾小管调节功能障碍也是 NS 钠潴留的原因。

（四）高脂血症

目前 NS 合并高脂血症的原因尚未完全阐明。其发生的主要原因是肝脏脂蛋白合成（以 VLDL 为主）增加和外周组织利用和（或）分解脂蛋白减少，表现为高胆固醇血症和（或）高甘油三酯血症，并可伴有低密度脂蛋白 (LDL)、极低密度脂蛋白 (VLDL) 及脂蛋白 a[Lp(a)] 的升高，高密度脂蛋白 (HDL) 正常或降低。高胆固醇血症的发生与肝脏合成过多富含胆固醇和载脂蛋白 B 的 LDL 及 LDL 受体缺陷致 LDL 清除减少有关；高甘油三酯血症产生的原因主要是由于分解减少，而肝脏合成增多为次要因素。高脂血症是 NS 常见动脉硬化性并发症的主要原因，并与血栓形成及进行性肾小球硬化有关。高脂血症引起肾小球硬化的机制与肾小球系膜细胞存有 LDL 受体，LDL 刺激系膜细胞增生等有关。NS 的高脂血症可随蛋白尿消失、血浆白蛋白回升而恢复正常，故多呈一时性。

四、临床表现

NS 的主要临床表现为大量蛋白尿（尿蛋白＞3.5g/d）、血浆蛋白异常（低白蛋白血症为 NS 必备特征）、高脂血症及水肿。不同病理类型临床表现有所不同。

（一）微小病变型肾病

男性多于女性，占儿童原发性肾病综合征的 80%～90%。本病占成人原发性肾病综合征的 5%～10%，60 岁以上的患者高血压和肾功能损害较为多见，约 15% 的患者伴有镜下血尿，一般无持续性高血压及肾功能减退。部分药源性肾损害（如非甾体类抗炎药、锂制剂等）和肿瘤（如霍奇金淋巴瘤等）也可有类似本型病理改变和临床表现。

（二）系膜增生性肾小球肾炎

在我国发病率约占原发性肾病综合征的 30%，显著高于西方国家，以青少年多见，男性多见，约 50% 患者起病前有上呼吸道感染等前驱感染症状，部分患者起病隐匿，临床主要表现为蛋白尿或（和）血尿，约 30% 患者表现为肾病综合征。随肾脏病变程度由轻至重，肾功能不全及高血压的发生率逐渐增加。

（三）局灶性和（或）节段性肾小球硬化

占原发性肾病综合征的 20%～25%，青少年多见，男性多于女性，起病多隐匿，部分患者由微小病变型肾病转变而来。50%～75% 患者以大量蛋白尿及肾病综合征为主要临床特点，约 3/4 患者伴血尿，部分为肉眼血尿，约半数患者有高血压，约 30% 患者有肾功能损害。

（四）膜性肾病

约占我国原发性肾病综合征的 20%，好发于中老年，男性多见，发病高峰多在 50～60 岁。本病起病较隐匿，常以不明原因的水肿就诊，大量蛋白尿多见，70%～80% 患者表现为肾病综合征，约 30% 伴有镜下血尿，一般无肉眼血尿，常于发病 5～10 年后出现肾功能不全，易并发血栓栓塞，肾静脉血栓发生率高达 40%～50%。因此，该型患者如有突发性腰痛或腹痛，伴血尿、蛋白尿加重，肾功能不全，应考虑肾静脉血栓形成；如突发胸痛、呼吸困难，应考虑肺栓塞。20%～35% 患者的临床表现可在 5 年内自然缓解；60%～70% 的早期患者经糖皮质激素和细胞毒性药物治疗后可达临床缓解；如病情进展，病理变化加重，则疗效较差。本病进展多缓慢，10 年肾脏存活率达到 80%～90%，明显较西方国家预后好。

（五）膜增生性肾小球肾炎

占我国原发性肾病综合征的 10%～20%，好发于青少年，无明显性别差异，1/4～1/3 患者常合并上呼吸道的前驱感染病史，表现为急性肾炎综合征，50%～60% 表现为肾病综合征，几乎所有患者均有血尿，少数为发作性肉眼血尿，其余少数患者表现为无症状性血尿和蛋白尿，肾功能不全、高血压及贫血出现早，常呈持续进行性发展。50%～70% 患者血清 C3 持续降低，对诊断本病有重要意义。

五、并发症

（一）感染

是 NS 常见的并发症，常见肺炎链球菌、溶血性链球菌等引起的呼吸道、泌尿道、皮肤炎症和自发性腹膜炎等，起病多隐匿，临床表现不典型。应用糖皮质激素常导致或加重细菌感染（尤其是结核菌感染），也是感染症状常不明显的原因；应用细胞毒类药物则增加病毒（麻疹病毒、疱疹病毒等）的易感性。易致感染的机制与血 IgG 和补体成分（如 B 因子）明显下降、白细胞功能减弱、低转铁蛋白及低锌血症有关。此外，体腔及皮下积液均有利于感染。一般不主张常规应用抗生素预防感染，一旦发生感染，应选择无肾毒性的抗生素治疗。应注意感染是导致 NS 复发和疗效不佳的主要原因。

（二）血栓、栓塞

是 NS 严重的、致死性的并发症之一。发生机制：

(1) 有效血容量减少而致血液浓缩及高脂血症造成血液黏稠度增加。

(2) 某些蛋白质从尿中丢失，肝代偿性合成蛋白增加，引起机体凝血、抗凝和纤溶系统失衡。

(3) NS 时血小板过度激活、利尿剂和糖皮质激素的应用等进一步加重高凝状态。约半数 NS 患者可通过血管造影、超声多普勒检查发现血栓及栓塞，其中以肾静脉血栓最多见，约 3/4 病例因血栓形成缓慢，临床多无症状或轻型，但也可发生严重的蛋白尿、血尿甚至肾功能衰竭。此外应注意，肺血管、下肢静脉、下腔静脉、冠状血管和脑血管血栓或栓塞也可发生，直接影响 NS 疗效和预后。

（三）急性肾功能损伤

1. 急性肾衰竭

当患者血容量严重下降时，诱发肾前性氮质血症，呈少尿、尿钠减少伴四肢厥冷、静脉充盈不佳、体位性血压下降、脉压小、红细胞压积上升等临床表现。这种急性肾前性少尿，可被血浆或人体白蛋白输注而纠正。另有一种特发性急性肾衰竭，以微小病变型肾病者居多。该类急性肾损伤的机制尚不明，推测与肾间质高度水肿压迫肾小管和大量管型堵塞肾小管有关，多发生于起病后 1 个月左右，无任何诱因，突发少尿、无尿、尿钠排出增多、肾功能急骤恶化，不伴有低血容量的表现，给予胶体液扩容治疗不仅不能利尿，反致肺水肿，常需透析治疗。此外，还有药物及急性肾静脉血栓形成所致者。

2. 肾小管功能损害

除原有肾小管功能损伤外，因大量重吸收尿蛋白，可加重肾小管（近曲小管为主）功能损伤。临床常见 NS 伴有肾性糖尿和（或）氨基酸尿，严重者可呈范可尼综合征，大多可随蛋白尿消减而好转。如出现近曲小管损害者，常提示糖皮质激素疗效差，预后不佳。

（四）其他

(1) 蛋白质营养不良引起肌肉萎缩、儿童生长发育迟缓。

(2) 维生素 D 缺乏，内分泌激素结合蛋白不足可诱发低 T3 综合征等内分泌紊乱，钙磷代谢障碍导致继发性甲状旁腺功能亢进。

(3) 由于金属结合蛋白丢失致微量元素（铁、铜、锌等）缺乏。铁缺乏出现小细胞性贫血；锌缺乏导致乏力、伤口愈合缓慢；铜缺乏等出现营养不良的表现。

(4) 水肿严重时可引起胸腔、心包、腹腔积液。

六、辅助检查

（一）24 小时尿蛋白定量

尿蛋白 > 3.5g/24h，主要成分为白蛋白，用于诊断及评估疗效。

（二）尿常规

尿蛋白＋＋～＋＋＋，可见红细胞。

（三）肝肾功能及血脂检测

辅助诊断及评估病情，随访治疗效果。血浆白蛋白＜30g/L，总胆固醇、甘油三酯、VLDL 和 LDL 常升高，HDL 也可升高，肾功能可正常或下降。

（四）纤溶系统功能检测

纤维蛋白原常升高，纤维蛋白溶酶原和抗凝血酶Ⅲ可下降。

（五）免疫球蛋白和补体检测

血补体水平可正常或下降，免疫球蛋白下降，有时可检出循环免疫复合物。

（六）尿纤维蛋白降解产物（FDP）和 C3 检测

可升高。

（七）经皮肾穿刺及组织病理学检查

可明确诊断，指导治疗或判断预后。

七、诊断与鉴别诊断

（一）诊断要点

(1) 蛋白尿：持续大量蛋白尿＞3.5g/24h。

(2) 低白蛋白血症：人血白蛋白量＜30g/L。

(3) 高脂血症：高胆固醇血症伴或不伴高甘油三酯血症，血清中 LDL、VLDL 和 Lp(a) 浓度增加。

(4) 水肿。

上述蛋白尿、低白蛋白血症是诊断 NS 的必备条件；高脂血症、水肿不作为诊断 NS 的必备条件；尿沉渣中检出多数的卵圆形脂肪体、双屈光性脂肪体是诊断 NS 的参考依据。

（二）鉴别诊断

主要鉴别原发性与继发性肾小球疾病。小儿应着重除外遗传性、感染性疾病及过敏性紫癜等所致的继发性 NS；中青年则应着重除外结缔组织病、感染、药物引起的继发性 NS；老年人应着重考虑代谢性疾病及肿瘤等引起的继发性 NS。

1. 狼疮性肾炎

多见于青年女性，常伴发热、皮疹、关节痛等多系统受损表现，实验室检查血清抗核抗体、抗 dsDNA 抗体、抗 SM 抗体等多种自身抗体阳性，活动期血清 IgG 增高，补体 C3 下降。肾组织活检光镜下病变呈多样性及不典型性，有时可见白金耳样病变及苏木素小体。免疫病理学检查 IgG、IgA、IgM、C3 等阳性。电镜证实电子致密物不仅沉着于上皮下，也可见于系膜区，甚至内皮下，是鉴别诊断的客观依据。

2. 紫癜性肾炎

好发于青少年，有典型的皮肤紫癜，常伴关节痛、腹痛及黑便，多在皮疹出现后 1～4 周出现血尿和（或）蛋白尿，血清 IgA 检测可增高，免疫病理学检查可见 IgA 及 C3 为主的沉积物，与 NS 不难鉴别。

3. 糖尿病肾病

好发于中老年人，多数患者有 10 年以上的糖尿病病史，而且血糖控制不达标，引发继发性 NS。早期发现尿微量白蛋白排出增加，逐渐发展成大量蛋白尿，甚至出现肾病综合征的表现。糖尿病病史及眼底特征性非增殖性或增殖性改变，有助于鉴别诊断。

4. 乙型肝炎病毒相关性肾炎

多见于儿童及青少年，临床主要表现为蛋白尿或肾病综合征，常见的病理类型为膜性肾病，其次为系膜毛细血管性肾小球肾炎等。病毒血清学检测提示乙型肝炎病毒抗原阳性，肾组织免疫病理学检查发现乙型肝炎病毒抗原成分，特别是 HBeAg。

5. 恶性肿瘤

中老年患者应除外恶性肿瘤引起的继发性 NS，常见于多发性骨髓瘤、霍奇金及非霍奇金淋巴瘤、乳腺癌、胸腺瘤、结肠癌、小细胞肺癌、间皮瘤及前列腺癌等。

6. 药物性膜性肾病

金制剂、汞、青霉胺、非甾体类抗炎药均可引起膜性肾病。详细询问用药史，及时停药病情可缓解。

八、病情评估

NS 的病情进展及预后与其病理类型关系密切。MCD 患者有 30%～40% 可在发病数月内自发缓解；糖皮质激素治疗缓解率高（儿童约为 93%，成人约为 80%），蛋白尿在数周内转阴，但容易复发，复发率约 60%；成人复发率较儿童低。长期反复发作或激素疗效不佳者，需行肾活检确认有无病理类型的改变。

多数 MsPGN 患者对糖皮质激素和细胞毒性药物有良好的反应，50% 以上的患者经糖皮质激素治疗后可获完全缓解。治疗效果与病理改变的轻重程度有关，病理改变轻者疗效较好，病理改变重者则疗效较差。

FSGS 患者对糖皮质激素和细胞毒性药物治疗的反应性较差，疗程要较其他病理类型患者适当延长。预后与糖皮质激素治疗的效果及蛋白尿的程度密切相关。糖皮质激素治疗反应性好者，预后较好。约半数患者在 5 年内发展至肾衰竭。近年研究表明，50% 患者对糖皮质激素治疗有效，但起效慢，平均缓解期为 4 个月。多数 FSGS 顶端型患者对糖皮质激素治疗有效且预后好；塌陷型则疗效差，进展快，多于 2 年内进入终末期肾衰竭。其余各型的预后介于两者之间。缓解与预后呈正相关，缓解者预后好，未缓解者 6～10 年超过半数进入终末期肾衰竭。

20%～35% MN 患者的临床表现可在 5 年内自然缓解。60%～70%的早期患者经糖皮质激素和细胞毒性药物治疗后，可达临床缓解。如病情进展且病理变化加重，则疗效较差。本病进展多缓慢，临床研究显示，10 年肾脏存活率为 80%～90%，明显较西方国家预后好。

MPGN 目前尚无有效的治疗方法，糖皮质激素和细胞毒性药物仅在部分儿童病例有效，在成年人效果不理想。有学者认为使用抗凝药，如双嘧达莫、阿司匹林、吲哚布芬等，对肾功能有一定的保护作用。本病预后较差，约 50% 患者在 10 年内发展至终末期肾衰竭。肾移植术后常复发。

MCD 和轻度 MsPGN 预后较好，MPGN、FSGS 及重度 MsPGN 预后较差。早期 MN 有一定的缓解率，但晚期难以缓解。大量蛋白尿、严重高血压及肾功能损害者预后较差。激素敏感者预后相对较好，激素抵抗者预后差。反复感染导致 NS 经常复发者预后差。

九、治疗

(一) 一般治疗

卧床休息为主，注意卫生，预防感染。但应保持适度床上及床旁活动，以防止肢体血管血栓形成。进易消化、清淡、半流质饮食。水肿时应低盐饮食，每日摄取氯化钠控制在 2～3g；适当控制饮水量，禁食腌制食品，尽量少用味精及碱。由于高蛋白饮食增加肾小球高滤过，加重蛋白尿并促进肾脏病变进展，故不主张患者摄入高蛋白饮食。蛋白质的摄入量控制在 0.8～1g/(kg·d)。每摄入 1g 蛋白，必须同时摄入非蛋白热量 33kcal，应供给优质蛋白 (富含必需氨基酸的动物蛋白)，如鱼、鸡蛋、瘦肉等。出现氮质血症时，则应进低蛋白饮食 [0.8g/(kg·d)]。近年有报道，患者进食蔬菜、豆类饮食后不仅血脂下降，而且尿蛋白也明显减少，与其中含有类黄酮有关。低脂摄入也是饮食治疗的措施，应少进食富含饱和脂肪酸 (动物油脂) 的饮食，而多吃富含多聚不饱和脂肪酸 (如植物油、鱼油) 及富含可溶性纤维的食品 (燕麦、米糠等) 也有利于降脂。

(二) 抑制免疫与炎症反应

1. 常用药物

(1) 糖皮质激素对单核 - 巨噬细胞及 T 淋巴细胞的抑制效应强于 B 细胞，可抑制巨噬细胞对抗原的吞噬和处理，抑制其产生 IL-1 及表达 Fc 和 C3 受体；抑制激活的 T 淋巴细胞产生 IL-2、IFN-γ、IL-6 等。较大剂量时可抑制 B 细胞产生抗体，并促进抗体的分解，从而抑制体液免疫反应；较小剂量时即可抑制磷脂酶的活性，从而减轻炎症反应。此外，糖皮质激素还通过抑制醛固酮和抗利尿激素分泌，影响肾小球基底膜通透性等综合作用而发挥利尿、消除尿蛋白的疗效。糖皮质激素对 MPGN 无效。

①适应证：A.MCD。B. 轻度 MsPGN。C. 部分 FSGS 患者有效，足量疗程 3～4 个月，甚至半年。D. 病变进展快的 MN(同时加烷化剂)。

②常用药物：口服药常用泼尼松及泼尼松龙，静脉用药为甲泼尼龙。使用原则：起

始足量、缓慢减药、长期维持。泼尼松 1mg/(kg·d)，清晨顿服或分 3～4 次服，维持 8～12 周。有效者 (在用药 1 周左右出现尿量增加，2 周左右尿蛋白明显减少，甚至消失) 逐渐减药，每 2～3 周减少原用药量的 5%～10%，减至每日 10～15mg 时，可改为隔天顿服 (即将 2 天总量隔天清晨顿服)，继续减量至最小有效剂量，维持 6～12 个月。水肿严重、有肝功能损害或泼尼松疗效不佳时，应更换为甲泼尼龙 (等剂量) 静脉滴注。

③用药方法：原则上初发病例病程在 6 个月以内，若病理变化属 MCD，尿蛋白选择性好，无并发症者，可采用中等剂量治疗；若病情较为复杂，无应用糖皮质激素的禁忌证者，可试用大量冲击疗法；如有糖皮质激素的禁忌证者，则宜先用小剂量至病情或全身情况改善后，再用中等剂量或大剂量冲击疗法。

④对治疗反应的分类：根据患者对糖皮质激素的治疗反应，可分为"激素敏感型"(用药 8～12 周内 NS 缓解)、"激素依赖型"(激素减药到一定程度即复发) 和"激素抵抗型"(常规激素治疗无效)3 类。

⑤不良反应：除糖皮质激素的常见不良反应 (如类肾上腺皮质功能亢进综合征、诱发或加重感染、骨质疏松、诱发上消化道出血、药物性糖尿病、股骨头无菌性缺血性坏死等) 外，还可使入球小动脉阻力下降，从而增加肾小球内高压状态，加速肾小球硬化。应注意糖皮质激素使用期间病情变化的监测及不良反应的防治。

(2) 细胞毒性药物此类药物对分化相的细胞作用最强，与 DNA 交联，抑制其复制；明显抑制分泌免疫球蛋白的 B 细胞，降低抗体水平；也可抑制辅助 / 诱导性 T 淋巴细胞及细胞毒 / 抑制性 T 淋巴细胞，干扰细胞释放炎症介质，抑制纤维化的发生发展。

①适应证："激素依赖型"或"激素无效型"的患者均适用，可协同糖皮质激素治疗。一般不作为首选或单独的治疗药物。

②常用药物：A. 环磷酰胺 (CTX)：是最常用的细胞毒性药物，在体内被肝细胞微粒体羟化，代谢产物具有较强的免疫抑制作用。常用量为每日 100～200mg[2～5mg/(kg·d)]，分次口服；或 CTX 冲击治疗 200mg，每日或隔天静脉注射，总量 6～8g 后停药。B. 苯丁酸氮芥：为氮芥衍生物，与环磷酰胺作用相似，但疗效较差，目前少用。常用量为 0.1～0.2mg/(kg·d)，每日分 3 次口服，共服用 3 个月。

③不良反应：骨髓抑制、肝功能损伤、脱发、胃肠道反应、化学性膀胱炎、精子缺乏等。

(3) 钙调磷酸酶抑制剂 (CnI)：钙调磷酸酶 (Cn) 是 T 淋巴细胞信号通路中的关键分子，对细胞和体液免疫应答均有调节作用。CnI 通过形成可以抑制 Cn 的复合物而发挥免疫抑制作用。用药后血容量、肾血流量、肾小球滤过率均可下降。

①适应证：糖皮质激素无效及糖皮质激素依赖型 NS 患者。

②常用药物：A. 环孢素 (CsA)：用于治疗糖皮质激素及细胞毒性药物无效的难治性NS。常用量为 3～5mg/(kg·d)，分 2 次空腹口服，需监测 CsA 谷、峰血药浓度，谷浓度 100～200ng/mL，峰浓度 400～600ng/mL，服药 2～3 个月后缓慢减量，疗程至少

1 年。停药后易复发，使其广泛应用受到限制。B. 他克莫司 (FK506)：起始剂量 0.05 ～ 0.075mg/(kg·d)，监测其血药浓度在 5 ～ 10ng/mL 范围内，疗程为 6 ～ 12 个月；若 NS 缓解，FK506 足量使用 3 个月后减量 1mg/d，继续使用 3 个月后再减量 1mg/d，根据缓解情况逐渐减量。

③不良反应：肝肾毒性、高血压、高尿酸血症、牙龈增生、多毛症等。

(4) 霉酚酸酯 (MMF)：又称吗替麦考酚酯。此类药物水解后产生活性成分麦考酚酸，可高效、选择性、非竞争性、可逆性地抑制次黄嘌呤单核苷酸脱氢酶，高度选择性地阻断 T 和 B 淋巴细胞鸟嘌呤核苷酸的经典合成，从而抑制 T、B 淋巴细胞增殖，还可阻断细胞表面黏附分子合成，抑制动脉平滑肌细胞、成纤维细胞、内皮细胞的增生。

①适应证：主要用于Ⅳ型狼疮性肾炎，也可用于糖皮质激素耐药和复发的 NS 患者。

②常用剂量：初始剂量 1.5g/d，分 3 次口服，维持 3 个月；维持剂量 1g/d，分 2 ～ 3 次口服，疗程 6 ～ 9 个月。

③不良反应：为剂量依赖性，一过性、轻微的上腹不适和 (或) 稀便，偶见肝脏毒性。长期应用可诱发感染。

(5) 来氟米特 (LEF)：体内活性主要通过其活性代谢产物 A771726(M1) 而产生，可选择性抑制 T 淋巴细胞和 B 淋巴细胞增殖，抑制二氢乳酸脱氢酶的活性，抑制 NF-kB 等抗体的产生和分泌。

①适应证：不建议作为初次治疗药物，但对于烷化剂和 CnI 有禁忌证或抵抗时可使用。

②常用剂量：初始剂量 50 ～ 100mg，每日 1 次口服，3 天后改为维持剂量 20 ～ 30mg。注意检测肝功能。

③不良反应：腹泻、腹痛、恶心、口腔溃疡、脱发、皮疹、感染及肝酶升高等。其中肝酶升高呈剂量依赖性，并可恢复。

2. 治疗方案

应用糖皮质激素及细胞毒性药物治疗 NS 可有多种方案，目前主张以增强疗效的同时最大限度地减少副作用为原则，并结合患者病理类型、年龄、肾功能和有否相对禁忌证等制订个体化治疗方案。

(1) MCD：糖皮质激素治疗缓解率高，初治者首选单用糖皮质激素治疗，长期反复发作或糖皮质激素疗效不佳者，可合用细胞毒性药物，CTX 在减少复发方面优于 CsA。

(2) MsPGN：表现为轻度 MsPGN 者，治疗方案同 MCD；而中重度者初治就应联合应用糖皮质激素及免疫抑制剂。多数患者对糖皮质激素和细胞毒性药物有良好的反应，50％以上的患者经糖皮质激素治疗后可获完全缓解。

(3) FSGS：足量糖皮质激素治疗 4 ～ 6 个月无效者称为激素抵抗；激素抵抗者可试用 CsA，其他免疫抑制剂 CTX 和硫唑嘌呤可考虑作为二线治疗药物与糖皮质激素合用。

(4) MN：初治者建议交替使用糖皮质激素和细胞毒性药物 (CTX) 治疗；CsA 和

FK506 也可考虑在初次治疗中使用，且适用于不能耐受 CTX 或有禁忌证的患者。

建议至少治疗 6 个月，6 个月后未缓解则停用；6 个月后能完全或部分缓解可继续使用。4～8 周后减至初始剂量的 50%，总疗程至少 12 个月。使用 CnI 的患者需定期监测血药浓度。对于复发的患者，建议使用初次治疗中诱导缓解的相同药物；但亦可根据实际情况直接换用其他一线治疗方案。

(5) MPGN：疗效不佳，目前没有糖皮质激素和细胞毒性药物治疗有效的证据。

（三）对症治疗

1. 降低蛋白尿

ACEI 及 ARB 除可降低血压外，也可通过降低肾小球内压力和直接影响肾小球基底膜对大分子的通透性而减少尿蛋白，前者常用贝那普利、依那普利等，后者常用氯沙坦、厄贝沙坦、替米沙坦等。用于降尿蛋白时，剂量较常规剂量大才能发挥良好疗效。NS 患者应用 ACEI 或 ARB 后，突然发生低血压和 GFR 下降者，则提示其血容量严重不足，可应用白蛋白等扩容治疗。

2. 利尿消肿

不宜过快、过多、过久使用利尿剂，避免出现血容量不足，加重血液高黏度而诱发血栓栓塞。常用药物：

(1) 袢利尿剂，对钠、氯和钾的重吸收具有强力的抑制作用，常用呋塞米 20～40mg，每日 1～3 次口服，或静脉注射 20～200mg/d；布美他尼 1～2mg，每日 1～3 次。

(2) 噻嗪类利尿剂，主要抑制钠、氯的重吸收，增加钾的排泄而利尿。常用氢氯噻嗪 25～50mg，每日 2～3 次口服。

(3) 保钾利尿剂，排钠、排氯、保钾，可与噻嗪类利尿药合用。常用醛固酮拮抗剂螺内酯 20mg，每日 3 次口服，长期服用需防止高钾血症，肾功能不全患者慎用。

(4) 渗透性利尿剂，如甘露醇、低分子右旋糖酐、人血清白蛋白或血浆等，主要是提高血浆胶体渗透压而利尿，多用于低血容量或利尿剂抵抗、严重低蛋白血症时。常用低分子右旋糖酐 250mL 静脉滴注，人血清白蛋白 10g 静脉滴注，但有加重心力衰竭、肾脏负担的风险，不推荐常规使用。

应用利尿剂可导致心血管功能不稳定，甚至出现急性肾衰竭，应用袢利尿剂与噻嗪类利尿剂须注意防止出现低钾血症，与螺内酯等保钾利尿剂合用可加强利尿效果，并减少电解质紊乱。白蛋白过多输入可引起肾小球上皮细胞损伤。

（四）并发症的治疗

1. 感染

一般不需要预防性使用抗生素。一旦发生感染，有明确感染灶者应尽快去除，应及时选用对致病菌敏感、强效、无肾毒性的抗生素积极治疗。严重感染难以控制时，可酌情糖皮质激素减量或停用。

2. 血栓栓塞

与形成血栓相关的因素：

(1) NS 的严重程度 (血浆白蛋白 ≤ 20g/L)。

(2) 基础的肾脏疾病。

(3) 既往血栓栓塞事件。

(4) 家族血栓栓塞病史。

(5) 合并血栓形成的高危因素 (充血性心力衰竭、长期卧床、病态肥胖症等)。具备以上情况，应开始预防性抗凝治疗，常用低分子肝素 4000 ～ 5000U 皮下注射，每日 1 ～ 2 次；也可使用华法林口服，维持凝血酶原时间国际标准化比值 (INR)1.5 ～ 2.5，同时可以辅助使用抗血小板聚集药物肠溶阿司匹林 75 ～ 100mg/d 口服。对已发生血栓栓塞的患者，尽早 (≤ 6 小时内效果最佳，但 3 天内仍可望有效) 给予尿激酶实施全身或局部溶栓，同时配合抗凝治疗，抗凝药应持续应用半年以上。应避免抗凝及溶栓药物过量导致出血。

3. 急性肾损伤

经过及时正确的治疗，大部分患者肾功能可恢复。应寻找肾功能急性恶化的原因，积极治疗原发病，慎用肾毒性药物；加强利尿、碱化尿液，缓解肾间质水肿及冲刷阻塞肾小管的管型；利尿无效且有透析指征者，应及时给予透析治疗，可缓解肾脏负担，度过急性期。

4. 代谢紊乱

首先应调整饮食结构及适当运动，必要时可加用调脂药物治疗。常用 β- 羟 -β- 甲戊二酸单酰辅酶 A 还原酶抑制剂如阿托伐他汀口服控制胆固醇；氯贝丁酯类如非诺贝特以降低甘油三酯。中药黄芪 (30 ～ 60g/d，煎服) 可促进肝脏白蛋白合成，并可减轻高脂血症。

（五）其他治疗

1. 免疫增强剂

刺激 T 淋巴细胞功能，加强免疫调节。常用制剂有左旋咪唑 2.5mg/kg，每周 2 次至每日 1 次，用药 1 ～ 18 个月；或用卡介菌多糖核酸等。中药黄芪注射液在增强免疫功能的同时具有一定的利尿作用。

2. 免疫球蛋白

其治疗机制可能与肾小球内的免疫复合物结合，从而促进其溶解，或封闭巨噬细胞和 B 淋巴细胞的 Fc 受体，从而抑制 B 淋巴细胞合成抗体等有关。常用 IgG0.4g/(kg·d) 静脉注射，5 天为 1 个疗程，1 个月后可重复。

第三节　急性肾损伤

急性肾损伤 (acute kidney injury，AKI) 即急性肾衰竭 (acute renal failure，ARF)，是指由于各种病因引起肾功能在短期内（数小时或数日）急剧下降，出现少尿、氮质潴留及水电解质代谢紊乱的临床综合征。与 ARF 相比，AKI 的提出更强调早期诊断、早期治疗的重要性。约 5％住院患者可发生 AKI，在重症监护室 (ICU) 其发生率高达 30％。尽管肾病学界对 AKI 日趋重视，但目前仍无特异性治疗。临床以急性肾小管坏死 (acute tubular necrosis，ATN) 多见，为不同原因（如缺血、药物、毒素等）导致的肾小管上皮损伤，亦为狭义的 AKI。

一、病因和发病机制

（一）病因

1. 肾前性因素

各种肾前性因素（如外伤、手术、严重脱水、脓毒症、休克、心力衰竭、肾血管异常等）引起有效循环血容量急剧减少，肾血流量减少，肾小球滤过率降低。

2. 肾实质性因素

由各种肾实质疾患所致，或因肾前性病因未能及时去除发展所致。肾缺血，肾中毒（药物、造影剂、重金属、有机溶剂、蛇毒、毒蕈中毒等）、异型输血、轻链肾病及高钙血症等，均可引起肾小管损伤。有些肾小球疾病、严重感染、药物过敏等，可发生急性肾损伤。

3. 肾后性因素

各种原因（结石、肿瘤、血块、坏死的肾组织或前列腺肥大等）引起急性尿路梗阻，导致肾实质受压，使肾脏功能急剧下降。

（二）发病机制

1. 中毒损伤

当某些药物（如氨基糖苷类抗生素）或毒物（如重金属铅、汞、镉等）在肾小管内浓度过高时，通过损伤细胞膜、改变膜的通透性和离子转运功能，钙离子向细胞内流，细胞内钙大量蓄积，影响细胞骨架结构，肾小管上皮细胞损伤。另外，脓毒症时通过多种炎症因子介导，肾小管上皮细胞凋亡。

2. 肾血流动力学异常

肾缺血和肾毒素均可使血管活性物质释放，引起肾血流动力学变化，使肾血流减少、肾小球滤过率下降，同时小管间质缺血，导致急性肾损伤。肾缺血后如肾血流再通时，可发生缺血再灌注性肾损伤。肾脏受损后表皮生长因子产生减少，上皮细胞的再生与修复能力下降。

3. 肾小管阻塞

受损的近曲小管对钠重吸收减少，远曲小管中钠离子浓度升高，管－球反馈增强，入球小动脉收缩，使有效滤过压和滤过率降低。损伤的小管上皮细胞骨架的结构改变时，细胞表面整合素表达障碍，小管上皮细胞脱落入管腔与蛋白质形成管型，阻塞肾小管，导致原尿返漏，为少尿的病理生理学基础。

4. 其他

经肾小球滤过的肌红蛋白、血红蛋白可在肾小管内形成管型，造成肾小管梗阻，同时还可引起肾内氧化应激而损伤肾小管上皮细胞。

二、病理

由于 AKI 病因及病变的严重程度不同，病理改变有较大差异。一般大体检查可见肾肿大、苍白、重量增加，切面皮质苍白，髓质呈暗红色。典型的缺血性 ATN 光镜下可见肾小管上皮细胞变性、脱落，小管内充满坏死细胞碎片、管型和渗出物。由肾毒性物质引起者，病变主要在近曲小管，上皮细胞坏死多累及细胞本身，其基膜完整。由肾缺血引起者，肾小管各段受累，且有小管基膜断裂、溃破、管腔内容物溢流入肾间质，引起肾间质炎症、水肿。如基底膜完整性存在，则肾小管上皮细胞可较快再生。

三、临床表现

(一) 少尿型

以少尿 (尿量＜ 400mL/d) 或无尿 (尿量＜ 100mL/d) 为特点，通常呈现少尿或无尿期、多尿期和恢复期 3 个临床阶段。

1. 少尿期

通常持续 3 天至 1 个月不等，平均 10 天左右。主要表现：

(1) 内环境紊乱：出现高钾血症、高镁血症、高磷血症及低钠血症、低氯血症、低钙血症，其中高钾血症是少尿期患者死亡的首要原因。代谢性酸中毒和水中毒，可致高血压、水肿，或合并脑水肿和心力衰竭，常危及生命。

(2) 尿毒症毒素引起的临床表现，涉及消化系统、呼吸系统及神经系统等，与慢性肾衰竭症状相似。

2. 多尿期

患者尿量超过 1500mL/d 后进入多尿期，部分患者尿量可超过 3000mL/d。此时患者血清肌酐和尿素氮水平逐步下降，尿毒症毒素症状逐渐缓解；但可出现脱水、低钾、低钠血症等水、电解质和酸碱平衡紊乱，严重者仍可危及生命。

3. 恢复期

进入恢复期后，大多数患者血清肌酐和尿素氮水平可恢复至正常，但个别患者肾功能完全恢复需要半年至 1 年，少数患者可遗留不同程度的肾功能障碍。

（二）非少尿型

部分 AKI 患者临床上无少尿或无尿表现，仅表现为短时间内肌酐清除率迅速降低，血清尿素氮和肌酐迅速升高，临床表现相对较轻，常常被漏诊和误诊。

（三）高分解型

AKI 患者血清尿素氮上升速度每日＞ 14.3mmol/L 和（或）血清肌酐上升速度每日＞ 133μmol/L，称为高分解型急性肾损伤，常见于多发性创伤、大面积烧伤、大手术后及合并严重感染等，临床常表现为严重的代谢性酸中毒和电解质紊乱，尿毒症毒素症状明显，特别是神经系统症状突出，可表现为尿毒症性脑病。

四、辅助检查

（一）尿液检查

对诊断与评估病情有重要的临床价值。ATN 尿沉渣检查多数有肾小管上皮细胞、细胞碎片、肾小管细胞管型或颗粒管型。肾前性、肾后性急性肾衰竭患者尿沉渣则多正常或基本正常。尿比重降低且较固定，多在 1.015 以下，因肾小管重吸收功能受损，尿液不能浓缩所致。

（二）血常规

根据检测结果有助于鉴别急性与慢性肾损伤。急性 AKI 时贫血多不严重。

（三）生化分析

主要检测血肌酐 (Scr)、尿素氮 (BUN)、血电解质、尿渗透压、尿钠、尿肌酐。尿渗透压＜ 350mOsm/(kg·H$_2$O)，尿与血渗透浓度之比低于 1 ：1，尿钠含量增高，多在 20 ～ 60mmol/L，钠排泄分数常大于 1。尿素氮与血清肌酐比 (BUN/Scr) 对于鉴别肾前性氮质血症与 ATN 有重要意义。ATN 时多数近端小管功能指标，包括尿胱抑素 C(CysC)、尿 NGAL、尿 NAG 等出现异常。

（四）影像学检查

B 超检查可确定肾脏大小、肾内血流状态、有无梗阻等。

（五）肾活检

对临床表现不典型者可行肾活检协助诊断。

五、诊断与鉴别诊断

（一）诊断

肾功能在 48 小时内急剧下降，表现为血清肌酐绝对值升高≥ 26.5μmol/L(0.3mg/dL)，或 7 天内血清肌酐增至≥ 1.5 倍基础值，或尿量＜ 0.5mL/(kg·h)，持续时间＞ 6 小时。单独以尿量变化作为诊断标准时，需注意尿路梗阻、血容量状态、利尿药使用等影响尿量的因素。

1. 明确是否为肾前性 AKI

如果患者病史中存在循环血容量不足和 (或) 肾脏灌流量不足的诱因，则应首先疑诊肾前性 AKI。下列检查结果支持肾前性 AKI 的诊断：尿比重＞ 1.015，尿钠浓度＜ 20mmol/L，尿渗透浓度＞ 500mmol/L，尿素氮与血清肌酐比 (BUN/Scr) 升高，钠排泄分数＜ 1。

2. 明确是否为肾后性 AKI

疑诊 AKI 的患者，均应进行肾脏超声检查。如肾脏超声提示有双侧肾盂积水和 (或) 双侧输尿管扩张，则提示存在肾后性梗阻。但是长期肾后性梗阻可导致肾实质病变而出现肾性 AKI，临床应予注意。

3. 肾性 AKI 的诊断

在明确为肾性 AKI 后，尚应鉴别是肾小球、肾血管、肾间质小管病变引起，如肾小球病变引起的急进性肾炎，肾血管病变引起的恶性高血压，肾间质病变引起的药物性急性间质性肾炎等。临床最为常见的是各种原因所致急性肾小管坏死。鉴别诊断困难时可行肾活检。

(二) 鉴别诊断

AKI 应排除慢性肾脏病 (chronic kidney disease，CKD) 基础上的 AKI。有 CKD 病史，或存在老年、高血压、糖尿病等易患因素，双肾体积缩小，伴贫血、钙磷代谢紊乱和神经病变等，提示存在 CKD 基础；同时也应除外肾前和肾后因素。

六、病情评估

根据血清肌酐和尿量进行 AKI 分期 (表 6-1)。

表 6-1　AKI 的分期标准

	血清肌酐	尿量
1 期	增至基础值 1.5 ～ 1.9 倍，或升高 ≥ 26.5μmol/L(0.3mg/dL)	＜ 0.5mL/(kg·h)，持续 6 ～ 12 小时
2 期	增至基础值 2 ～ 2.9 倍	＜ 0.5mL/(kg·h)，＞ 12 小时
3 期	增至基础值 3 倍 或升高 ≥ 353.6μmol/L(4mg/dL) 或开始肾脏替代治疗 或＜ 18 岁患者 GFR ＜ 35mL/(min·1.73m²)	＜ 0.3mL/(kg·h)，时间 ≥ 24 小时，或无尿 ≥ 12 小时

七、治疗

治疗原则：早期诊断、及时干预能最大限度地减轻肾损伤，促进肾功能恢复。AKI治疗主要包括尽早识别并纠正可逆性病因、营养支持、维持内环境稳定、防治并发症及肾脏替代治疗等方面。

（一）尽早纠正可逆病因

积极妥善治疗各种引起 AKI 的可逆性病因。对于严重外伤、严重感染等，应积极有效治疗血容量不足，清创引流和抗感染治疗等。停用影响肾灌注或有肾毒性的药物。存在尿路梗阻时，应及时采取措施去除梗阻。

（二）营养疗法

供给足够的热能，防止机体蛋白质的进一步分解，包括肠道内营养及肠道外营养。

（三）维持体液平衡及防治并发症

1. 控制水、钠摄入

应坚持"量出为入"的原则。每日的入液量应为前一天的尿量加显性失水量再加500mL（非显性失水量减内生水量）。如有明显体液潴留，则应透析治疗。

2. 高钾血症、代谢性酸中毒的治疗

(1) 高钾血症的治疗：血钾超过 6.5mmol/L，心电图表现为 QRS 波增宽等明显变化时，应予以紧急处理。治疗措施：

①补充钙剂：10％葡萄糖酸钙缓慢静脉注射，拮抗钾离子对心肌的抑制作用。

②5％碳酸氢钠静滴，以纠正酸中毒并同时促进钾离子向细胞内转移。

③葡萄糖溶液加胰岛素缓慢静脉滴注，可促进糖原合成，使钾离子向细胞内转移。

④口服高选择性的钾离子结合剂经肠道降钾。经以上治疗无效，或为高分解代谢型ATN 的高钾血症患者，紧急血液透析是最有效的治疗。

(2) 代谢性酸中毒的治疗：当血清 HCO_3^- 浓度低于 15mmol/L，可选用 5％碳酸氢钠 100～250mL 静滴。对于严重酸中毒患者，应立即予以透析治疗。

3. 低钙血症、高磷血症治疗

低钙血症时可静注 10％葡萄糖酸钙；高磷血症时可用磷结合剂。

4. 控制感染

感染是 AKI 最常见的并发症，也是死亡的主要原因之一。应尽早使用抗生素，但不提倡预防性使用抗生素。根据细菌培养和药物敏感试验，结合药物是否存在肾毒性选用，并按 GFR 调整用药剂量。

（四）肾脏替代疗法

透析疗法是抢救 AKI 的最有效治疗。凡保守治疗无效，出现下列情况者应进行透析：

(1) 少尿或无尿 2 天。

(2) 尿毒症症状。

(3) 血肌酐升高达 442μmol/L，血尿素氮升高达 21mmol/L。

(4) 血钾 ≥ 6.5mmol/L。

(5) 代谢性酸中毒，CO_2CP ≤ 13mmol/L。

(6) 有肺水肿、脑水肿等先兆表现者。近年来倾向于早期开始透析治疗。

AKI 的透析治疗根据患者病情及当地的设备条件选择肾脏替代疗法，包括间歇性血液透析 (IHD)、连续性肾脏替代治疗 (CRRT) 或腹膜透析 (PD) 等。

（五）预防

积极治疗原发病，及时发现导致急性肾小管坏死的危险因素并加以去除，是防止发生急性肾损伤的关键。在老年人、糖尿病、原有 CKD 及危重患者，尤应注意避免肾毒性药物、造影剂、肾血管收缩药物的应用及避免肾缺血和血容量减少。高危患者如必须造影检查应给予水化疗法。

第四节 膀胱炎

膀胱炎是膀胱黏膜发生的感染，常伴有尿道炎，统称为下尿路感染。膀胱炎是一种常见的尿路感染性疾病，占尿路感染总数的 50%～70%。该病因细菌感染而引起，其致病菌多数为大肠埃希菌。最典型的症状即尿频、尿急、尿痛，甚至有急迫性尿失禁，可出现血尿和脓尿。

一、病因机制

1. 病因

革兰阴性杆菌为膀胱炎最常见的致病菌，其中以大肠埃希菌最为常见，约占 75% 以上；已婚妇女则可为凝同酶阴性葡萄球菌，约占 15%；偶可为变形杆菌、铜绿假单胞菌等。

2. 发病机制

(1) 感染途径

①上行感染：病原菌经由尿道上行至膀胱甚至输尿管、肾盂引起的感染称为上行感染，约占尿路感染的 95%。正常情况下健康人尿道内常有少量细菌存在，但在多数为非致病菌，如链球菌、乳酸菌、葡萄球菌和类白喉杆菌等。某些因素如性生活、尿路梗阻、医源性操作、生殖器感染等可导致上行感染的发生。

②下行感染：多继发于肾脏感染，较为少见。

(2) 机体防御功能：正常情况下，进入膀胱的细菌很快被清除，是否发生膀胱炎除与细菌的数量、毒力有关外，还取决于机体的防御功能。机体的防御机制包括：①排尿的冲洗作用；②尿道和膀胱黏膜的抗菌能力；③尿液中高浓度尿素、高渗透压和低 pH 等；前列腺分泌物中含有的抗菌成分；⑤感染出现后，白细胞很快进入膀胱上皮组织和尿液中，起清除细菌的作用。

(3) 易感因素

①尿路梗阻：任何妨碍尿液自由流出的因素，如结石、前列腺增生、狭窄、肿瘤等均可导致尿液积聚，细菌不易被冲洗清除，而在局部大量繁殖引起膀胱炎。

②机体免疫力低下：如长期使用免疫抑制剂、糖尿病、长期卧床、严重的慢性病和艾滋病等。

③神经源性膀胱：支配膀胱的神经功能障碍，如脊髓损伤、糖尿病、多发性硬化等疾病，因长时间的尿液潴留和 (或) 应用导尿管引流尿液导致感染。

④妊娠：约 2% ～ 8% 妊娠妇女可发生膀胱炎，与孕期输尿管蠕动功能减弱、暂时性膀胱输尿管活瓣关闭不全及妊娠后期子宫增大致尿液引流不畅有关。

⑤性别和性活动：女性尿道较短 (约 4cm) 而宽，距离肛门较近，开口于阴唇下方是女性容易发生膀胱炎的重要因素。女性在经期抵抗力低且经血是细菌最好的培养基，故经期发病较多。性生活时可将尿道口周围的细菌挤压入膀胱引起尿路感染。更年期或绝经期时尿道黏膜发生退行性变，使尿道黏膜分泌 IgA 及有机酸减少易使细菌生长。前列腺增生导致的尿路梗阻是中老年男性发生膀胱炎的一个重要原因。包茎、包皮过长是男性发生膀胱炎的诱发因素。

⑥医源性因素：导尿或留置导尿管、膀胱镜和输尿管镜检查、逆行性尿路造影等可致尿路黏膜损伤、将细菌带入尿路，易引发膀胱炎。据文献报道，即使严格消毒，单次导尿后，尿感的发生率约为 1% ～ 2%，留置导尿管 1 天感染率约 50%，超过 3 天者，感染发生率可达 90% 以上。

⑦泌尿系统结构异常：如肾发育不良、肾盂及输床管畸形、移植肾、多囊肾等，也是膀胱炎的易感因素。

⑧遗传因素：越来越多的证据表明宿主的基因影响尿路感染的易感性。反复发作尿感的妇女，其尿感的家族史显著多于对照组。由于遗传而致尿路黏膜局部防御尿感的能力降低。例如，尿路上皮细胞 P 菌毛受体的数目增多，可使尿路感染发生的危险性增加。

(4) 细菌的致病力：细菌进入膀胱后，能否引起尿感，与其致病力有很大关系。以大肠埃希菌为例，并不是它的所有菌株均能引起症状性尿感，能引起者仅为其中的少数菌株，如 O、K 和 H 血清型菌株，它们具有特殊的致病力。大肠埃希菌通过菌毛将细菌菌体附着于特殊的上皮细胞受体，然后导致黏膜上皮细胞分泌 IL-6、IL-8，并诱导上皮细胞凋亡和脱落。致病性大肠埃希菌还可产生溶血素、铁载体等对人体杀菌作用具有抵抗能力的物质。

二、临床表现

(1) 小便频数，淋漓涩痛，小腹拘急引痛。

(2) 病久或反复发作后，常见有低热、腰痛、小腹坠胀、疲劳等。

三、鉴别诊断

癃闭无尿痛，每日排尿量少于正常，严重时甚至无尿。淋证尿频而尿痛，且每日排尿总量多为正常，如《医学心悟·小便不通》所说"癃闭与淋证不同，淋则便数而茎痛，癃闭则小便点滴而难出。"但癃闭复感湿热，常可并发淋证，而淋证日久不愈，亦可发展成癃闭。

四、治疗

（一）祛除诱因

如尿路梗阻的病因治疗，全身疾病（如糖尿病）的控制。

（二）抗感染治疗

1. 急性膀胱炎

(1) 单剂量疗法：常用磺胺甲基异噁唑 2.0g、甲氧苄啶 0.4g、碳酸氢钠 1.0g，1 次顿服（简称 STS 单剂）；氧氟沙星 0.4g，1 次顿服；阿莫西林 3.0g，1 次顿服。

(2) 短疗程疗法：目前更推荐此法，与单剂量疗法相比，短疗程疗法更有效；耐药性并无增高；可减少复发，增加治愈率，可选用磺胺类、喹诺酮类、半合成青霉素或头孢类等抗生素，任选一种药物，连用 3 天，约 90% 的患者可治愈。

停服抗生素 7 天后，需进行尿细菌定量培养。如结果阴性表示急性细菌性膀胱炎已治愈；如仍有真性细菌尿应继续给予 2 周抗生素治疗。

对于妊娠妇女、老年患者、糖尿病患者、机体免疫力低下及男性患者不宜使用单剂量及短程疗法，疗程应延长至 7 ~ 14 天。

2. 频发性膀胱炎

应通过尿细菌培养确定菌型，确定此次再发是重新感染还是复发。

(1) 重新感染：治疗后症状消失，尿菌阴性，但在停药 6 周后再次出现真性细菌尿，菌株与上次不同称为重新感染。多数病例有尿路刺激症状，治疗方法与首次发作相同。对半年内发生 2 次以上者，可用长程低剂量抑菌治疗，即每晚临睡前排尿后服用小剂 fl 抗生素 1 次，如复方磺胺甲噁唑 1 ~ 2 片或呋喃妥因 50 ~ 100mg 或氧氟沙星 200mg，每 7 ~ 10 天更换药物 1 次，连用半年。

(2) 复发：治疗后症状消失，尿菌阴转后在 6 周内再出现菌尿，菌种与上次相同（菌种相同且为同一血清型），称为复发。复发应积极寻找易感因素。在祛除易感因素（如结石、梗阻、尿路异常等）的基础上，应按药敏选择强有力的杀菌性抗生素，疗程不少于 6 周。

反复发作者，给予长程低剂量抑菌疗法。

第五节　前列腺炎

一、急性细菌性前列腺炎

急性细菌性前列腺炎 (ABP) 由细菌感染引起，多为大肠杆菌，起病急，临床症状重，前列腺液镜检有大量白细胞，细菌培养阳性。可以发生在各个年龄阶段，但青春期前期的男性患者很少见，常发生于成年男性。随着年龄的增大，其发病率有增高的趋势。

(一) 病因及发病机制

1.病因

急性细菌性前列腺炎的病因是由致病微生物引起的感染性炎症，主要是革兰氏染色阴性菌，其中大肠杆菌为主，其他病原菌还包括变形杆菌、克雷伯杆菌、葡萄球菌、铜绿假单胞菌 (绿脓杆菌) 等，偶尔也可以由其他的病原菌如沙门氏菌、淋球菌等引起。细菌感染的途径有三个：

(1) 血行感染：感染从体内某一病灶经血流而传至前列腺。

(2) 淋巴感染：肛门、结肠炎症以及下尿路感染通过淋巴管而感染前列腺。

(3) 直接蔓延：后尿道感染通过前列腺导管开口而入腺体。另外，在经直肠或经会阴前列腺穿刺活检后，有时可引起急性细菌性前列腺炎，甚至可能发生由厌氧菌引起的败血症，比如脆弱拟杆菌、梭状芽孢杆菌等。

2.病理表现

急性细菌性前列腺炎的病理改变主要为前列腺充血，肿胀，腺泡增大，腺泡及其周围组织可见多形核白细胞浸润，腺管内上皮细胞脱落，充满细胞碎屑，间质内有不同程度的淋巴细胞，浆细胞及巨噬细胞浸润，病变较弥散并可发生小脓肿。小脓肿逐渐增大，扩展到 1 个叶或整个腺体，可散布到前列腺旁间质中或延及输精管壶腹部或精囊。

(二) 临床表现

疲劳、感冒、过度饮酒、性欲过度、会阴损伤及痔内注射药物等均能诱发急性细菌性前列腺炎。

1.全身症状

多数患者可出现全身感染中毒症状，包括高热，寒战，肌肉关节疼痛和全身不适，并可出现恶心、呕吐、厌食等。

2. 局部症状

会阴或耻骨上区隐痛，久坐或排便时加重，且向腰背、下腹部放射。

3. 尿路症状

尿频，尿急，尿痛，有时伴有终末血尿。排尿后尿道灼烧感持续时间长。前列腺炎症致使前列腺肿胀，造成不同程度的膀胱出口梗阻，引起排尿困难甚至出现急性尿潴留。前列腺脓肿有时破溃入尿道或会阴部，此时临床症状可能会有明显缓解。

4. 直肠症状

直肠胀满，大便频数，便急和排便痛，大便时可有滴血。

5. 其他

急性细菌性前列腺炎时可发生性功能异常，表现为性交时剧烈疼痛，射精痛，疼痛性勃起，勃起功能障碍，血精等。急性细菌性前列腺炎时炎症很容易扩散至精囊，引起急性精囊炎。同时细菌逆行或经淋巴管进入输精管的壁层导致附睾炎。急性细菌性前列腺炎严重时可伴有肾绞痛。

6. 体征

直肠指检前列腺肿胀，触痛明显，发热，整个或部分腺体坚韧不规则。但急性期不应做前列腺按摩，以免引起菌血症或脓毒血症。

（三）诊断

1. 根据临床症状及体征可以做出明确诊断

原则上，急性细菌性前列腺炎的诊断在客观上要依据前列腺分泌物化验及培养结果，但前列腺急性感染时要避免前列腺按摩，而急性细菌性前列腺炎通常伴随急性膀胱炎一起发生，所以根据膀胱尿培养的结果就可以初步确定急性细菌性前列腺炎的致病菌种。当患者症状明显好转或血清中抗生素达到一定水平时，可以谨慎地进行前列腺按摩，收集前列腺液进行常规检查、细菌培养及药敏试验。除患者的血、尿常规及前列腺液检查外，尿三杯试验对鉴别诊断非常重要。

2. 细胞学改变

急性细菌性前列腺炎的前列腺液涂片，在镜下可见大量的中性白细胞、陈旧的红细胞和含脂肪的巨噬细胞。也可见到变性的前列腺上皮细胞，细胞形态不规则，有的腺上皮细胞变性坏死，细胞核溶解消失。若前列腺脓肿形成，涂片中除变性的腺上皮细胞外，以脓细胞及坏死物为主。

3. B 超检查

可正常或轻度增大，形态尚对称，包膜增厚但无中断，内部回声多呈分布不均的低回声区。当出现脓肿时，脓肿区呈边缘不齐的厚壁的无回声区或低回声区，无回声区内可有分隔。彩色多普勒示前列腺血流增多。

(四) 鉴别诊断

急性细菌性前列腺炎主要与急性尿道炎、急性膀胱炎、急性肾盂肾炎等其他泌尿系的感染相鉴别。

1. 急性尿道炎

早期表现为尿道口红，出现尿路刺激症状，迅速出现尿道口溢脓，可伴有腹股沟淋巴结肿大及发热等全身症状，尿三杯试验仅第一杯浑浊，尿道分泌物检查可确定感染病原体。直肠指检前列腺不大，无触压痛。

2. 急性膀胱炎

尿频、尿急、尿痛等膀胱刺激征明显，尿痛感在会阴部或耻骨上区。一般无明显的全身症状，肉眼可见尿浑浊，可有全程或终末血尿。

3. 急性肾盂肾炎

早期出现高热、寒战等全身症状，双侧腰痛，进而出现膀胱刺激征，尿检出现白细胞、红细胞、细菌和少量蛋白。

(五) 治疗

(1) 一般治疗：卧床休息，多饮水，通便，退热，止痛等对症处理。禁忌前列腺按摩以免感染扩散，排尿困难者予受体阻滞剂口服，如那妥、高特灵等，出现急性尿潴留时首选耻骨上膀胱穿刺造瘘，因经尿道导尿患者往往难以忍受且易导致并发症的发生，现亦有学者认为可短时间留置细硅胶导尿管 (F12 以内)。会阴部热敷或坐浴，可用止痛剂或解痉药物；高热给予退热处理。患者在治疗期间应适当增加饮水并加强营养，除酒类、辣椒等可造成局部症状加重的辛辣食品以及某些可影响抗生素吸收或活性的食品外，通常不必选择或拒绝食物的类别。

(2) 抗生素治疗：急性细菌性前列腺炎诊断一旦成立，取血、尿标本做细菌培养及药敏试验后，应立即静滴抗生素。尽管正常情况下多数药物难以通过前列腺脂质包膜进入前列腺组织，但在急性炎症时通透性明显增加使大多数药物都能渗透到前列腺组织中达到有效的治疗浓度。在细菌培养及药敏结果出来以前，应根据经验选择能够覆盖革兰氏阴性杆菌和革兰氏阳性细菌的广谱抗生素，如氨苄青霉素与氨基苷类药物合用，如头孢类、氟喹诺酮类等。临床表明，抗生素治疗效果明显，大多数患者数天内病情明显好转而度过急性期。如用药后症状没有明显改善应怀疑是否有前列腺脓肿形成，另外应根据药敏结果调整用药。一般静脉用药至体温正常后改用口服抗生素 4 周左右，注意疗程不宜太短，口服抗生素可选用氟喹诺酮类或磺胺类。

(3) 并发前列腺脓肿时，应经尿道切开引流或经会阴穿刺引流。

(六) 预后

大多数急性细菌性前列腺炎预后良好，治愈率可达 95% 左右。但有少数患者可转为慢性细菌性前列腺炎。

二、慢性细菌性前列腺炎

本病多见于性欲旺盛的青壮年，致病菌多由逆行感染引起。既往认为慢性细菌性前列腺炎 (CBP) 在常见的前列腺类型中发病率较高，但近年来一些资料表明，其发生率是相对较低的。Weidner 等在 1976—1988 年期间对症状典型的慢性前列腺炎患者 1461 例 (分成 4 组) 和 202 位健康青壮年男性进行对照，采用 Meares 和 Stamey 的定位法培养细菌，结果发现慢性细菌性前列腺炎的发生率为 5.1% ～ 10.2%。对照组为 0。Brurmer 在 1983 年统计 600 名各种前列腺炎患者，其中慢性细菌性前列腺炎患者只占 5%。

(一) 病因及发病机制

慢性细菌性前列腺炎的病因与急性细菌性前列腺炎基本相同，细菌培养也具有相类似的致病菌。病原体主要为葡萄球菌属，其次为大肠埃希杆菌、棒状杆菌属及肠球菌属等。

在解剖结构上，前列腺的腺管进入前列腺的周围带，使尿液容易进入前列腺，与此同时必然影响前列腺液的顺利引流入尿道。此外，前列腺周围带导管是经过了后叶、侧叶，然后到前部，这使得感染以及炎症所引起的水肿可以压迫导管进一步阻止前列腺液的引流排出。在这种情况下，感染物质的堆积和阻塞造成了腺管内的纤维组织沉积以及结石的形成，从而促进了慢性炎症的发生和发展。另一方面，前列腺分泌功能障碍也被认为是细菌性前列腺炎 (特别是慢性细菌性前列腺炎) 的发病机制之一。

由尿液逆流等途径进入前列腺的细菌在前列腺中停留及繁殖，进一步促进了慢性细菌性前列腺炎的发生。这些细菌通过纤毛及糖蛋白外衣等结构可以黏附于导管和腺泡壁，并且导致前列腺结石的形成。而结石的形成又为细菌的生长提供了微环境，阻碍药物及巨噬细胞对细菌的清除。通过经直肠超声检查，在慢性细菌性前列腺炎的患者中有很大一部分有前列腺结石。

前列腺内尿液反流在前列腺炎的发生及病程迁延上是一个重要因素。人们为了证实前列腺部尿道内尿液可反流至前列腺腺管和腺泡，已有许多证据：

(1) 前列腺结石的成分含尿液晶体成分：尿酸和一水草酸钙。

(2) 对前列腺炎患者前列腺按摩液进行分析，证明 EPS 中肌酐和尿酸盐来自于尿 (浓度高于血清)。

(3) 以直径为 70 ～ 100 的碳粉悬液通过造瘘管注入男性尸体膀胱，维持膀胱内压 50cmH$_2$O 共 20min，然后切除膀胱、前列腺和尿道，作肉眼和光镜观察，发现 70% 的前列腺管内有碳粉。另对因排尿阻塞需作前列腺电切术和明确为慢性非细菌性前列腺炎患者作临床试验，分别从导尿管注入 400mL 碳粉悬液，令排尿。在 72h 后通过按摩获得的前列腺液中寻找碳粉阳性率 100%；对切除的前列腺组织镜检，见前列腺组织内有黑色碳粉，且在周边组织碳粉似乎更密集。据此，Kirby 得出如下结论：

①尿液反流是细菌性前列腺炎的感染途径。

②反流尿液成分能形成前列腺结石。

③反流的尿液导致非细菌性前列腺炎。

(4) 有人用同位素 MmTC-DTPA 尿路动态显像法观察慢性前列腺炎患者和正常人对照，发现患者在排尿过程中及排尿后均存在明显的尿液反流至前列腺，对照组未见明显反流现象。

(5) 我们在经皮穿刺输精管精道造影中发现神经性膀胱患者中有造影剂反流至前列腺内，局部显影清楚。

（二）病理表现

慢性细菌性前列腺炎的病变主要在外周区，很少在中央区，常波及后尿道。病变组织中，主要以淋巴细胞和单核细胞浸润为主的非特异性炎症伴有不同程度的纤维组织增生。病变附近前列腺腺管和腺体常有不同程度的萎缩与增生，部分腺管和腺体可成囊状扩张，囊腔内有多数淀粉样小体（前列腺凝集体）及分泌物，有时也可看到已钙化的淀粉样小体，即前列腺结石。长时间的慢性炎症使腺体结构破坏，皱缩逐渐纤维化，纤维化波及后尿道，可使膀胱颈部硬化挛缩，也可使精囊和射精管开口因纤维化而狭窄。一般认为膀胱颈部硬化挛缩继发于后尿道炎症，因此在切片中可见平滑肌为结缔组织所替代，或伴有炎症表现。

（三）临床表现

1. 慢性细菌性前列腺炎的临床表现

呈多样性，多数患者往往有泌尿系统感染病史。有个别患者可无任何症状，只是因为无症状菌尿而在就诊时发现患者有慢性细菌性前列腺炎。虽然慢性细菌性前列腺炎可由急性细菌性前列腺炎迁延而来，但多数患者没有急性细菌性前列腺炎病史。

2. 尿路刺激症状

主诉有尿频、尿急、尿痛，夜尿增多，晨起尿道外口常有稀薄水样分泌物或有较浓厚的乳白色黏液。

3. 疼痛症状

部分患者可有耻骨上、会阴区、骨盆区、下腹部、腰骶部、腹股沟区、大腿内侧不适或疼痛以排尿时为著。

4. 性功能异常

不少病例还主诉性欲减退，勃起功能障碍，血精，早泄等。

5. 神经系统症状

可有全身不适，疲乏无力甚至失眠等类似神经官能症。

6. 前列腺直肠指检

无特异性改变，但可有局限性压痛，质地变硬、不规则等。

上述症状的轻重可用国立卫生研究院前列腺炎症状指数 (NIH-CPSI) 进行症状评价。

（四）诊断

慢性细菌性前列腺炎的诊断要根据病史、症状、体检、前列腺液和尿液镜检以及细菌学的定位培养等方可做出正确判断。Plau 认为确诊应强调两点：

(1) 病史中有反复尿路感染史。

(2) 在前列腺液中持续有致病菌存在，缺一不可。

细胞学改变：慢性细菌性前列腺炎的前列腺液涂片中，可见较多白细胞和脓细胞，其数量与病变程度有关。可见到前列腺上皮核异质细胞，细胞增大呈圆形或椭圆形，染色质颗粒较粗，核深染，核浆比例大。也可见变性的腺上皮细胞，胞浆内含有空泡或胞浆破裂，细胞界限不清。由于慢性炎症的影响，前列腺分泌功能减退，前列腺液中卵磷脂小体明显减少。

目前诊断慢性细菌性前列腺炎主要依靠细菌的定位培养技术。此四杯定位细菌培养法于 1968 年由 Meares 和 Surniey 提出，为男性下尿路感染定位检测的金标准（表 6-2），但此细菌定位培养技术在时间上和价格上受到一定限制而不能广泛应用于临床。Fowler 推荐一种改进的方法来进行细菌学检查，也就是采用 VB 的定量培养来筛选菌尿，用 EPS 非定量培养来筛选前列腺感染（表 6-3）。如果 VB 及 EPS 的细菌培养为阴性，则 CBP 诊断不成立。若 VB 培养为阴性，EPS 为阳性则可诊断 CBP。但是，由于只有 5% 的前列腺炎为 CBP，而且若是 CBP 也很少没有泌尿系统感染的病史，因此无泌尿系统感染的患者可不做细菌学检查，这些患者可诊断为 CNP 或前列腺痛。对不能按摩出前列腺液者，可用两杯法。即用无菌试管收集中段尿（按摩前尿液），按摩后再收集最初的 10mL 尿（按摩后尿液），分别做显微镜检查和细菌培养。

表 6-2　"四杯法"(Mearcs-Stanwy 试验) 鉴别诊断前列腺炎结果分析

类型	标本	VB1	VB2	EPS	VB3
Ⅱ 型	WBC	－	+ / －	+	+
	细菌培养	－	+ / －	+	+
Ⅲ A 型	WBC	－	－	+	+
	细菌培养	－	－	－	
Ⅲ B 型	WBC	－	－	－	－
	细菌培养	－	－	－	－

表 6-3   "两杯法"鉴别诊断前列腺炎结果分析

类型	标本	按摩前尿液	按摩后尿液
ⅡA型	WBC	+/−	+
细菌培养	+/−	+	
ⅢA型	WBC	−	+
细菌培养	−		
ⅢB型	WBC	−	−
细菌培养	−		

(五) 鉴别诊断

慢性细菌性前列腺炎与尿路感染 (UTI) 关系密切,同时很容易与其他附属性腺感染 (如精囊炎) 相混淆;同时,也应该注意与前列腺增生、肿瘤、结石等其他前列腺疾病相鉴别。

1. 慢性尿道炎

表现为反复出现的不同程度的尿路刺激症状,尿道口多有晨起"糊口"现象,尿道口红,与慢性细菌性前列腺炎鉴别主要靠细菌定位培养技术。

2. 精囊炎

多同时合并慢性细菌性前列腺炎,临床表现相似,血精是精囊炎的临床特征,B超或 CT 检查可能发现精囊增大等炎症改变。

3. 前列腺痛

这些患者表现为持续的尿频、尿急、尿痛,会阴、下腹、腰骶部等部位疼痛不适。直肠指检检查两侧肛提肌压痛明显,前列腺触诊正常无压痛。前列腺液检查正常,细菌培养阴性。

4. 前列腺结核

症状与慢性细菌性前列腺炎相似,但常有泌尿系结核或其他部位结核病史,直肠指检检查前列腺呈不规则结节状,附睾肿大变硬,输精管有串珠状结节,前列腺液结核杆菌涂片检测或 PCR-TB 检测常阳性。

(六) 治疗

1. 一般治疗

禁酒及刺激性食物,鼓励正常性生活 (如感染未控制,采取保护措施),热水坐浴,避免久坐于硬物上,避免长时间骑车等。定期前列腺按摩挤出前列腺液,热水坐浴等有助于炎症的消退。

2. 药物治疗

这类患者多需要长期、足量的抗生素治疗。目前认为 SMZ-CO 及氟喹诺酮类药物对慢性细菌性前列腺炎的疗效最好，SMZ-CO 有效率为 15%～60%，氟喹诺酮类疗效为 50%～90%。常用剂量与方法：SMZ-CO 口服双倍量，每日 2 次；氧氟沙星 300mg，每日 2 次多西环素 100mg，每日 2 次，首剂 200mg。口服抗菌药的疗程尚无定论，一般认为至少 6 周，多数患者可能需要 12 周。对于抗生素治疗无效的患者，可定期进行前列腺按摩。

近年来直接向前列腺内注射抗生素治疗慢性细菌性前列腺炎取得较佳疗效，国内外有许多报道。目前常用于注射治疗的药物为氨基苷类（丁胺卡那霉素、庆大霉素）与头孢类。注射途径常用经会阴或直肠注射法，如在 B 超引导下注射更能提高准确性。根据前列腺液细菌培养及药敏选择抗生素，每周 1～2 次，一个疗程不超过 10 次，每次前列腺两侧叶可同时注射或交替注射。但也有学者反对这种治疗方法，认为反复穿刺引起前列腺纤维化加重腺管阻塞，引流更加不畅，细菌感染易复发，而且复发后治疗更加困难。另一方面，局部用药细菌易产生耐药性，而且穿刺注射本身是带来感染的危险因素。

3. 手术治疗

手术治疗的适应证是药物治疗不能治愈或不能完全控制的 CBP 患者，特别是前列腺结石患者。若手术时能成功地切除所有感染组织和结石，那么 TURP 术可达到治愈效果。但这种治疗方法很难达到这一目的，因为前列腺周围区域含有大部分的感染灶和结石。前列腺与精囊全切术是一种有效的方法，但手术创伤大，术后有性功能障碍，尿失禁等后遗症，故极少采用。Meares 报道采用经尿道前列腺大部分切除术，对抗生素治疗一年以上无效的患者取得较好疗效。具体方法是经尿道切除大部分前列腺组织至外科包膜，切除后进行抗生素治疗 6～8 周，但报道者同时也强调此法并不适用于大多数经抗生素治疗无效的慢性细菌性前列腺炎的患者。

4. 中药治疗

治疗原则是补虚泻实或补泻兼施，对病程长者可施以活血化瘀。湿热蕴结型用二妙丸；肾阴亏损型用知柏地黄丸肾阳亏损型用桂附八味丸；中气不足型用补中益气丸；气滞瘀阻型用桂枝茯苓丸等。

第七章　创面手术管理

第一节　概　述

烧伤手术是烧伤患者多学科治疗的关键组成部分。它通常包含早期的焦痂及筋膜切开减张术和后续的烧伤切削痂手术。早期进行烧伤创面植皮等干预治疗极大地改变了烧伤患者的预后和生存率。

烧伤后受影响的组织（包括皮肤）在焦痂和痂下有活力的组织之间发生炎症反应，焦痂内微生物的存在引起多核白细胞释放大量蛋白水解酶和炎症介质。随后的酶促作用导致焦痂与痂下的肉芽组织分离。大面积烧伤炎症反应可从损伤部位发展为全身反应。

从烧伤部位产生释放出前列腺素、血栓素、组胺、细胞因子和肿瘤坏死因子等炎症介质，其血清中水平随体表烧伤面积成比例地增加。高代谢反应伴随蛋白质分解代谢增加、能量消耗增加、体重减轻、伤口愈合不良和免疫抑制，将一直持续到炎性介质产生减少为止。

第二节　创面手术管理的优点

烧伤早期切痂植皮以尽早封闭创面已被证实可降低感染率、缩短住院时间并改善烧伤患者的存活率。小儿烧伤患者尤其受益于及时的外科手术干预。近几十年来，半数致死烧伤面积 (TBSA) 显著提高。现在，儿童烧伤患者，甚至合并吸入性损伤的儿童烧伤患者死于任何程度的烧伤都很少见（表7-1和表7-2）。早期及时的液体复苏、恰当的重症监护、营养支持和抗感染治疗在这一过程中发挥了重要作用。

然而，早期手术干预仍然是烧伤治疗取得重大进展的主要因素。1974年，Burke 及其同事报道了三度烧伤患者在一次性切痂后创面用同种异体皮移植覆盖，采用免疫抑制药控制同种异体移植排斥反应。

回顾性研究表明，与晚期切痂相比，早期切痂可降低患者死亡率，缩短住院时间，减少代谢并发症的发生。在另一项研究中，对 32 例平均年龄为 7 岁，平均烧伤面积为 65%(TBSA) 的儿童分别进行了一次性切痂和多次扩创。死亡率、总失血量和累计手术时间两组无差异。早期切痂组的住院时间几乎比多次扩创组缩短了一半 (97±8d 与 57±5d)。

此后，对数百名烧伤面积超过 30% 儿童患者进行早期切痂，证实每 1%TBSA 住院时间可减少 1d。

Tompkins 等一项研究结果显示，即刻切痂并立即封闭创面后，麻省总医院成人烧伤患者的死亡率由 1974 年的 24% 降至 1979—1984 年的 7%。这项研究后来扩展到包括 85 名年龄在 17～55 岁的患者。17～30 岁无吸入性损伤的患者早期切痂治疗，其死亡率显著，降至 9%，而保守治疗死亡率为 45%。然而，同时伴随吸入性损伤或年龄超过 30 岁的患者，早期切痂却未改善生存率。

WuXiao 等对小儿烧伤的一项研究结果表明，大面积烧伤延迟切痂与住院时间延长、创面封闭延迟、创面侵袭性感染发生率增加和脓毒症发生率增加有关。

Munster 等的一项研究结果显示，在 14 年中，住院时间从统计学上显著缩短，证实与手术干预间隔时间的缩短相关。同一时期其他变量如烧伤面积、吸入性损伤和年龄保持不变，而死亡率显著下降。

研究证明早期切痂对老年烧伤患者的治疗也大有益处。Deitch 等的一项研究表明，平均年龄 68 岁的患者在接受早期切痂手术后其平均住院时间比全国平均水平缩短 40%，其死亡率也有所降低。许多研究表明，早期切痂手术对老年烧伤是安全的，并且可以明显减少住院时间和脓毒症的发生。

表 7-1　不同年龄组烧伤后的死亡率，显示为 50% 死亡率的烧伤面积

年龄（岁）	LA50(%TBSA)		
	1942～1952	1980～1991	1992～2004
0～14	49	98	99
15～44	46	70	88
45～64	27	46	75
＞65	10	19	33

TBSA. 烧伤的总体表面积百分比；LA50.50% 死亡率的烧伤面积

烧伤后增生性瘢痕形成较为常见，肤色深的患者更容易出现增生性瘢痕。然而，烧伤增生性瘢痕形成的最重要因素就是创面的延迟愈合。Deitch 等的研究表明，创面愈合在 10d 以上的，增生性瘢痕形成的风险显著；如果创面愈合时间超过 21d，这种风险会上升到 80%。手术治疗也减少了烧伤创面引起疼痛的持续时间。

总之，早期烧伤创面切痂术是提高患者生存率的重要手段，并且可有效改善外观和功能。

第三节 烧伤创面切 / 削痂技术

一、小面积烧伤切痂

一旦确定烧伤创面为"深度"烧伤，应立即给予手术干预。深度烧伤通常是由火焰或接触性烧伤所致的三度烧伤或深二度烧伤，一般在 3 周内不可能愈合。Heimbach 等注意到局部使用抗生素控制感染时，深二度烧伤创面不会进一步加深转化为三度烧伤。虽然这些创面最终在几周后愈合，但仍会出现持续性水疱、瘙痒、增生性瘢痕形成和功能不良的表现。这些观察结果促成了一项前瞻性试验，对面积小于 20%、不确定创面深度的烧伤患者，观察比较早期手术切痂植皮与非手术治疗的效果，早期切痂治疗组住院时间较短，费用较低，缩短了重返工作的时间，但使用血液制品更多。这些非手术治疗组则需要更多的晚期植皮手术以封闭创面，并形成更严重的增生性瘢痕。

表 7-2　一段时间的儿童特异性死亡率；早期扩创是这些良好结果的基础

| 年份 | 按烧伤面积分类的死亡率 (TBSA%) | | | | | | | |
	< 20%	n	21% ~ 40%	n	41% ~ 60%	n	61% ~ 100%	n
1980 ~ 1985	< 0.1%	889	1%	230	8%	105	33%	95
1986 ~ 1990	< 0.1%	571	1%	224	4%	117	19%	88
1991 ~ 1995	< 0.1%	522	2%	192	8%	94	20%	78
1996 ~ 2000	< 0.1%	635	1%	222	3%	133	19%	114
2001 ~ 2004			2%	83	2%	121	26%	91

n. 在给定的时间段内，按烧伤面积大小入院的患者总数。得克萨斯加尔维斯顿 Shriners 烧伤研究所儿童烧伤患者总数及死亡率

二、削痂术

削痂作为一种手术技术，在小心去除烧伤皮肤坏死组织的同时尽量保留真皮深层下的存活组织。削痂术与筋膜水平的切痂术相比能保留皮下脂肪，更好地保留肢体的轮廓。因此，它是标准的烧伤清创技术。

削痂术最初由 Janzekovic 提出，她观察到取皮较深的供皮区可以用取自其他部位的较薄的中厚皮片移植覆盖。后来，她将这一概念推广到二度烧伤创面的治疗中，通过反复切除烧伤创面的薄层组织，直到有活力的创基，然后立即给予较薄的中厚皮片移植修复创面。

二度烧伤后削痂自体皮移植术是当时烧伤治疗的一个重大进步。此前，只有三度烧

伤才会手术切除焦痂及皮下脂肪和伴随淋巴管直至深筋膜底层。Janzekovic 分析了超过 2000 名患者削痂术的临床疗效，发现与切痂术相比，患者的住院时间、疼痛和功能重建过程均减少。

烧伤创面削痂术可以使用多种器械。Goulian 刀，Watson 刀和清创水刀系统 (商品名：爱微捷，Versajet Hydrosurgery) 都可用于削痂术。深二度烧伤创面进行削痂时需至瓷白色伴点状出血的活力真皮层。在三度烧伤削痂时，需逐层进行削痂直到可见有活力的，表面黄色有光泽的皮下组织。暗黄色、紫色斑或栓塞的小血管均表明组织无活力，不适合植皮，需要更深层次的削除。当用充气止血带进行四肢削痂时，这些特点尤其重要。

有一些无创性的成像工具可以用来预测成人烧伤创面深度和愈合时间，包括激光多普勒成像 (laser doppler imaging，LDI)，这是目前的金标准；还包括红外热成像 (infrared thermography，IRT) 和皮内分光光度分析法 (spectrophotometric intracutaneous analysis，SIA)。LDI 使用低强度激光束扫描组织表面，激光被组织基质和血管内的血流吸收、散射，然后通过处理吸收光和散射光产生的光电流来确定通量，在设备上呈现与受伤程度相关的创面彩色谱图。在不确定烧伤深度的手术决策中 LDI 是一个有效的检测工具。

IRT 利用组织灌注产生的热信号来预测烧伤的深度。与周围正常组织相比，浅度烧伤创面由于灌注增加而保持较亮的颜色，而深度烧伤创面由于灌注减少或缺乏而呈现较暗的颜色。SIA 用于诊断皮肤损伤后的色素沉着，如黑色素瘤。光谱滤波图像利用偏振光成像，偏振光的使用范围为 400 ～ 1000nm。一组复杂的数学算法测定了表皮和真皮乳头层的黑色素和血红蛋白含量，然后在高分辨率图像中呈现。利用 SIA 可对色素情况进行分析，与单纯灌注相比可更准确地提示烧伤深度。

利用频率高于 20MHz 的超声波对动物模型烧伤深度进行定量评估显示了良好的结果。目前只有 LDI 经验证可用于烧伤深度评估。它已经被证明可以减少患者手术的创面愈合时间，每个患者可以节省大约 1200 美元的潜在成本。但除了年度服务费用外，LDI 还要花费超过 70000 美元。

三、筋膜切痂术

在筋膜切痂术中使用电刀可整块切除皮肤和皮下组织。这包括切除全层皮肤、所有皮下组织直至深筋膜。筋膜切痂术通常可以有效控制大面积烧伤患者的血液丢失，在严重感染病例中有效的控制感染源。

筋膜切痂术可以有效限制失血量，因为在切痂过程中可以绕过皮肤及皮下组织中广泛的毛细血管网，只需控制深层穿支血管出血。烧伤深至皮下组织的部位也需要进行筋膜切痂。这项技术可以提高筋膜上移植物存活率，并减少失血量。

对于危及生命的侵袭性创面感染或脓毒症，尤其是曲霉菌和毛霉菌等真菌感染，以及危重大面积烧伤患者植皮存活的创面，也建议使用筋膜切除术。脓毒症可导致皮下脂肪缺血性坏死，原因是末梢灌注不良和微血管淤积。这对于大面积烧伤患者而言是个严重的问题，可导致晚期植皮存活率低下，缺血创面区域可成为侵袭性感染的入口。筋膜切痂术的缺点包括皮下淋巴管回流中断引起的淋巴水肿和皮下脂肪缺失引起的轮廓畸形。

四、烧伤切痂术失血量的控制

大面积烧伤患者在行切痂手术时，会造成大量失血。大面积烧伤患者行削痂术时失血量更多，必须采取必要的措施来限制失血量。最简单的措施是对大面积烧伤病人伤后24h内进行手术。具有血管活性的代谢产物，特别是强效血管收缩剂血栓素等在这段时间内大量使用，可减少失血量。Desai 等在一项对烧伤面积超过 30%TBSA 的 318 名儿童患者的前瞻性试验中证实，早期烧伤切痂与失血量减少相关。对烧伤后不同的时间点切痂手术的单位面积平均失血量进行比较 (ml/cm^2)：在烧伤后第一个 24h 内切痂手术的总失血量为 $0.4ml/cm^2$，在烧伤后第 2 ～ 16 天切痂手术的则为 $0.75ml/cm^2$，伤后第 16 天后进行手术则血液丢失量又降至 $0.49ml/cm^2$。平均烧伤面积为 60%TBSA 的患者总体死亡率为5%，早期切痂对死亡率无不良影响，而极早期的切痂手术则可使大面积和小面积烧伤患者的失血都量减半。

烧伤切痂术与失血量增加相关的其他因素包括：高龄、男性、体表面积大、大面积三度烧伤、创面细菌计数高、切痂总面积和手术时间等。

在手术室进行烧伤创面手术切除时可以采用多种技术减少失血量。在手术中限制失血量的辅助措施包括四肢上止血带、清创前浸润性注射肾上腺素肿胀液、局部应用 1 ∶ 10000 ～ 1 ∶ 20000 肾上腺素湿敷、应用纤维蛋白黏合剂、自体血小板凝胶、高钙藻酸盐敷料、切痂后创面立即绷带加压包扎止血稍后再植皮等。

四肢上止血带是一种非常有效的减少失血的方法，尤其对于涉及手和手指的切痂手术。与局部注射肿胀液一样，没有明显出血点则难以对切痂深度做出正确评估。为了避免这种情况，术中可以暂时松开止血带，检查削痂是否充分，然后再给予止血带充气。较大的血管出血可以电凝或结扎止血，创面出血可以覆盖藻酸钙敷料或浸透肾上腺素的海绵。在松开止血带后，植皮前应先将该肢体抬高约 10min。

烧伤创面切痂前可局部注射含有肾上腺素盐水制成的肿胀溶液。这项技术特别适用于躯干、头皮和面部等部位的烧伤切削痂；肿胀液配制方法为 1.6ml(儿童患者0.8ml)1 ∶ 1000 肾上腺素添加到 500ml 0.45% 的生理盐水中。由此产生的局部血管收缩将最大限度地减少失血量，而单向注射器可以使注射过程更容易，如 Multi-Ad 液体分配系统或气动注射器。

监测患者的血流动力学是必要的，因为肾上腺素可能导致心动过速和血压升高，这可能会加重出血。这种技术的另一个缺点是创面基底没有明显出血，可能难以评估切痂是否充分。

在处理大面积毛细血管破裂出血时，一种安全有效的限制失血量的方法是快速切痂，然后用浸透肾上腺素的海绵或纱布覆盖绷带加压包扎。

在一些中心使用扩创后延期植皮的方法来限制失血量。在扩创后选择延期植皮的情况下，在植皮前，待植皮创面需要保持湿润和清洁。创面可以覆盖大块棉质敷料，管子穿过敷料到达创面表面，用抗菌药物溶液连续或间歇冲洗。患者在24h内返回手术室并进行第二次取植皮手术。在大面积切痂术后，由于机体大量失血或低体温可引起凝血功能障碍，延迟植皮是一个实用的方法。本章的作者坚持认为需要输血的血红蛋白(Hgb)阈值为7。一项研究表明，与更宽松的输血指征相比，这可显著降低感染率。

五、创面修复闭合技术

自体皮片可依据需要植皮的烧伤体表面积的大小选择不同的方式移植。

根据切取皮片时所包含的真皮层厚度，自体游离皮片可分为全层或中厚皮片。与中厚皮相比，由于包括的真皮层具有柔韧性和弹性，全层自体皮具有更好的美容效果并可减少瘢痕的形成。但需要注意的是，全厚皮片中真皮成分的增加，会影响其移植存活过程中吸液、粘连和血管化的能力。完全切取了真皮层的供皮区必须首先封闭或植皮，因此，大面积烧伤患者的治疗主要采用中厚皮片移植。

如果烧伤面积很小，植皮皮片可以选用没有网眼的大张皮片。大张皮片的优点是有良好的美容外观，缺点是引流差，皮片下可能存在的积液或血肿可影响其存活。可使用25或27号针头抽取大张皮下的液体以去除积液或积血。皮片移植覆盖创面后可以使用锁针缝线或枕形敷料打包的方法将其固定于创基，以减少对皮片的剪切力和错位。这些移植皮片最好垂直于肢体的长轴放置，尤其是跨关节弯曲皱褶的部位，这符合以下总体原则，即将潜在的瘢痕垂直于该区域主要肌肉收缩方向，即使发生挛缩也可降低挛缩程度。

但手和前臂的背侧是可能例外的部位，有些人认为纵向植皮的效果在外观美容方面更具优越性。

对于供皮区有限的大面积烧伤患者，自体皮片移植通常可使用拉网的方法，以扩大自体皮覆盖面积，最常用的扩展比例是2∶1和4∶1，也可以使用其他的扩展比。2∶1拉网植皮的主要优点是易于操作和应用，其广泛的网眼可有效的引流血清或血肿；主要的缺点是创面愈合后会留下网状图案。当拉网植皮的比例为4∶1或更大的扩展比例时，则可以覆盖更大区域的创面。这种大比例拉网自体皮片的表面，需以三明治模式覆盖同种异体皮，以减少自体皮片失败的风险。由于4∶1拉网植皮存在网眼孔隙大、上皮化愈合时间长、需要同种异体皮覆盖、愈后美容效果不理想等缺点，限制了其在大量烧伤患者中的使用。即使在大面积烧伤患者中，面部、颈部和手部仍然要选择不拉网的中厚大张皮移植，这些部位拉网植皮可造成难以接受的后果。

Meek植皮技术是覆盖大面积烧伤创面的另一种方法，后来由Kreis等进行了改进。它使用轧皮刀和软木板将自体皮切成小方块，然后将这些方块状皮片压在预先折叠的褶皱纱布上，纱布可向四个方向扩展，形成均匀分布的岛状自体皮，然后将其覆盖于创面基底。可选择的扩张比例为 3：1～9：1，Meek 技术与 4：1 网状植皮具有相似的缺点。

第四节　皮肤移植术

一、概念

皮肤移植术（简称植皮）在创面修复中是一种常用而重要的方法。比如在深度烧伤创面、肉芽组织创面、大面积皮肤缺损所遗留创面等，植皮手术往往是必不可少的治疗方法。皮肤移植术是将自体皮肤由某一部位切下其部分或全层厚度，完全游离，移植到另一处，重新建立血液循环，并继续保持其活力和生理功能，以达到修复创面的目的。其中，提供皮源的部位称为供皮区，受皮的部位称为受皮区。

皮肤移植术的应用始于 19 世纪后叶，当初仅限于刃厚皮及全厚皮的采取和移植。自 1939 年 Padgett-Hood 发明鼓式取皮机后，外科医师可精确切取各种厚度的断层皮片，使取皮、植皮术在临床上应用更为普遍。

皮肤由表皮、真皮、皮下组织及附属器组成，是人体最大的器官。

（一）表皮

分为基底细胞层、棘细胞层、颗粒细胞层、透明层、角化层。表皮是不断更新的，由生发层不断向表面生长，最终变成角质层，角化而脱落。每个表皮细胞大约平均有 19 天的生存期就从皮肤表面脱落了。黑色素细胞出现在表皮基底细胞之间及其上层。它实际上是一种树突状细胞，在表皮层内伸展出较长的距离，并与一批角质形成细胞连接，组成表皮内黑色素单位。慢性曝晒于阳光下，会诱发黑色素细胞合成大一些的黑色素颗粒，并出现将微粒转移到角质形成细胞。另外还有朗格汉斯细胞和麦克尔细胞。

表皮下以基膜与真皮连接。基膜是一层多孔的半透膜，容许一些细胞和体液的进出。在结构上对表皮起支架作用，把表皮和真皮连接在一起，属于真皮的起点。

（二）真皮

自基膜以下为真皮。真皮由结缔组织组成，其主要成分为胶原、网状、弹力 3 种纤维和皮肤附属器。真皮可分为浅层乳突层和深层的网状层，这是人类皮肤的特点。它含有毛发、毛囊、皮脂腺、汗腺等结构。

乳突层有丰富的毛细血管和感受器。网状层属致密的结缔组织，包括胶原纤维、网织纤维和弹力纤维。胶原纤维束的走向大致平行于皮肤表面。网织纤维和弹力纤维分布较深。在毛囊和腺体周围，弹力纤维比较细密。弹力纤维使皮肤保持一定的张力和弹性，使皮肤能够推动。老年人的皮肤弹力纤维退变，致面部皮肤松弛，出现皱纹、眼袋，皮肤呈下垂状。真皮内的纤维之间散在分布着成纤维细胞，还有肥大细胞、巨噬细胞、浆细胞、淋巴细胞等。

成纤维细胞合成原胶原蛋白分子，并组成胶原纤维，也合成网织纤维、弹力纤维和基质。

瘢痕疙瘩、瘢痕增生和硬皮病等反应胶原合成和分解度的异常。

（三）皮下组织

主要为疏松结缔组织和脂肪组织。足底、手掌等处的皮下脂肪被纤维分隔并固定于深部而形成脂肪垫。把腹部皮肤移植到他处而营养条件允许时，则可出现皮下脂肪储存，说明身体各部的皮肤有它的特殊性。

皮下组织疏松而有弹性，允许皮肤在所附着的基底上作有限的往返滑动，以适应人体各部位的姿势活动。

三、皮肤移植的分类及特点

按移植皮肤的厚度不同可分为刃厚皮片（又称表层皮片）、中厚皮片（又称断层皮片）、全厚皮片及含真皮下血管网皮片四种（表7-3）。

（一）刃厚皮片移植

平均厚度约为 0.2～0.3mm，组织学上包含皮肤的表皮层及少许真皮乳突层。它的主要优点是生命力强，能较长时间地依靠血浆渗透维持生存，故在血运不良的创面或有轻度感染的肉芽创面上均易成活。同时，刃厚皮片切取容易，供皮区不受限制，且在同一供皮区（尤其是头皮）可以反复切取，供皮区愈合迅速，不遗留瘢痕。但其缺点是质地脆弱，缺乏弹性，不耐磨压。后期易挛缩，色泽深暗，外形不佳。适用范围如下：

(1) 感染的肉芽创面：例如由于创伤后感染或感染造成的创面，慢性溃疡，或烧伤后的肉芽创面，移植刃厚皮片较易成活。

(2) 大面积皮肤缺损：如皮肤撕脱伤或表浅肿瘤切除后所遗留的大创面，非重要功能部位者，常可用刃厚皮片移植。

(3) 口腔、鼻腔或眼窝黏膜缺损时，可选用刃厚皮片修补。咬除骨皮质以后的新鲜松质骨创面亦可作刃厚植皮。

表 7-3 四种常用游离皮片比较

	刃厚皮片	中厚皮片	全厚皮片	含真皮下毛细血管网皮片
皮片组织	表皮＋真皮乳突层	表皮＋部分真皮层	全层皮肤（无脂肪）	全层皮肤＋真皮下毛细血管＋少许脂肪
生长所需条件	较低	一般	较高	最高
在感染创面的生长能力	较好	稍差	难生长	很难生长
供皮区面积	不受限制，可重复切取	不受限	受限	受限
供皮区愈合天数	7～10 天	2～3 周	必须缝合或植皮	必须缝合或植皮
术后皮片挛缩	明显	一般	不明显	极少
术后功能恢复效果	较差	较好	好	最好
适应证	面积较大的肉芽创面如烧伤、慢性溃疡、各种感染创面	各种皮肤缺损的修复或健康的肉芽创面	面部、眼睑、（掌面），足底等功能部位	适用于颜面、颈部和手足、四肢关节等部位无菌创面的修复

（二）中厚皮片移植

平均厚度为 0.3～0.6mm，包含表皮及部分真皮，相当于全层皮肤厚度的 1/3～3/4。根据其厚度可分为：

(1) 薄中厚皮片，厚度约为 0.3～0.5mm。

(2) 厚中厚皮片，厚度约为 0.5～0.75mm。中厚皮片的厚度界于全厚和刃厚皮片之间，兼有两者的优点，易于成活，挛缩小，柔软，耐磨，功能较好，供皮区又能自行愈合，应用范围广泛。但供皮区常遗留增生性瘢痕，是其主要缺点。

适用范围如下：

(1) 修复面部或关节处的皮肤缺损，或切除瘢痕或肿瘤后所遗留的创面。

(2) 修复功能部位的新鲜创面。但如有肌腱或骨面外露时，应先设法用附近的软组织将其覆盖后，再行植皮。

(3) 健康的肉芽创面，要求功能与外观较高的部位。

（三）全厚皮片移植

包含表皮与真皮的全部，但不附有脂肪组织。因为富含有真皮层内的弹力纤维、腺体和毛细血管等组织结构，存活后弹性较好，柔韧，耐磨压和负重，后期挛缩小，色泽与正常皮肤近似，功能和外观均较满意。缺点是成活较困难，仅能在新鲜创面生长，有感染的创面不易成活，且供皮区需直接拉拢缝合，因此在使用面积上常受到限制。适用范围如下：

(1) 颜面部器官皮肤的缺损修复：如眼睑外翻、鼻翼缺损、增生性瘢痕、色素痣、皮肤癌等肿瘤切除术后、Ⅲ°烧伤切痂后创面等。

(2) 功能部位组织的修复：颈、会阴、四肢关节及手足等部位的缺损修复。

(3) 修复手掌，脚底等新鲜无菌创面。

（四）含真皮下血管网皮片移植

这种皮片也叫超全厚皮片。从 70 年代后期曾有人创用含真皮下血管网及部分脂肪的皮片于临床，并证实同样可以重建血液循环。这是最厚的一种皮片，包含全层皮片和真皮下血管网及少许脂肪。因其更富有弹力纤维、腺体、毛细血管和少许脂肪组织，完全存活后较全厚皮片更加柔软、富有弹性，能耐受磨压，挛缩小，有类似皮瓣的效果。但对受区创面条件要求更高，止血必须完善，制动固定要确实，加压包扎固定时间需 2 ～ 3 周。若有愈合不良则晚期功能并不好，在应用中必须注意。主要适用于颜面、颈部和手足、四肢关节等部位无菌创面的修复。由于成活率低，目前已较少使用。

四、皮肤移植的基本操作和方法

（一）皮肤移植前准备

1. 全身准备

要求全身健康状况良好，无手术禁忌。一般血红蛋白不低于 80g/L，血浆清蛋白不低于 30g/L。如果创伤较大的手术，需要备血，头面部手术出血较多，尤其注意。至于烧伤或创伤后引起贫血、低血浆蛋白、水、电解质平衡紊乱等，术前应予纠正。如因较大的肉芽创面及残余坏死组织导致的感染、发热等不是手术的禁忌。相反，需要加强全身营养支持和创面准备，创造条件及早植皮覆盖创面，才能从根本上扭转病情。

2. 供皮区的选择和准备

身体各部位皮肤的颜色、纹理、厚度、血液供应和毛发生长是不同的，通常供区与受区越接近，皮肤质地越匹配。应尽量选择与受区色泽、质地相似，较隐蔽的部位作为供区。比如耳后和乳突区的全厚皮片常用于眼睑区的移植，该区域的肤色、皮纹和眼睑区相近。如刃厚皮片或中厚皮片面积较大者，一般选择四肢的宽敞部位或躯干，如大腿、小腿、腹部、下胸部及上臂等处；俯卧位时手术者可取背部或臀部皮片。大面积烧伤时常选用头皮为供皮区，因其皮肤较厚，毛囊多、血运丰富，愈合快，5 ～ 7 天可以重复供皮。肉芽或污染创面植皮，供皮区一般应远离受区，避免交叉感染。另外，对需多次植皮手术的患者，还要全面考虑供区的合理利用，以免后期手术缺乏足够的皮源。

3. 创面（受区）的准备

(1) 外伤创面：一般外伤在 24 小时内，无严重污染的创面均可考虑植皮。首先应进行彻底清创术。先将局部清洗干净，彻底清除坏死组织、异物，止血，再冲洗干净。如遇有肌腱或骨质外露时，应用邻近软组织覆盖后，再行植皮。

(2) 肉芽创面：肉芽创面应鲜红，平整，分泌物少，无水肿，移植皮片才能成活。如分泌物较多，可每日用生理盐水湿敷创面 2～3 次，肉芽组织有过度增生或水肿，可以剪除或用 3% 高渗盐水湿敷。亦可在手术时将过度增生的肉芽组织刮除，直至肉芽基底部的纤维板。用湿纱布压迫止血后，再行植皮。有些感染较局限的创面可用削痂刀将不健康的肉芽组织削除一层，将感染创面直接变为相对清洁的创面，再行植皮。

(3) 整形常规手术受区的准备：与瘢痕、肿瘤、先天性畸形的常规手术准备一样，术区剃毛后清洗干净，手术时再次清洗消毒后铺巾。

(二)取皮方法

1. 刀片、滚轴刀取皮法

适用于断层皮片的采取。此法简便，无须特殊设备，掌握也不困难。主要用刀片或滚轴取皮刀。切取皮片时，用少许液体石蜡涂抹于供区皮肤表面及刀片上，使取皮时刀刃易于滑动。助手用一块木板或手掌压住供皮区的一端，术者左手持另一块木板压住供皮区另一端，使两板之间的皮肤紧张平坦，右手持刀使刀刃与皮肤成 30° 角左右，在两板之间作拉锯式动作向前推动切削皮片，随切随将木板后退。取皮的厚度决定于刀片与皮肤表面的角度与向下切割的压力，角度愈大则愈厚。为使皮片的厚薄均匀，应注意随时调节刀片的角度与向下切割的压力。缺点是不易取下整块大面积皮片，厚度也不易一致。

2. 鼓式取皮机取皮法

鼓式取皮机由鼓、轴、刀等所构成。鼓面为半圆柱体，其面积为 10cm×20cm。轴的一端附有刻度盘，可调节取皮的厚度。使用时先将刀片装好，并将刻度盘调节到所需的厚度。在供区及鼓面涂布胶水或使用双面胶纸，使鼓面与供区皮肤面相粘贴。左手握取皮机轴。右手持连接刀片的金属柄，将取皮机鼓面前缘对准供皮区相应的位置，轻轻压下。稍待片刻使其皮肤充分粘连后，将鼓面稍向后转动，其前缘粘连皮肤即可翘起，轻轻将刀刃放在翘起的皮肤上，左右推拉刀片，即可切开皮肤。然后一边切一边将鼓向后转动。在转动时应略带向前推和向下压的力量，直至所需大小的皮片完全切下为止。

3. 电动或气动取皮机取皮法

电动取皮机是用微型电动机带动刀片，气动取皮机是用高压氮气带动刀片切取皮片。取皮厚度可精确到 0.001Inch(0.025mm)，取皮的宽度可分为：1Inch(2.5cm)、2Inch(5.1cm)、3Inch(7.6cm)、4Inch(10.2cm)四种，切取长度可随意，其厚度是可以调节的，操作方便，容易掌握。

(三)供区的处理

切取皮片时，可在供区使用肾上腺素盐水纱块覆盖降低出血量。取皮后供区创面应予以大网眼凡士林纱块作内层敷料，外层以多层干棉垫覆盖，加压包扎。

术后供区适当制动。防止敷料移位。经常检查敷料有无松动、滑脱或渗出物增多等情况。如无感染发生，无须更换敷料，术后两周，一般即可愈合。但在切取皮片较厚时，其愈合时间可能延至 3 周。

供区创面愈合后，仍需继续包扎 7～10 天，以保护新生上皮，防止擦伤，减少瘢痕增生。

（四）植皮方法

1. 整张皮片移植法

按创面大小切取刃厚或中厚皮片。将皮片平铺于创面，使其大致与创面吻合，用丝线 (3-0 或 4-0) 间断缝合，固定几个点。并顺创缘剪除多余的皮片，使皮片与创面吻合且稍有张力。然后再继续用间断或连续锁边缝合法将皮片细致地缝合固定于创缘，缝合完毕再用生理盐水冲洗皮片下面，以避免小血块存留，影响其生长。除了缝合法外，目前常用皮肤缝合器固定皮片，操作简便快捷，不但可以节省手术时间，而且能使皮片缘与创缘外翻对合良好。

包扎方法：

(1) 普通包扎法：分别用一层大网眼凡士林纱布、薄层湿盐水纱布平整紧贴于创面上，再均匀疏松堆积湿纱布、干纱布，然后棉垫覆盖，最后用绷带加压包扎使皮片与创面密切接触。四肢可加用石膏托固定。

(2) 打包包扎法：如创面位于活动性大、凹凸不平的部位，或新鲜创面整张皮片移植的受区，可采用打包包扎法。即在皮片边缘与创缘间，用丝线间断缝合，每次缝针打结后留约 10cm 长线，在皮片上逐层堆积棉花或碎纱布，至适当厚度后，将留置的长线分成数捆，相对交叉打结，以固定皮片、防止敷料移位。打包后加盖适量棉垫再以绷带加压包扎。

(3) 用负压固定法：将医用海绵修剪成皮片形状，稍超出皮片边缘，置于皮片之上。半透膜封闭，连接负压装置。

2. 网状植皮

即将皮片制作成网状，拉开并固定于创面，既可增加皮片的面积，同时也便于渗出液引流。目前常用有网状乳皮机，可使原皮片扩展 1.5～10 倍，常用为 2～3 倍，大大节约皮源。适用于肉芽创面和新鲜创面而皮源不足等情况。皮片生长后，网孔即可自行愈合。

受皮区可于 10～14 日拆除包扎。但下肢应继续包扎直至病员下地行走，移植皮片无颜色改变时，始可拆除包扎，或改用弹性绷带包扎。

3. 邮票皮片植皮

在感染较重或长期不愈的创面，整张皮片不易成活时，可采用邮票植皮的方法，将皮片剪成类似邮票的形状，散在地植于已备好的创面上。皮片之间的距离为 0.5～1cm。植皮的创面盖一层大网眼凡士林纱布，再加盖数层湿纱布与干纱布，并用绷带包扎固定，四肢关节部位可加石膏包扎固定。

4. 全厚皮片植皮法

供区的选择与皮片切取方法：选择皮肤质地、颜色与受区相近似的部位，以不妨碍局部功能与外观为原则。常用的供区为锁骨上、耳后、上臂内侧、胸侧壁或腹股沟等处。切取全厚皮片时，可一次将皮片连同脂肪从深筋膜浅层取下，然后再进行修剪，此法供区直接拉拢缝合。

（五）术后处理

术后卧床休息，抬高患处，局部制动。观察有无影响皮片成活的并发症，如感染、血肿或血清肿的发生。

1. 感染的防治

大多数皮片下感染发生在术后 24 小时以后。低热、局部异味、疼痛加剧、创周红肿等是感染的征象。感染发生后不能单纯寄希望于全身使用抗生素，而要重视局部处理，如清除坏死组织、用有效抗生素湿敷换药以及加强引流等。

2. 及时清除积脓、积血、积液

在肉芽组织或污染严重或易出血等创面上植皮，术后尽早更换敷料，若皮片下有积脓、积血、积液的出现，应及时清除，并每天湿敷换药。如有部分皮片坏死，应予以剪除，待创面基底清洁后予以补充植皮。

一般无菌创面可于手术后 5～7 日更换敷料，拆除缝线。感染创面或肉芽创面，视情况而定，一般于 3～5 日更换敷料。

五、皮片的愈合过程

游离植皮早期生长愈合过程分为血浆营养期与血管营养期。

（一）血浆营养期

皮片移植创面后，最初 48 小时内，营养全靠创面上渗出的血浆来维持。在这个时期，皮片因吸收血浆使其重量增加，在毛细血管作用下，这些液体在移植皮片毛细血管内皮空间包含着一些红细胞。当这个过程继续下去时，一个纤维网在皮片与受区之间形成，使皮片产生内源性固定。

（二）血管营养期

皮片和创面床之间的等口径毛细血管建立沟通，形成新的血管网，这种联系在手术后 18 小时即可见到。48 小时后，血管芽即在皮片与创面床之间活跃生长；术后 4～5 天，创面床的血管芽长入皮片内，重新血管化并建立循环。在皮片血管化的同时，新淋巴管也同时建立起来。

六、典型医案

（一）邮票皮移植

患者女性，58 岁，糖尿病足感染导致足背皮肤坏死、缺损。Vsd 治疗后 7 天，创面情况好转，无骨质外露，无明显积极外露，采用邮票移植修复创面，一次手术后创面痊愈，效果良好（图 7-1，图 7-2）。

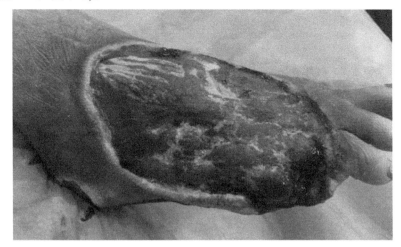

图 7-1　邮票皮片移植前

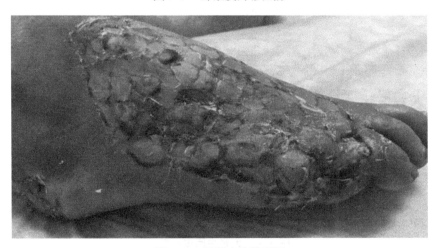

图 7-2　邮票皮片移植后

（二）大张中厚皮移植

患者男性 49 岁，应下肢烧伤后皮肤溃疡形成 10 余年入院。入院后性溃疡清创手术，vsd 治疗后第八天，创面无明显感染，为改善远期功能，行大腿取大张中厚皮移植修复创面，术后成活良好（图 7-3，图 7-4）。

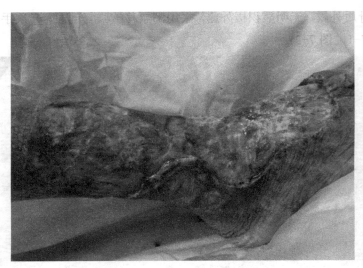

图 7-3　大张中厚皮移植前

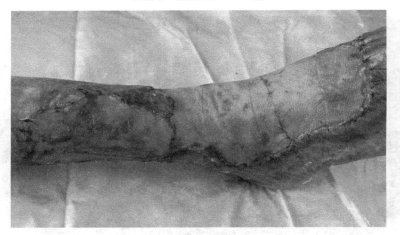

图 7-4　大张中厚皮移植后

第五节　游离皮瓣移植术

一、游离皮瓣、复合组织瓣游离移植的定义

皮瓣按血供来源分为随意皮瓣和轴型血管皮瓣，轴型血管皮瓣是指皮瓣供区内，有与皮瓣纵轴平行的轴心动脉和轴心静脉构成区域性循环系统。游离皮瓣是指通过显微外科技术将供区皮瓣的轴心动脉和轴心静脉同受区的动脉和静脉吻合，即时建立血供，将

供区皮瓣转移至受区，修复受区缺损；若供区为复合组织瓣，则为复合组织瓣游离移植；若移植的皮瓣远端再通过动脉和静脉吻合串联另外一个皮瓣或复合组织瓣，称为组合移植。

显微外科组织移植已总结出许多具有高度共识、带有规律性的普遍原则，对临床实际工作有重要的指导意义。如在组织移植的选用上，"以次要组织修复重要组织；先带蒂移位、后吻合血管；先分支血管、后主干血管；先简后繁、先近后远；重视供区美观和功能保存"。显微外科游离皮瓣移植，临床已有 70 多处轴型皮瓣供区可供选择。现在已不是继续开发新的轴型皮瓣的时代，而且也很难再开发出新的皮瓣。纵观皮瓣外科的发展过程，临床所应用的皮瓣供区的数量，是由少到多，又由多到少。随着人们对全身皮肤血供研究的不断深入，许多皮瓣供区被开发挖掘出来，这就是皮瓣外科发展早期在供区数目上由少到多的历程。在已有众多可供选择的皮瓣供区面前，一些血供可靠、安全简单、部位隐蔽、破坏损失少的皮瓣供区，逐渐成为临床应用的首选；而一些综合效益不佳的皮瓣供区，则逐步被遗忘和淘汰，这就是皮瓣外科日臻成熟时期在临床选择上由多到少的现实。

皮瓣移植必须考虑供区、受区和完成操作的术者三方面因素，如何根据"受区修复重建好、供区破坏损失少、成活可靠、操作简单易行"的原则，针对每个患者进行"个性化"的皮瓣筛选和改进。近年来在显微外科技术不断提高的情况下，皮瓣移植特别强调供区的处理，即减少供区的损失和并发症。超显微外科及穿支皮瓣的出现，减少了供区的损伤。超显微外科指能够吻合更细的血管，如皮瓣的穿支血管，口径稍大于 0.5mm 的血管。超级显微外科技术具有 3 个显著的特点：

(1) 使用更精细的显微手术器械。

(2) 发挥更高超的显微操作技能。

(3) 完成更细小的显微血管吻合。

穿支皮瓣的概念起于 20 世纪 80 年代后期，日本 Kojima 和 Kimura 等是这方面的先驱代表。穿支皮瓣或称皮支皮瓣，是指动脉血管穿过深筋膜后其口径仍足以进行显微外科吻合的皮瓣，该穿支可以是肌间隔穿支或肌肉皮肤穿支。穿支皮瓣的出现符合当代组织移植的发展需要，即减少供区损害，但对手术医生的技能要求更高。穿支皮瓣的优点包括：不切取肌肉，不影响运动功能；对供区损害小，不破坏供区外形；设灵活，可根据受区需要包含或多或少的皮下脂肪组织；患者术后康复快，住院时间缩短。穿支皮瓣的主要缺点是：解剖追踪血管蒂费力耗时；对术者的显微外科技术要求更高；穿支血管的部位和口径常存在变异；细小血管更容易被牵拉或扭曲，也更容易发生血管痉挛。

穿支皮瓣的临床应用可分为带蒂移位与游离移植两种形式。带蒂移位的穿支血管皮瓣多属于肌间隔筋膜穿支皮瓣，主要供区在肢体，临床应用较多。尤其以四肢主干动脉发出的最远侧肌间隔穿支 (均在腕、踝关节上 5cm 左右) 为血供的远端蒂皮瓣，包括筋膜皮瓣和皮神经浅静脉营养血管筋膜皮瓣，已广泛应用于肢端创伤缺损的修复。如上肢：桡动脉腕上穿支皮瓣，穿支血管在桡骨茎突上 6cm；尺动脉腕上穿支皮瓣，穿支血管在豌豆骨上 4cm；骨间前动脉腕背穿支皮瓣，穿支血管在尺骨茎突上 2.5cm。下肢：腓动脉外踝上前穿支皮瓣，穿支血管在外踝前上 5cm 的前外侧肌间隔；腓动脉外踝上后穿支皮瓣，即腓肠神经营养血管筋膜皮瓣，穿支血管在外踝后上 5cm 的后外侧肌间隔；胫后动脉内踝上穿支皮瓣，穿支血管在内踝上 4 ～ 6cm 的内侧肌间隔。

游离移植的穿支血管皮瓣多属于肌肉皮肤穿支血管皮瓣，主要供区在躯干。切取的穿支血管口径一般在 1mm 左右，血管吻合具有较高的安全性。肢体近侧的肌间隔穿支血管皮瓣（如上臂外侧肌间隔穿支皮瓣）或深部的腓动脉肌间隔穿支血管皮瓣，在临床也有较多的应用。

三、复合皮瓣移植

复合皮瓣由不同成分的组织复合而成，各成分间紧密连接相互依存，由单一的血管蒂供血，最常见的例子即肌皮瓣和骨肌皮瓣。它们均由肌肉或骨瓣与皮肤等不同的组织混合而成，且肌肉或筋膜与皮肤间有丰富的血管交通支，密不可分。一旦组织分离，即可发生皮瓣的部分或全部坏死。

复合皮瓣是组合皮瓣中最常见也是最简单的一种，因为其手术过程基本与传统的皮瓣移植过程类似。但其提供的组织种类多，可以修复较深的组织创面或一些功能性部位，如包含骨组织成分的髂骨皮瓣、腓骨皮瓣等复合皮瓣可用以修复颅骨、颧骨、上下颌骨部位的缺损，或用于手指再造延长。常见的复合皮瓣移植有：

（一）肌皮瓣游离移植

1970 年 Tamai 应用显微外科技术成功地进行了吻合血管神经的狗股薄肌移植实验，结果证明移植的骨骼肌能够成活，其组织结构接近正常，神经再生后能恢复一定的肌肉功能，可应用于临床。1973 年 7 月上海交通大学附属第六人民医院首先在临床上应用吻合血管神经的胸大肌外侧部移植，重建 1 例前臂缺血性肌挛缩患者的屈肌群获得成功。单纯吻合血管的肌瓣移植术，多用于填充组织缺损及修复创面，较少用于重建肌肉的动力功能。我们认为用带有皮瓣的肌肉移植术重建肌肉功能，优于单纯肌肉移植。因后者术后反应性水肿或血肿可引起皮下压力增加，导致移植肌肉缺血，影响肌肉功能的恢复。而当移植肌肉上带有皮肤时，可缓解皮下所增加的压力，提高移植肌肉的效能。由于肌肉皮瓣游离移植的优点较多，可以替代单纯肌肉游离移植。背阔肌肌皮瓣是肌瓣移植修复时的首选方法。

（二）骨、骨膜及骨皮瓣移植

骨缺损、骨不连是骨科治疗学上的一个困难问题。应用骨移植术治疗骨缺损、骨不连虽已有百余年历史，但对大块骨缺损及先天性胫骨假关节的治疗效果仍不满意。

MeKee(1971) 首先进行了吻合血管的肋骨移植修复下颌骨缺损。MCCul-lough(1973) 进行了吻合血管的肋骨移植的动物实验，证明移植骨成活良好，骨细胞保持存活。这一研究成果为显微外科骨移植的应用提供了客观依据。使骨移植由"爬行替代"转化为一般骨折愈合过程，从而将骨移植的研究推进到一个新的阶段。1987 年 6 月全国显微外科命名与适应证专题讨论会，对显微外科骨移植的手术适应证进行了论证，肯定了吻合血管骨移植较传统骨移植愈合快，其骨细胞不发生坏死、吸收，也无须"爬行替代"，但必须正确掌握手术适应证，不能误以为吻合血管骨移植即使吻合血管失败，其骨块仍可作为传统骨移植使用，而随意扩大手术适应证。

四、组合皮瓣移植

组合皮瓣移植是由多种组织成分或多个皮瓣组合而成，且各成分间相互联结，从而实现多种组织的同时移植和有效的组织重建。与复合皮瓣不同，该皮瓣由多组血管蒂供血，且血管蒂之间呈并联、串联或协同关系，各瓣间既可相连也可分开。目前主要根据各瓣是否相连分为 2 大类：联体皮瓣和多叶皮瓣。

（一）联体皮瓣

皮瓣由两个以上的具有独立血供系统的皮瓣紧密相连而成，类似"联体儿"。该皮瓣通常具有两对血管蒂，分别供应两个不同的皮瓣，而这两个皮瓣紧密相连构成一块大的皮瓣，故也可称为"双蒂皮瓣"。

由于该皮瓣面积大，如果仅仅吻接一组血管蒂，则不足以维持整个皮瓣的血运。因此，临床上联体皮瓣移植时常保留其一侧的血管蒂而切断对侧，以获得大的旋转弧，但需要对皮瓣的远侧部分进行血管吻合以重建辅助的血液供应。如切取背阔肌皮瓣与腹股沟皮瓣的联体皮瓣修复腹壁巨大缺损，以下方的旋髂浅动脉为蒂旋转移位，需将上方的胸背动脉在受区做显微外科吻合。所以从某种意义上讲，联体皮瓣也可以认为是一种带蒂皮瓣和游离皮瓣的结合体。但有时联体皮瓣也可完全采用游离移植，它除了吻合皮瓣的优势血管和受区血管外，同时将皮瓣的另一组血管蒂直接吻接于优势血管的分支血管上从而保证整个皮瓣的血运。

联体皮瓣按照其血管蒂的来源可分为分支型和穿支型两个亚类：

1. 分支型

即两个血管蒂为主干血管的重要分支。这两个血管蒂可以完全来自不同的主干血管，如背阔肌皮瓣和腹股沟皮瓣组成的联体皮瓣，前者来自胸背动脉，后者则来自旋髂浅动脉；另外两者也可来自同一主干血管，如背阔肌肌皮瓣和旁肩胛皮瓣联合移植，其血管蒂胸背动脉和旋肩胛动脉均发自肩胛下动脉。

2. 穿支型

血管蒂完全从主干血管的穿支发出，不同的穿支供应皮瓣的不同部分，各部分间紧密相连，如双蒂的腹壁下动脉穿支皮瓣由两个腹壁下动脉穿支皮瓣接合而成。另外，值得注意的是，组成联体皮瓣的组分并不仅仅限于单纯的皮瓣，也可以是两个肌瓣或一个肌瓣、一个皮瓣。

(二) 多叶皮瓣

指从一主干血管分出多个独立的皮瓣，各皮瓣均有自己独立的血供，但皮瓣间完全分离仅靠血管蒂相连，呈"树枝"状。皮瓣需包含各种不同的组织，如骨瓣、肌瓣、筋膜瓣等，而通常多叶皮瓣仅仅由单纯的皮瓣组成。

多叶皮瓣同时包含多个皮瓣且各皮瓣由一共同的主干血管相连，因此，移植时仅需吻接一组血管即可同时移植多种组织，且各瓣间完全分离仅由血管蒂相连，增加了各个皮瓣的机动性。因此，多叶皮瓣尤其适用于涉及多部位、多组织缺损的复杂创面修复，它也是临床报道最多的一类组合皮瓣。和联体皮瓣一样，多叶皮瓣依其血供来源也可分为分支型、穿支型以及重构型。前两者又可统称为固有型，即各个皮瓣的血管连接是天然生成的。而后者是通过显微外科的方式，人为的将各瓣连接到一起。

1. 分支型多叶皮瓣

即供养各瓣的营养支来自主干血管的重要分支。这种皮瓣的优点在于可从一个供区移植多个不同的组织，且各组织间呈并联关系，一个皮瓣的成活并不影响其他皮瓣。这样既避免了多个供区的损伤，也可用其附带的皮瓣监测其他组织瓣的血运。

2. 穿支型多叶皮瓣

即供养各瓣的营养支来自主干血管的穿支。和其他穿支皮瓣一样，该类皮瓣的优点是对供区损伤小，缺点是穿支存在变异性，且剥离的手术难度大，术后容易发生静脉危象。以旋股外侧动脉系统为主要血供基础的股前外侧皮瓣就是穿支型多叶皮瓣的最常见供区。

3. 重构型多叶皮瓣

即将两个或以上的不同来源的皮瓣，通过显微血管吻合的方式连接到一起，重新构成一个新的组合皮瓣。其中另一个皮瓣既可吻接到主干血管的分支上，也可吻接到血管的末端。如果吻接于分支，即形成类似分支型多叶皮瓣。如果吻接于血管末端，血流先经第一个皮瓣再流向第二个皮瓣，故又被称为"桥式皮瓣"或"串联皮瓣"。

该皮瓣设计的优点是可任意选用不同部位的组织进行组合，修复一些特殊部位缺损，如用前臂皮瓣联合肩胛骨肌皮瓣修复下颌骨缺损、两个前臂皮瓣串联再造食管等。然而，该型皮瓣的主要缺点是需吻接两对血管，且增加供区损伤的位置，有一定的手术难度。

五、游离皮瓣、复合组织瓣应用的适应证

(1) 修复有深层重要组织、器官暴露的创面。

(2) 修复局部血运差的创面。

(3) 修复可能需要二期对深层组织器官进行再手术的创面。

(4) 覆盖和衬里全部缺损的创面。

(5) 器官再造。

(6) 骨缺损、骨不连、骨髓炎，先天性胫骨假关节，股骨头坏死。

(7) 复杂的手、足外伤骨骼、皮肤软组织缺损。

六、游离皮瓣移植的设计原则

对供瓣区常规要求：皮肤外观正常，质地柔软而无瘢痕；至少有一对适当长度 (2 ～ 3cm) 和适当外径 (1mm 左右) 的正常动、静脉分布于其内，以便能在手术显微镜下吻合；血管的解剖位置应较明确，变异较小，可供足够大小的皮瓣；皮瓣的厚薄、肤色要能满足受区的需要；皮瓣最好有一根可供缝接的感觉神经；皮瓣转移后供瓣部位的功能和形态影响不大，供区牺牲小，患者痛苦小。

对受区常规要求：受区内或附近有可供吻合的血管，最好动、静脉平行或相距较近；血管要有适当的长度和口径，最好皮瓣血管与受区血管的口径相一致口径不宜太小，应能在显微镜下吻合。受区的血管被切断与瓣血管吻合，不致引起该血管原来供应范围的组织缺血或坏死。

对手术者常规要求：手术者或团队对所选择方法有一定经验，能够熟练完成手术，手术成功率高于 90%；手术团队成员均有游离移植技术，配合熟练。

七、游离皮瓣失败的常见原因及处理

游离皮瓣失败的常见原因有：

(1) 皮瓣设计切取不当。

(2) 血管变异缺失。

(3) 感染导致的血管痉挛、堵塞。

(4) 机体高凝状态。

(5) 皮瓣血管蒂处理不当术后观察护理不当。

针对以上原因：

(1) 在带蒂皮瓣手术中，导致手术失败的主要原因是动脉危象；在游离皮瓣手术中，导致手术失败的主要原因是静脉危象，术后应密切观察皮瓣血运。

(2) 在设计皮瓣时，摆正体位，遵守点、线、面的原则，防止偏离轴线，防止过大面积切取皮瓣；在切取皮瓣时，应该注意防止深筋膜与皮瓣分离。

(3) 在急诊污染严重或长期感染的创面上施行皮瓣手术时，应该彻底的清创或扩创，不能因为一些看似正常的组织而"下不了手"最终因组织感染导致血管栓塞而致手术失败。

(4) 对一些特殊的患者如严重的外伤或长期大量吸烟以及在一些特殊的创面如瘢痕或长期感染的创面上施行皮瓣手术时，术前一定要充分考虑和评估患者全身或创面局部的血管条件。

(5) 皮瓣的蒂部处理至关重要，应避免一切因皮瓣蒂部受压导致的血供障碍。因此术中应防止蒂部过度扭转，严格止血，术后放置引流，防止血肿形成压迫蒂部。此外，术后护理注意防止因体位不当或包扎过紧导致蒂部受压。

八、皮瓣临床应用发展趋势

由于显微外科技术的发展和临床广泛的应用，尤其是采用吻合血管的和带血管蒂的皮（组织）瓣的应用，使各类创面的修复、重建、整形和再造技术发生变革。过去无法实施的手术，现今获得成功。而且皮（组织）瓣的供区已发展至 70 余种，可以说是遍布全身各部，让医生有更多的灵活选择余地。然而科学总是在不断地发展、完善和精化。就皮（组织）瓣而言，将来的发展可能具有以下的特点。

（一）薄型化

由于皮（组织）瓣血供的解剖学研究更加深入细致，尤其是皮肤血供的层次基本清楚，在当前已经熟知的轴型血管、非轴型血管、真皮下血管网与深筋膜层血管网的基础上，期待解剖学家再进一步从解剖学方面研究将真皮下血管、皮肤与浅筋膜层的血管、皮肤与深筋膜层的血管及其逐层各血管支干血管的关系研究清楚，以便将来切除皮瓣时可以按解剖层次需要切取，不必像当前那样携带较厚的皮下脂肪，显得肥厚臃肿。而且根据需要可以分层次切取骨瓣，骨膜瓣、肌肉、深筋膜层、皮下脂肪瓣、皮肤瓣等带血管蒂的移位术或吻合血管的移植术，修复不同层次组织的缺损。只要能将 0.15 ～ 0.18mm 的细小血管，甚至 0.12 ～ 0.14mm 微小血管蒂长、走行、分布等解剖研究清楚，临床显微外科学家在除了皮瓣、肌皮瓣等移植外，还可以进行像半月板、手指关节、半关节、关节软骨、骨膜等小型组织瓣移植修复伤缺和病损。

（二）小型化

随着解剖学，尤其细小血管的解剖学等深入细致的研究，分清了各层次各部位组织血管形式，尤其直径为 0.12 ～ 0.14mm 以上小分支血管的情况。临床显微外科学家可以缺什么补什么，缺多少补多少的手术方式，切取小型组织瓣进行带血管蒂的移位或吻合血管的移植术进行修复，如此可以大大减少组织的损伤。

（三）组合形式化

根据不同部位、不同组织的缺损程度切取不同的组织瓣（块），然后经过细小血管的吻合形成一个组合的组织瓣（块）进行修复，更接近伤缺组织的解剖功能与外观。例如，切取股前外侧皮瓣与趾间关节经过吻合血管组合修复手背皮肤和某掌指关节缺损。切取第二趾与上臂外侧皮瓣组合再造拇指与虎口成形等。这样可以使皮（组织）瓣优化组合，获得更好的效果，而且减少供区的损伤。

（四）细胞组织工程的临床应用

当前组织伤缺的修复需要自身组织移植，"拆东墙补西墙"，自身还要遭受一次损伤，伤者只能无奈接受。细胞组织工程的研究发展为组织伤缺的修复展现了美好的前景。将来细胞组织工程研究成功，可以制备皮肤、肌腱、肌肉、神经、血管、骨骼等组织培养制造工厂和储备库，需要什么组织即可取来进行修复，既提高了疗效，又减少了自身损伤。

九、典型医案

(一)游离皮瓣移植

患者男性，61 岁，因车祸导致右足皮肤撕脱 10 天，院外 vsd 治疗后转入我科，治疗创面。创面骨质外露，肌腱缺失，面积大。采用右侧股外侧游离皮瓣移植修复创面。术后皮瓣完全成活 (图 7-5，图 7-6)。

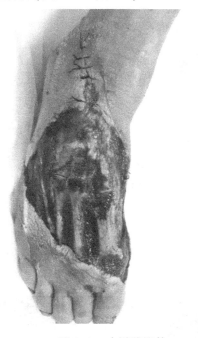 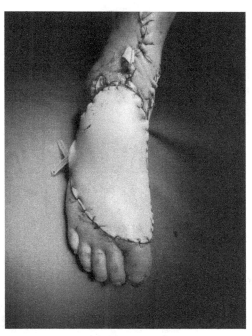

图 7-5　皮瓣移植前　　　　　　　图 7-6　游离皮瓣转移后

(二)岛状皮瓣移植

男性患者，64 岁，石头砸伤右足导致皮肤坏死、缺损、粉碎性骨质，骨科性克氏针固定后，转我科行创面修复。患者创面骨质、肌腱外露，采用腓肠神经营养血管皮瓣转移修复，皮瓣完全成活 (图 7-7，图 7-8)。

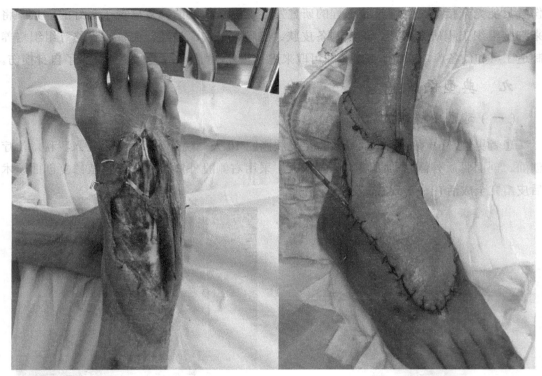

图 7-7　皮瓣移植前　　　　　　　　图 7-8　岛状皮瓣移植后

（三）邻位皮瓣转移修复

患者女，62 岁，因胆囊切除后 10 余年，疤痕溃疡形成半年入院。扩大切除后邻位皮瓣转移修复 (图 7-9，图 7-10)。

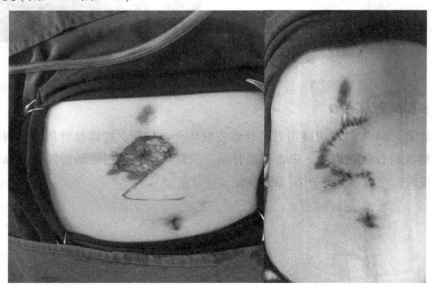

图 7-9　修复前　　　　　　　　图 7-10　修复后

第六节 人工真皮与自体表皮复合移植

各种原因主要包括创伤、烧伤、冻伤、瘢痕或皮肤肿物切除术后等导致全层皮肤缺损创面在外科临床十分常见，是创面修复治疗中的重点、难点之一。临床上根据缺损组织量将深度烧伤创面分为全层皮肤缺损和伴深部组织缺损两类，这种分类同样适用于其他原因形成的创面。传统修复方法一般是使用全厚、中厚、刃厚皮片以及皮瓣移植闭合创面。皮片移植是目前修复全层皮肤缺损创面最常用的方法，但是皮片成活后在色泽、质地以及供区愈合等方面仍然存在一定弊端。在伴有肌腱和骨外露等深部组织缺损的创面中，皮片移植难以成活，在这种情况下只能选择皮瓣移植，其特点是在局部组织缺损的部位，通过增加组织量的方法达到局部功能恢复兼外观丰满的目的。然而皮瓣的选择有一定的局限性，并非所有的创面都能够选用皮瓣进行覆盖。这时我们就需要其他的方法来进行创面的修复。

20世纪80年代过后，真皮在体表组织修复中的重要性逐渐引起临床的重视，并开始运用组织工程学的方法和技术制备各种真皮替代物，人工真皮复合自体表皮移植构建准皮肤结构这一新技术，正被越来越多的人掌握，广泛用于修复和覆盖全层皮肤缺损甚至深部组织缺损，骨、肌腱外露等创面。真皮替代物从材料学上分为人工合成材料和天然材料两类，统称人工真皮，合成材料主要为聚酯、聚氨基酸及聚乙二醇、聚羟基乙酸和聚乳酸等高分子聚合材料，可用于植入的不多，大多数用作外敷料，天然材料来源于动植物或人体，主要成分为胶原、壳聚糖以及无机和生物衍生材料，经过人工合成，此类大部分可用作植入人体材料。

一、人工真皮材料学分类及主要代表产品

(1) 合成材料人工真皮代表产品：主要有异体成纤维细胞真皮替代物 (USA)，Dermagraft TM(聚羟基乙酸和聚乳酸混合而成的可降解高分子聚合材料)，Dermagraft-TC(含有新生儿包皮成纤维细胞)，合成网膜 (胶原膜＋含大量胶原颗粒尼龙网)，异体成纤维细胞外基质真皮替代物等。

(2) 天然材料人工真皮代表产品：主要有异体的脱细胞异体真皮 (桀亚真皮)，异种的脱细胞异种真皮 (海奥皮肤修复膜－牛、东慈真皮基质－猪)。

(3) 天然材料通过人工方法合成的，如：Integra(USA)，ProDerm(France)，Renoskin(Frace)，Matriderm(Germany)，HyalomatrixPA(Italy)，Terudermis(Japan)，Pelnac(Japan)，Matridermis 1mm(Germany) 等，该类人工真皮降解时间长，组织相容性佳因而大部分可植入人体用于创面真皮支架构建。

用人工真皮替代物来促进创面愈合的机制是利用海绵膜网状支架结构作为真皮模板，

使来自于创面母床和周边的毛细血管芽和成纤维细胞等长入网状结构中，在其中构建形成血运良好的类真皮层结构，待材料降解后形成类似真皮层的健康肉芽组织。换句话说，该真皮再生模板诱导机体再生出自体的真皮，而模板本身则被溶解、吸收、消失。在移植过程中或术后还可以通过各种促进毛细血管芽和纤维细胞生长的技术，缩短治疗时间，或通过叠加海绵膜在原位增加培养组织量，从而高质量地随意完成全层皮肤缺损创面和部分骨、肌腱外露创面的真皮层重建，再通过植入自体刃厚皮片，减少供区损伤改善植皮区色泽质地，达到无创性修复目的，这种通过两个阶段的修复方法为全层皮肤缺损和部分深部组织缺损创面修复增加选择。

三、人工真皮与自体表皮复合移植修复创面的临床适用范围

(1) 全层皮肤缺损的急、慢性创面，基底血运良好。

(2) 瘢痕、瘢痕溃疡切除后的创面，基底血运良好。

(3) 体表肿物、肿瘤、巨痣切除术后的创面，基底血运良好。

(4) 四肢非主要功能部位肌腱外露创面，基底血运不良且不需要再次手术修复深部组织的创面。

(5) 非重要部位的骨外露创面，基底血运不良的创面，主要在颅骨外露创面优于四肢长骨，四肢长骨外露直径在 1.5cm 内且不需要再次进行深部组织修复的创面。

(6) 关节开放部位创面，基底血运不良的创面。

以上 4、5、6 点，无论是急性创面还是慢性创面，共同的特点是：基底血运不良和深部组织暴露。均需经过充分的创面床准备，使暴露组织周围的创面血液供应得到改善，创面床健康的情况下使用。

四、人工真皮与自体表皮复合移植修复术的操作

大多数手术方式分两次进行，即创面扩创植入人工真皮，培养健康肉芽后再次手术扩创植入自体刃厚皮片。目前使用的人工真皮由两层（真皮再生层和临时表皮层）构成，真皮再生层主要是三维交联牛胶原多孔基质和葡萄胺聚糖，具有多孔性、降解性和促进细胞向内生长的特性。临时表皮层由合成的聚硅氧烷聚合物组成，主要作用是控制水分从创面丢失和保护创面。随着部分人工真皮替代物产品的研发和改进，单层海绵膜人工真皮与自体表皮一次性完成的移植手术已经应用于临床。

（一）首先是创面床的准备

要求对创面进行清创，切除坏死组织，修平创面基底，修整创缘，炎性肉芽组织和溃疡创面切除超过边缘 1cm，坏死肌腱应切除，术中彻底止血，电凝和药物止血，确保创面没有活动性出血、渗血，用生理盐水冲洗三遍。对感染创面常规 0.5%PVP-I 溶液或聚维酮碘纱布湿敷 1 分钟，再抗生素盐水纱湿敷 5 分钟；瘢痕切除或皮肤肿物切除创面生理盐水冲洗 3 遍，抗生素盐水纱布湿敷 5 分钟。对颅骨外露创面，在外露颅骨外板按

1～1.5cm 间距钻孔，至钻孔处有细微渗血。四肢长骨外露用骨凿凿除外露骨表层坏死组织至骨面有细微渗血，并扩大切除外露骨周围的坏死软组织，为创面改善血运。对肌腱外露创面只部分切除坏死肌腱，保留大部分重要肌腱，并利用周围肌肉或筋膜组织覆盖，缩小外露肌腱面积。对血管外露创面则通过局部叠加人工真皮，增加人工真皮厚度，利用该局部组织支架诱导健康肉芽增生填充组织量，创面常规生理盐水冲洗三遍，抗生素盐水纱布湿敷 5 分钟。

（二）人工真皮移植

选择并裁剪与创面大小、形状一致的人工真皮，常规生理盐水浸泡人工真皮 20～30 分钟（不同品牌的人工真皮有不同的要求），以增加材料的贴服性。但单层人工真皮膜除外，如皮能快愈单层膜片不需要浸泡，植入人工真皮必须与创面基底紧密贴附，铺平，清除积血积气。如植入人工真皮面积大，适当在膜片中央打孔引流，边缘缝合或用皮肤吻合器固定，加压包扎，或安置持续负压吸引装置。

（三）术后护理

关节部位的移植应制动数日，在受压区域（如背部、大腿后侧、臀部等）应使用抗重力敷料和支撑垫，其压力应轻而均匀以确保真皮模板与创面床保持理想的结合。术后 2～3 天换药一次，观察人工真皮膜下创面颜色（血供建立情况），分泌物（感染），出血（血肿形成），膜片移位情况，新生真皮层和硅胶层的分离情况。若出现感染，应进行充分引流，分泌物培养，抗生素应用；若出现血肿，应开小孔引流，或用肾上腺素液冲洗；若出现膜片移位情况，应铺平膜片，若出现新生真皮层和硅胶层的分离情况，若积液较多，需进行抽吸。安置持续负压冲洗则观察引流物颜色，冲洗液量的改变，7 天后再拆除负压装置。观察人工真皮膜下创面变化，早期膜下观察到创面深红色，无血块，分泌物少量或无，周围组织无肿胀，2～6 周后血管肉芽生长创面橘红色或粉红色，无坏死组织，少量分泌物或无，不肿胀，无血肿。

（四）二期手术（自体刃厚皮移植）

新真皮形成后（一般为 14～21 天），对该创面再次清创，去除硅胶膜片，应用碘伏或聚维酮碘溶液清洗创面，或适当抗生素盐水纱布湿敷，然后，根据创面大小选择同样面积自体刃厚皮片供区，切取刃厚皮片 (0.15mm) 并移植自体刃厚皮片闭合创面，按常规方法包扎固定。术后 5～7 天换药，围术期抗生素常规应用 3～5 天。

五、人工真皮与自体表皮复合移植修复术的并发症

人工真皮与自体表皮复合移植修复的手术方法目前主要是指手术分二期完成的，即先植入人工真皮培养健康肉芽，待创面健康肉芽"成熟"后再次行自体刃厚皮片移植的手术方法，其中也包括了部分近 2 年来才开展的单层人工真皮植入与自体刃厚皮片移植一次手术完成的方法，手术并发症因手术方法不同而有差异。

（一）人工真皮植入手术并发症

各种原因引起的全层皮肤缺损或伴深部组织缺损的创面情况复杂，临床手术时创面清创方法很多，但目的是一致的。对于重要组织包括肌腱、骨、关节囊等的切除与否，随着各种生长因子应用等组织促活技术增多，有主张大部分或部分保留的意见，具体选择哪种手术方式都要以有利于促进功能修复为目的。术后并发症常见有以下几种：

（1）创面感染：多见于坏死组织清创不彻底、残留过多，术前创面感染明显，分泌物多的慢性创面，人工真皮材料无抗感染作用，植入材料引流不畅，容易继发感染。

（2）创面出血、血肿血块：多见于手术扩创平面不一，术中止血不彻底，创面床不平整，术后包扎过松，肢体活动造成缝合口撕裂。

（3）人工真皮膜片滑动移位：多见于术中对人工真皮膜缝合固定不良，包扎加压不均，术后活动过大。

（4）人工真皮膜下创面健康肉芽培养生长缓慢：多见于术中人工真皮膜与创面床接触不良，有积血、积气、积液，术后包扎固定过松，造成创面床和周围纤维细胞与毛细血管芽生长不良，或包扎过紧，局部缺血。

（5）创面坏死组织继续增加，手术保留过多间生态组织，坏死组织扩创操作不良，术后包扎过紧，造成局部血运障碍。

（二）二期手术（自体刃厚皮移植）并发症

（1）创面感染：多见于二期扩创不彻底，膜片残留，分泌物清创不够，或术中抗生素湿敷时间不够，异物未及时去除，对新生真皮成熟的征象认识不够，选择手术时机不对，创面肉芽过多，水肿明显等容易引起创面感染。

（2）创面出血，血肿：多见于二期扩创时止血不彻底，手术操作不当，损伤基底血管，创面不平整，血块去除不够，留下无效腔，包扎不均匀等。

（3）自体刃厚皮片部分起水疱：自体刃厚皮片植入时与创面床接触不平整，局部止血不彻底，缝扎止血线结尾留置过长异物残留，血块未彻底清创，术后包扎过松，或压力不均，肢体活动影响，部分可见植皮皮片厚薄不均。

（4）自体刃厚皮片移位、不平整、皱缩：术后包扎不均，过松，术区固定不良，活动影响。

（5）自体刃厚皮片厚薄不均色泽差异。

（三）人工真皮与自体刃厚皮片一次手术移植术后并发症

（1）创面感染：多见于创面深浅不均，部分坏死组织保留过多，组织肿胀明显，慢性创面感染分泌物多的创面，术中局部抗生素湿敷不足，术后引流不足，围术期抗感染不足。

（2）创面出血血肿：多见于术中止血不够彻底，手术操作粗，损伤组织严重，术后包扎过松，肢体活动造成二次损伤。

（3）自体表皮局部水疱：多见于自体刃厚皮片植入时与创面床接触不平整，局部止血不彻底血肿形成，局部缝扎止血线结尾留置过长异物残留，血块未彻底清创，术后包扎过松，或压力不均，肢体活动影响，部分可见移植皮片厚薄不均。

(4) 自体刃厚皮片移位、不平整、皱缩：多见于术后包扎不均，包扎过松，术区固定不良，肢体活动造成植皮区敷料滑动错位，自体植皮内固定不良等影响。

(5) 自体表皮局部坏死：创面坏死组织残留过多，创面活动性出血，血肿较多，术后未及时止血、引流、加压包扎处理，或部分包扎过紧，局部缺血。

六、人工真皮复合自体表皮二期手术与单层人工真皮复合自体表皮一次手术的优缺点

(一)人工真皮复合自体表皮移植二期手术优缺点

优点是手术操作方便，可选择的创面覆盖材料较多，观察局部组织血运容易，可以通过保留部分重要肌腱、骨、关节囊等组织利用各种促进组织再生技术来培养健康肉芽，相当自由地增加局部组织量和选择二期手术时间。缺点是两次手术间隔时间较长，影响创面愈合时间，材料昂贵，增加治疗成本和患者负担，远期观察局部瘢痕增生有一定程度，部分甚至需要后续整形手术解决功能和外观问题。

(二)人工真皮复合自体表皮一次修复手术的优缺点

优点是缩短治疗时间，节省费用减轻患者经济负担，减少换药的次数降低劳动强度。缺点是创面要求高，坏死组织清除要彻底，否则易发生感染，血肿。创面床要平整，止血彻底，否则表皮不够平整，局部起水疱的风险增加，可选择的人工真皮材料少。

第七节 创面修复进展

一、真皮替代物

正常皮肤的柔韧性、弹性和强度主要由真皮提供。三度烧伤切痂术将真皮层完全切除，由于缺乏真皮层，愈合后的皮肤无法拥有正常皮肤的特性。在烧伤治疗中使用真皮替代物可以几乎接近正常真皮的特性。Integra 是一种真皮替代物，由交联牛胶原蛋白和葡萄糖胺聚糖组成的多孔基质构成，为细胞长入和毛细血管生长提供了支架。烧伤切痂后将真皮替代物用于创面，2～3 周内基质完全融入创基后，可移植薄中厚自体皮片以修复创面。除了可能增加感染风险外，使用 Integra 是安全有效的。皮肤移植后通常可辅助使用创面负压治疗，如 VAC 治疗。

另一种可用于治疗三度烧伤的真皮替代物是 Alloderm，为脱除细胞和上皮成分的尸体真皮。其应用与其他真皮替代物相似，并取得了良好的效果。

二、体外培养自体表皮移植物

体外培养自体表皮移植物 (cultured epidermal autografts，CEA) 仍然是治疗大面积烧伤的重要工具。在烧伤面积超过 90%TBSA 的三度烧伤患者治疗中，它可能是唯一可用的治疗方法，因为可作为供皮区的正常皮肤远不足以覆盖患者的创面。

Munster 已经证明，在大量烧伤患者中使用 CEA 可降低死亡率。CEA 需要两个 2cm×6cm 大小的正常全厚皮标本。体外对小块皮肤加工，培养在小鼠成纤维细胞基层上以促进生长。培养物在 3 周的时间内扩增为 2 ～ 8 个细胞厚度的角质细胞薄片，便可用于移植。破溃和起疱是应用 CEA 后几个月内的常见问题。据文献报道，CEA 应用在大面积烧伤患者中的长期存活率为 5% ～ 50%，应用于背部、臀部、下肢后侧等部位的 CEA 易发生剪切移植等而丧失。Barret 等在一组体表面积大于 90%TBSA 的儿童烧伤患者，比较了异体皮叠盖的大比例自体拉网植皮（三明治法）和 CEA 的使用效果。研究提示 CEA 具有比 4：1 拉网植皮更好的美容效果，但住院时间延长，手术次数增加。尽管存在这些限制，以及成本高昂，CEA 与同种异体真皮联合应用已在不同烧伤中心的系列研究中显示出良好的前景，Sood 等报道移植成功率＞ 72%。

组织工程技术是一个快速发展的领域，目前已成功利用基因重编程技术体外构建并再生了胚胎皮肤结构。Bilaminar 培养的皮肤替代物取得了很有前景的结果，最近自体的工程化皮肤替代物用于 50%TBSA 以上的三度烧伤，降低了死亡率和对供皮区的需求。

三、供皮区的选择

在选择移植皮片的最佳供皮部位时，要考虑许多因素。供皮区部位代表新形成的创面，会加重病人的病情，患者通常抱怨供区比烧伤或植皮区疼痛更显著。只要有可能，应选择与植皮区皮肤颜色相匹配的部位作为供皮区。面颈部植皮则应该选择来自乳头线以上区域的皮肤作为供皮区，以获得最佳的颜色匹配。大腿、臀部和背部通常被用作供皮区部位，其主要原因是皮肤平整，便于操作，而且瘢痕易于遮盖。头皮是一个理想的供皮区，因为它血供丰富，愈合速度较快且疼痛感不明显，且继发瘢痕可以隐藏于再生毛发中。

使用电动或气动取皮刀可获得厚度一致的优质皮片。电动或气动取皮刀可精确调整取皮厚度，其厚度一般在 0.006 ～ 0.018in。

大面积烧伤患者几乎没有可用的供皮部位。通常未烧伤且可选择作为皮肤移植的解剖区域是腋窝、阴阜和阴囊。鉴于不规则的结构形状，可以注射肿胀液使表面平整便于取皮。

大面积烧伤患者由于供皮区有限，需要多次手术以完全修复创面。反复植皮手术的间隔时间受限于供皮区的愈合速度。供皮区的愈合是真皮内毛囊、汗腺和皮脂腺上皮细胞迁移和增殖的结果。由于在 1 周后即可再次上皮化，供区可以再次提供切取较薄的刃厚皮片。

四、供皮区的管理

术后需对供皮区进行仔细的管理才能使创面愈合。较小的供皮区可以用 Opsite 或 Biobrane 进行黏附封闭治疗；还可以使用藻酸盐敷料或水胶体敷料进行覆盖，可以产生一个湿润的环境，促进创面愈合，减少疼痛。另外，供皮区创面也可以用浸有油性药膏的纱布覆盖，最常见的例子是 Xeroform(塞洛纺) 或局部含有橄榄油、凡士林、羊毛脂和趋化剂 "苏丹红" 的敷料。Acticoat，Mepilex Ag，Aquacel Ag 等含银敷料可以抑制细菌过度生长，可直接使用在供皮区。供皮区创面的愈合时间与取皮的深度、基底的血供情况、创面的处理和患者的一般情况等因素有关。

五、敷料

烧伤切痂植皮后，移植皮片表面需覆盖非黏附敷料。我们研究所使用浸渍凡士林软膏、抗菌药 (多黏菌素 / 杆菌肽) 和抗真菌药 (制霉菌素) 混合物的纱布。然后放置一层干纱布，再由弹性绷带固定。对于容易出现剪切力、不容易包扎的身体部位，如背部和腋窝，一种有效的方法是使用枕形敷料打包来保护移植皮片。负压伤口治疗技术也可以用来保护植皮皮片，并可以起到夹板一样的外固定作用。通常在术后第 3 天打开敷料，该时间范围足以使植皮皮片附着于创面基底。

六、临时皮肤替代物

使用临时皮肤替代物暂时覆盖创面，也具有许多优点。创面的临时覆盖可以防止水分和电解质丢失及组织干燥，因此可以保持湿润的环境，使上皮细胞能够更快地迁移和增殖。还可以减少疼痛，形成屏障防止细菌污染，防止蛋白质流失。可用的临时皮肤替代物可以是生物制品，如同种异体皮、异种皮、羊膜，也可以是人工制备的覆盖物，如 Biobrane。

在自体皮不可用时，同种异体皮始终是切痂后创面有效的临时覆盖物。同种异体皮可以长期冻存，复温后用于覆盖有活力的创基后可黏附和血管化。异体皮应用 3 ~ 4 周后出现免疫排斥反应，此过程也可用于切痂后创基活力的测试。当同种异体皮作为面部和手部的临时覆盖物时，应以大张皮的方式移植使用。这样可以防止异体皮间隙肉芽组织增生，导致自体皮移植后瘢痕形成和美容效果不良。

异种皮是临时覆盖创面的另一种选择。目前可供临床使用的只有猪皮。在二度烧伤创面浅层清创后临时覆盖创面，也可用于供皮区。与同种异体皮一样，异种皮也可以黏附于创面基底，具有如控制疼痛、促进被覆盖创面再上皮化等多种益处，但不会血管化。

羊膜也可以作为覆盖浅度烧伤创面的临时皮肤替代物。鉴于其弹性和柔韧性，羊膜可用于不规则的浅表创面，如面部。尽管没有缩短创面愈合时间或减少瘢痕形成，但减少了在创面愈合之前所需的换药次数，也为创面修复提供了一些帮助。

第八节　特殊类型烧伤的治疗

一、烫伤

中小面积烫伤可不遵从常规早期手术治疗。烧伤 20%TBSA 以下的幼儿，在烧伤后第 2 周或第 3 周进行手术，切除面积更小，失血也更少。

随后进行的一项前瞻性试验，将 24 名临床烧伤深度尚不明确的烫伤儿童随机分为早期手术组和晚期手术组。没有明显的证据表明晚期行切除手术治疗会造成创面感染或脓毒症。晚期手术组只有一半的患者最终需要外科手术干预，而且坏死组织切除的面积要比原来小得多。

根据以往经验，小于 20%TBSA 的烫伤儿童可适当使用磺胺嘧啶银等外用抗菌药物治疗 2 周左右。这种方法需要与下述知识相平衡：创面愈合所需的时间越长，炎症反应和随后形成的瘢痕就越大。有许多技术可用于覆盖二度烧伤创面，如果成功，就可以减少频繁换药所带来的疼痛。临时皮肤代用物 (Biobrane) 是一种适用于面积较小和创面较浅的外用敷料。

在第一次使用创面敷料时，应去除创面所有松解的表皮和水疱，使其表面保持清洁、湿润。Biobrane 是一种尼龙、硅胶膜双层复合皮肤代用品，它能黏附在暴露的真皮上，从而起到表皮的作用。Lal 等的报道指出使用 Biobrane 并没有增加感染率。因为 Biobrane 与创面不粘且较少发生积液，感染发生极少。其他替代方案包括使用含银敷料例如 Acticoat、同种异体皮及异种皮。

二、大面积烧伤

烧伤面积超过 40%TBSA 的患者，由于供皮区有限，对供皮区需求的增加提出了独特的挑战。理想情况下，应在伤后几天内，不超过一周，尽可能地全部切痂。背部、臀部和大腿后侧可提供厚度在 0.008 ～ 0.010in 的自体皮，并可以 4：1 拉网扩增。同种异体皮通常被作为最佳选择的覆盖物，常用于保护自体大比例网状皮。

有时我们需要考虑使用真皮替代物（如 Ihtegra）。真皮替代物费用较高，但在抗瘢痕方面具有良好的效果。Integra 是一种双层复合材料，底层由牛胶原蛋白组成，基质为鲨鱼软骨软骨素 -6- 硫酸盐。密封的硅酮胶作为顶层。腹部、大腿前侧、前臂、腿部和男性胸部等部位都可方便地应用 Integra。

从下层创面基底血管化的整个过程需要 2 ～ 3 周。由于血管化过程中基质着色，新生真皮常呈现粉红色或紫红色。如果出现血肿或血清肿，可以用 27 号针头吸出，或切开覆盖的 Integra，清除血肿，并缝合切缘。

当新生真皮呈麦秆色时，说明它已"准备好"或已充分血管化。放大后仔细检查可发现广泛的毛细血管形成。第二次手术包括轻柔地去除硅胶层，采用厚度为 0.006in 的自体皮片移植，自体皮可制成 3 : 1 的网状皮。培养的自体表皮细胞膜片 CEA 可作为 Integra 血管化后形成的新生真皮的表皮覆盖物。

关于 Integra 在 70%TBSA 以上烧伤患者创面中应用效果的争论仍未停止。当烧伤面积接近 75%TBSA 时，因感染所造成的手术失败率显著上升。手术的首要任务仍然是切除所有烧伤创面坏死组织，移植自体皮，并用同种异体皮覆盖其余创面，一旦供皮区愈合，再次行自体皮移植术。

(一) 手术室

烧伤手术室通常是烧伤特护病房的延伸。理想的手术室应宽敞、温暖、湿度适宜、光线充足。手术时间很长、很紧张，需要对不同类型的设备和仪器进行单独的设置。

对于接受大面积手术的烧伤患者而言，体温的维持是一个非常重要的围术期安全问题。患者通常暴露于环境中，完整的皮肤很少，尤其是在供区切取皮片以后，热量迅速丢失。很多策略可以拮抗热量丢失并维持正常体温。由于水分蒸发的潜热 (latentheat) 是 31.5℃，所以手术室温度应该保持在 32℃。超过这个温度，蒸发的能量将来自环境而非患者。辐射加热器常用于围术期的温度调节。其他辅助措施包括使用太空毯、铝箔覆盖物、头面部的塑料单，以及静脉输注液体加热至 38℃。还可使用无菌加热毯、强制空气加热系统、热冲洗液和通过红外或陶瓷加热器进行主动加热。

理想的手术室环境能够使患者的蒸发损失最小。患者需要可靠的血管通路，中心静脉应缝合牢固，防止脱位。

(二) 手术

在我们研究所，手术开始时病人取俯卧位，先行患者肩部、背部、臀部和大腿上部切痂。移植大比例网状自体皮，其上再用同种异体皮重叠覆盖。如果自体皮不足，可用同种异体皮直接覆盖切痂创面。其他替代方法包括皮肤代用品如 Integra 或异种皮。真皮替代材料因大面积烧伤感染风险增高容易导致失败，尤其是在背部，但可选择性地应用于腹部。沿着腋后线连续缝合，并将缝合线绑在厚重的纱布敷料上形成枕垫样，以防止背部和臀部皮肤移植物的剪切力造成皮片移位。然后将患者置于仰卧位继续相同步骤。

一旦供皮区愈合，患者就会再次进入手术室，进行后续自体皮移植，更换未黏附的同种异体皮或感染的皮肤替代物。在相当大面积的烧伤患儿中，使用重组人生长激素 (growth hormone, GH) 经证实可使供皮区愈合速度加快 25%。在维持正常的血清蛋白水平条件下，接受 GH 治疗的患者需要输注的白蛋白更少，这是净蛋白质正平衡的一个关键指标。对于体重为 30kg 烧伤面积 60%TBSA 的患者，能使住院时间由通常的 42d 缩短到 32d，住院总费用节省 15%，死亡率从 45% 降低到 8%。虽然欧洲针对混合病因的重症成人患者的两项研究显示，GH 治疗组死亡率增加，但在北美大面积烧伤儿童的研究中并没有重复出相同结果。其他合成代谢药物亦在严重烧伤高分解代谢的患者中显示出促进

现代外科疾病诊疗与研究

创面愈合的作用。在临床试验中，20mg/d 的雄激素苯丙酸诺龙 (Oxandrolone) 对蛋白动力学和创面愈合有积极作用。在使用 Oxandrolone 治疗的严重烧伤成人与未使用的患者相比，供皮区愈合速度加快了 20%。虽然这些药物制剂对大面积烧伤患者提供了很大的支持，但其只是早期尽可能全部切痂并及时覆盖创面的辅助治疗手段。

第九节　特殊部位烧伤的手术治疗

一、手

在过去 30 年中，严重烧伤患者的存活率有了显著提高。然而，尽管总体上对长期生活质量满意，但许多患者仍有严重的身体残疾。许多残疾是由于严重烧伤后手功能受损。大面积烧伤后如果要恢复手的最佳功能，必须对受伤的手进行适当的关注。这些早期努力应趋向提高健康组织的保留、正常手部解剖的维持和创面修复策略。

（一）焦痂切开术和筋膜切开术

手部烧伤早期治疗的一个关键是在烧伤的急性期维持软组织灌注。皮肤烧伤和组织水肿会导致手部张力增高，早期切开减张会对手的最终功能产生显著影响。手部环形烧伤、极深度烧伤和任何涉及中高电压的电损伤都会存在缺血风险。重要的是，引起缺血的临床症状比在手腕上触不到脉搏更微妙。中心血管的平均动脉压是毛细血管压力的 3 倍，尽管远端软组织血运受损，但仍可维持血流。如果手部温暖、柔软，并且在掌侧和手指血管经多普勒检测到搏动血流，脉搏血氧饱和度信号正常，则血流充足。随着血流逐渐减弱，手会变得僵硬和寒冷，多普勒血流减少，脉搏血氧饱和度信号丢失。此时应尽早行减张手术，以防止缺血性损伤引起的室间隔综合征。如果连续检查显示组织灌注减少，通常不需要再进行压力测量来确认。

焦痂切开应使用电刀。通过手臂、前臂焦痂行纵向内、外侧切开，止于第一、五指掌指关节处。

然而，在进行手部焦痂切开术前，需再次检查手部灌注。如果在上臂和前臂减压后血流量得到充分恢复，则手部可能不需要额外切开。

焦痂切开术的有效性和安全性尚存争议。一项研究表明，如果对环形烧伤的手指进行焦痂切开术，截肢的发生率会降低。但是，不适当的切开可能会造成严重的伤害，特别是对于幼儿，因此必须谨慎手术。当上臂、前臂和手部减张后手指血液灌注仍不足时，应进行手指三度烧伤的切痂术。在神经血管束和背侧伸肌腱之间用针状电刀小心行纵向切开，避免损伤这些组织。在拇指和小指的桡侧和其余手指的尺侧各做一个纵向切口。一般将切口位置放在手指功能最不重要的一侧。手指正中切口可近端延伸至掌骨之间的

· 220

手背上以增强减压效果。

将手指置于最大屈曲位，标记关节横纹终点并连接延伸，并将其标记成一条连续的直线，即可找到手指的切口线。在整个手术过程中需仔细止血，术后可采用多普勒超声证实减张效果。

焦痂切开术一般在床边或急诊室进行，在适度镇静的情况下，辅以局部麻醉药痂下注射。有些病人需要在手术室里进行全身麻醉，才能使手术顺利进行。

前臂和手部筋膜室内发生水肿可能需要筋膜切开术。临床上常见于高压电损伤或特别深的热损伤。上肢筋膜切开术包括掌侧和背部减压、腕管松解术和手背筋膜切开术。曲线形切口是掌侧暴露前臂间室的理想选择。这种方法可达到前臂掌侧的所有单个肌束。它还可以通过向手掌延伸切口对腕管减压，并在筋膜切开术后形成血供良好的皮瓣覆盖腕部正中神经。当需要时，直线切口足以对前臂背侧减压，掌骨间切口可以对手部固有肌肉减压。

（二）切痂和移植技术

越来越明显的是，若手部烧伤在数周后通过不积极的治疗才愈合，会导致后期的美学和功能上的不良后果。对于任何深二度或三度手部烧伤，若3周内不能愈合，一般建议手术治疗。在受伤后5d内，有经验的医生可以明显看出是否需要手术。

手背的皮肤比手掌皮肤薄得多。普遍认为，早期外科手术可获得更好的功能，且可减少后期重建手术次数。

创面覆盖可选择包括中厚自体皮移植、全厚皮移植、腹股沟或腹部皮瓣移植。对于大多数手部烧伤患者来说，自体大张皮移植是最佳选择。全厚皮移植是手掌烧伤特别是深度创面，或重建手术的理想选择。腹股沟和腹部皮瓣在处理局限性深度损伤时非常有用，这些损伤包括暴露在外的没有腱膜的肌腱、没有骨膜的骨头，或暴露在外的神经血管束。

深二度烧伤和三度手部烧伤通常需要切削痂和自体皮移植。这些手术最好在充气止血带下进行，以减少失血，削痂层次需达到有活力的组织层。可通过以下特点来识别组织活力：真皮外观呈珍珠白色且湿润、有点状出血、皮下脂肪呈亮黄色且无小血管栓塞和被血管外血液染色。可通过学习掌握在止血带下识别肢体活力组织的技能，切削痂时能极大地减少失血量。

在充气止血带放气之前，将手用浸透肾上腺素的纱布包裹起来。在5～10min自发性止血后，安全谨慎地使用精确定位的电凝器彻底止血。用大张自体皮覆盖手部创面。最后将植皮后的手用柔软的可压缩纱布覆盖，以功能位放置在热塑夹板中。需将手部抬高并制动3～4d后，再恢复手的被动和主动康复治疗。

只有15%的手掌烧伤需要植皮。因为手掌皮肤比手背部皮肤厚得多，所以在决定植皮前等待2～3周并不罕见。手掌烧伤通常需要较厚的皮肤移植，如果缺损大通常采用中厚片移植，如果缺损小则采用全厚皮移植。在手掌深度烧伤并失去运动功能的情况下，无论是在烧伤的局部治疗过程中还是在手术后，都要用夹板将掌指关节固定在伸直延展位。从美学角度来说，提倡供区来自脚背区域的皮肤移植，从功能上考虑通常可以接受全厚或中厚皮移植的结果。

手按功能位置夹板固定：掌指关节屈曲 70° ～ 90°，指间关节伸直位，腕关节背伸20°，拇指外展外旋。应特别注意第 5 指的位置，因为它特别容易发生屈曲挛缩，导致指间关节屈曲固定。对手烧伤而言，创面未能早期封闭可能会损害患者参与早期物理治疗的能力，并可能造成长期预后不良结果。

如果伸肌相关结构受到直接损伤或随后发生干燥和断裂等损害，背侧侧副韧带会向掌侧移位，指间关节就会发生屈曲挛缩，可能无法恢复。在某些情况下，可以通过确保及时覆盖指间关节来防止这种不幸的发生。如果深度烧伤损害了伸肌结构，则用夹板固定关节于伸直位，并在关节上轴向打入克氏针 (K 针) 固定 2 ～ 3 周，可以促进愈合，提高稳定性。如果指间关节开放，其上覆盖的伸肌结构受损，可通过克氏针固定 2 ～ 3 周从而可使肉芽组织桥接开放关节，来挽救关节部分功能，随后可进行皮肤移植。

（三）手四度烧伤挽救肢体长度的技术

手四度烧伤伤及底层的伸肌结构、关节囊和骨骼，其处理可能更为复杂，但效果却不太令人满意。面积较小的烧伤患者适合早期切痂、腹股沟或腹部皮瓣移植。

一种常见的类型是手背部深度烧伤，指间关节外露，背侧指骨的掌侧组织有活性。如果这些创面保持湿润和清洁，并保持功能位，通常无血管的组织会形成肉芽组织，并可行皮肤移植，效果可以接受。

当伸肌结构暴露时，肉芽组织形成过程中维持手的功能位对最终结果至关重要。可以通过仔细清除烧伤残余的骨皮质促进肉芽组织的形成。当只使用夹板时，定位可能不可靠，因此插入克氏针有助于保持指间关节的位置，同时使用夹板保持掌指关节屈曲。克氏针从指尖沿长轴向近端打入，至指间关节固定时停止。尽可能进行自体皮移植，暴露的关节和骨质先形成肉芽组织，然后用自体皮移植覆盖。植皮后仍不稳定的关节在后期通过开放性关节融合术固定。

二、头皮

头皮和颅骨烧伤是一个重大挑战，因为这些损伤的位置代表复杂性创面，有可能损伤深面的结构。这些损伤可分为两类：局限于软组织的损伤和累及颅骨的损伤。头皮烧伤的外科治疗可以从简单的软组织清创和皮肤移植到复杂的颅骨损伤的处理。

没有颅骨受累的头皮烧伤的处理类似于任何其他部位烧伤，可通过清创和皮肤移植或皮瓣转移覆盖。根据头皮烧伤的深度和程度可分为以下几种类型：未损伤内板的颅骨烧伤，可以通过细致的颅骨钻孔和后期皮肤移植来治疗。使用一种精细的金刚石钻头可以控制逐层清除无活力的死骨，而不会有穿透进入颅内的危险；全层颅骨缺损硬脑膜外露的复杂损伤需要使用局部、邻近或游离皮瓣进行重建。

植骨或组织扩张器的使用宜延迟到烧伤急性期后。首要的是创面清创和充分的覆盖而不损害下面的组织。手术清创包括去除坏死的软组织和骨质，避免损伤硬脑膜。手术切痂应达到有活力的组织层，以便于皮肤移植。

中枢神经系统感染是一种可能的并发症，在手术前应考虑采用抗菌药物预防。

三、面部

面部烧伤可能对患者造成潜在的破坏性后果，并对患者恢复至伤前水平产生不利影响。注意细节，充分切除，覆盖创面和术后管理等都对于维持生命和美容至关重要。面部烧伤可累及重要结构，如上呼吸道和感觉器官（眼睛和耳朵）。

目前还没有大型随机试验比较面部早期切痂植皮与焦痂分离形成肉芽组织后植皮间疗效的差异。大多数作者采用早期切痂植皮以预防瘢痕挛缩并争取最佳美容效果，建议手术前最长等待不超过18d。

一旦决定进行手术切痂和移植，需要仔细考虑供区部位及其皮肤厚度。如果可能，供移植的皮肤应该从乳头连线以上的部位获取，以达到最佳的肤色匹配。头皮皮肤移植颜色匹配极好，但如果切取太深，会存在将头发毛囊移植到受区的风险，导致受区头发生长和供区秃发。另一个可选的供皮区是上背部。

面部烧伤的切痂可采用多种方法，目前主要使用的是Goulian/Weck刀。如果对烧伤的深度有疑问，使用Goulian刀进行削痂更适合于保存有活力的真皮，这对获得最佳手术效果至关重要。

前面描述的"水解剖刀"，如爱微捷Versajet清创水刀系统，也可以用于面部轮廓的区域，以实现更加可控和精确的坏死组织切除，从而避免对更深层次组织的潜在损伤。

由于面部毛细血管网丰富，切除时可能会大量失血。肾上腺素冲洗是减少面部切削痂出血的一种有效的预防措施。肾上腺素浸湿的海绵外用有助于止血，电凝可用于准确止血。

面部植皮皮片的放置应考虑到美学单元，即整个美学单元尽量用单独的大张自体皮移植重建。出于美学目的，面部被分为多个美容分区，眶周、鼻和上脸颊区域作为单独的美容分区进行植皮。皮片切取时应尽可能宽，以减少皮片间接缝的数量，然后用缝合线、胶水或纤维蛋白胶固定。

纤维蛋白胶是一种止血辅助剂和黏合剂，有研究表明，使用时可以减少血清肿和血肿的形成，将对订皮机针或缝合的需求减至最低，但能达到同等或更好的效果。医用级胶水，如2-氰基丙烯酸丁酯（组织丙烯酸）可用于固定植皮边缘。

一旦皮片固定到位，应将各种管道和线置于合适的位置固定，以避免破坏植皮。为避免气管内插管固定在面部破坏所植皮片，可使用鼻中隔系统固定。

面部皮片移植后应经常检查是否有积液或血肿，如有可用小针头引流。一些中心采用自体皮延迟植皮以减少血肿形成造成的植皮损失。采用同种异体皮暂时覆盖创面仍是一个不错的选择，可使用至创面用自体皮完整覆盖为止。

在广泛的软组织损伤不伴有深层骨质损伤的区域，如颊区，可考虑局部或游离组织（瓣）转移进行急诊重建。如果上颌窦暴露在外，可用血管化的游离大网膜移植来填充无效腔，如面部创伤病例所述。

四、眼睑

对眼睑的深度烧伤应尽早切痂和移植，否则可导致瘢痕性睑外翻，导致斜视、暴露性角膜炎、角膜溃疡，最终穿孔导致失明。烧伤后瘢痕性睑外翻是一种严重的并发症，无意识状态机械通气的患者尤其危险。一旦确诊，应立即进行瘢痕松解，下眼睑全厚皮片移植，上眼睑中厚皮片移植。

应经常使用眼科润滑的滴眼液和眼膏，以保持眼睛湿润，避免引起暴露性角膜炎，特别是昏迷的病人。如果烧伤后出现睑外翻，可能需要早期睑缘缝合或挛缩眼睑松解。

可在床边局麻下进行睑缘缝合术。在睑缘灰线前，使用一种精细的不可吸收双头针，做横褥式缝合，以避免角膜刺激，上眼睑和下眼睑进出针在外中侧大致相同位置。外侧睑缘缝合术更为常用。缝线应通过橡胶垫等材料固定，以防止缝线撕裂皮肤。缝合时应包括睑板嵴，但不能贯穿睑板嵴，足够的睑缘缝合可使眼睑被动闭合以保护角膜。

上眼睑和下眼睑的松解可以使用局部皮瓣、全厚皮肤移植或中厚皮片移植。全层眼睑缺损需要以硬腭黏膜或脱细胞真皮为内层，以皮片或局部皮瓣为外层进行分层重建。

五、生殖器烧伤

生殖器烧伤导致运动、排尿和性功能障碍并带来长期影响。由于富含毛囊和皮肤附件，该区域的烫伤可能自行上皮化愈合。

急诊处理可选择导尿以收集尿液，环形限制性烧伤行尿道支架术。

大多数二度烧伤的阴囊将自行愈合，因为阴囊皮肤较的厚，包含较多的毛囊。如果怀疑睾丸损伤，应通过测量睾酮刺激水平来评估睾丸功能。

阴囊小面积三度烧伤以切除缝合为主，大面积的三度烧伤需要植皮。阴茎三度烧伤可沿阴茎干用 Goulian 刀或 Versajet 水刀切削痂，用不拉网的中厚皮片移植。因为包茎常见，包皮三度烧伤可以通过包皮环切术来治疗。

生殖器烫伤最好保守治疗，因为其通常为二度，愈后结果可接受。阴茎龟头的深度烧伤待焦痂分离，随后在肉芽组织上植皮。对于大阴唇的全层烧伤，应行延迟性手术切除、植皮，以避免长期瘢痕挛缩。

肛周烧伤与成人和儿童的大面积烧伤有关。建议早期切除和植皮，以防止细菌定植和粪便污染。一些中心建议肠道造瘘以帮助愈合和植皮。如果植皮失败，尝试再次移植很重要，因为愈合时间延长会导致肛周环形挛缩。

六、乳房

与乳房烧伤相关的瘢痕和毁容可能是发育的少女和年轻妇女心理应激的一个重要来源。应尽一切努力保护青春期前女孩的乳房芽和青春期后妇女的乳房丘。小面积烧伤，尤其是线状烧伤，可以切除后一期修复，也可以待瘢痕形成后再切除。

女性的乳头乳晕复合体需要特别注意，最好不切除，因为往往可通过存留的深部腺体结构移行而愈合。

参考文献

[1] 王帅 . 现代心胸外科疾病诊疗与技术 [M]. 南昌：江西科学技术出版社，2020.

[2] 刘玉枝 . 临床外科疾病现代诊疗精要 [M]. 长春：吉林科学技术出版社，2020.

[3] 燕锦虎 . 现代普通外科疾病诊疗进展与实践 [M]. 天津：天津科学技术出版社，2020.

[4] 刘秦鹏 . 现代心胸外科疾病临床诊疗与新进展 [M]. 北京：科学技术文献出版社，2020.

[5] 蔡平昌 . 现代泌尿外科诊疗实践 [M]. 云南科学技术出版社，2020.

[6] 高贵云 . 实用临床外科诊疗新进展 [M]. 济南：山东大学出版社，2021.

[7] 王文革 . 现代骨科诊疗学 [M]. 济南：山东大学出版社，2021.

[8] 孙彬 . 现代神经外科学 [M]. 哈尔滨：黑龙江科学技术出版社，2021.

[9] 张小军 . 现代泌尿外科疾病的诊疗与处置 [M]. 赤峰：内蒙古科学技术出版社，2020.

[10] 刘秦鹏 . 现代临床外科疾病诊断与治疗 [M]. 天津：天津科学技术出版社，2020.

[11] 王科学 . 实用普通外科临床诊治 [M]. 北京：中国纺织出版社，2020.

[12] 李勇 . 神经外科常见病诊治进展 [M]. 云南科学技术出版社，2020.

[13] 林若萍 . 现代麻醉与临床应用 [M]. 赤峰：内蒙古科学技术出版社，2020.